Swedish Massage

edish Massage Swedish Massage Swedish Massage Swedish Massage Swedish Massage Swe
ssage Swedish Massage Swedish Massage Swedish Massage Swedish Massage Swedish Mas
edish Massage Swedish Massage Swedish Massage Swedish Massage Swedish Massage Swe
ssage Swedish Massage Swedish Massage Swedish Massage Swedish Massage Swedish Mas
edish Massage Swedish Massage Swedish Massage Swedish Massage Swedish Massage Swe
ssage Swedish Massage Swedish Massage Swedish Massage Swedish Massage Swedish Mas
edish Massage Swedish Massage Swedish Massage Swedish Massage Swedish Massage Swe
ssage Swedish Massage Swedish Massage Swedish Massage Swedish Massage Swedish Mas
edish Massage Swedish Massage Swedish Massage Swedish Massage Swedish Massage Swe
ssage Swedish Massage Swedish Massage Swedish Massage Swedish Massage Swedish Mas
edish Massage Swedish Massage Swedish Massage Swedish Massage Swedish Massage Swe
ssage Swedish Massage Swedish Massage Swedish Massage Swedish Massage Swedish Mas
edish Massage Swedish Massage Swedish Massage Swedish Massage Swedish Massage Swe
ssage Swedish Massage Swedish Massage Swedish Massage Swedish Massage Swedish Mas
edish Massage Swedish Massage Swedish Massage Swedish Massage Swedish Massage Swe
ssage Swedish Massage Swedish Massage Swedish Massage Swedish Massage Swedish Mas
edish Massage Swedish Massage Swedish Massage Swedish Massage Swedish MassageSwe
ssage Swedish Massage Swedish Massage Swedish Massage Swedish Massage Swedish Mas
edish Massage Swedish Massage Swedish Massage Swedish Massage Swedish Massage Swe
ssage Swedish Massage Swedish Massage Swedish Massage Swedish Massage Swedish Mas
edish Massage Swedish Massage Swedish Massage Swedish Massage Swedish Massage Swe
ssage Swedish Massage Swedish Massage Swedish Massage Swedish Massage Swedish Mas
edish Massage Swedish Massage Swedish Massage Swedish Massage Swedish Massage Swe
ssage Swedish Massage Swedish Massage Swedish Massage Swedish Massage Swedish Mas
edish Massage Swedish Massage Swedish Massage Swedish Massage Swedish Massage Swe

스웨디시 마사지
SWEDISH MASSAGE

김샤샤 · 김선옥 · 양희정 · 이인희 · 최희정 · 홍인선 저

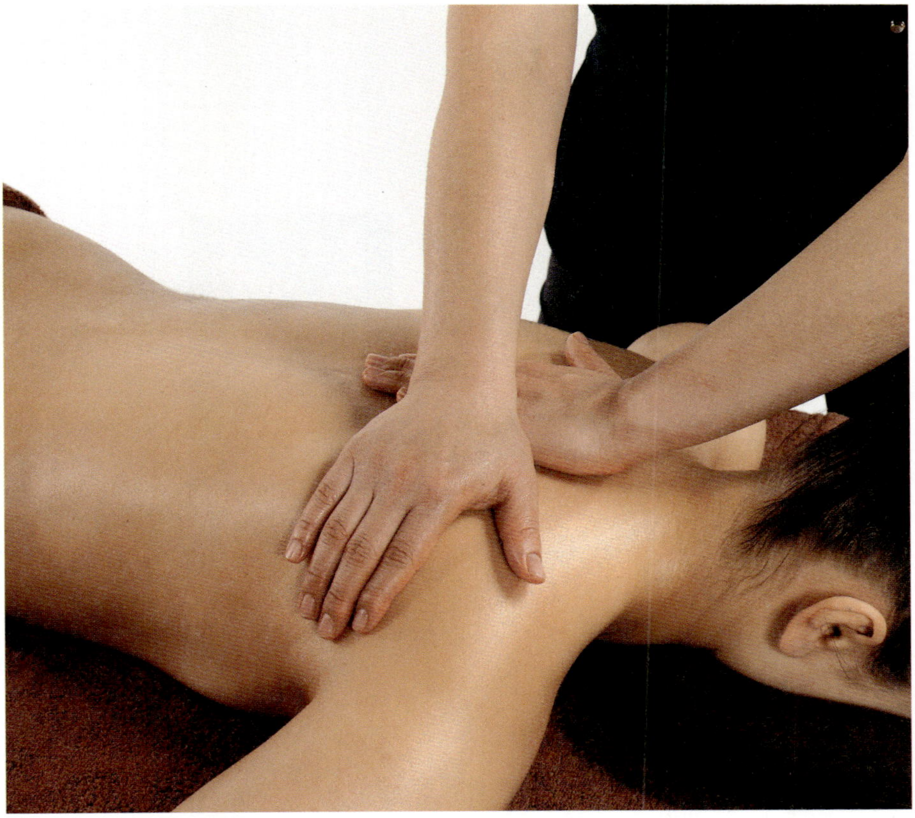

도서출판 예림

■ 저자소개

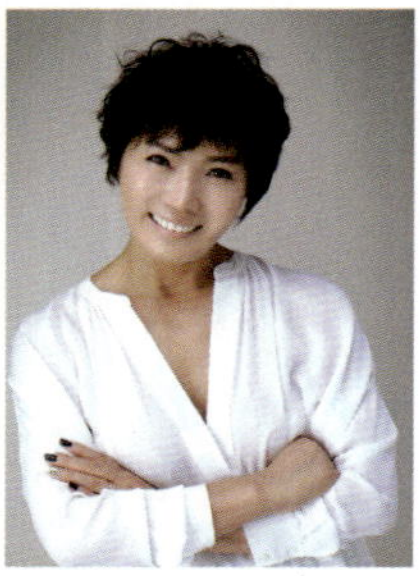

청운대학교 화장품과학과
책임교수 김샤샤

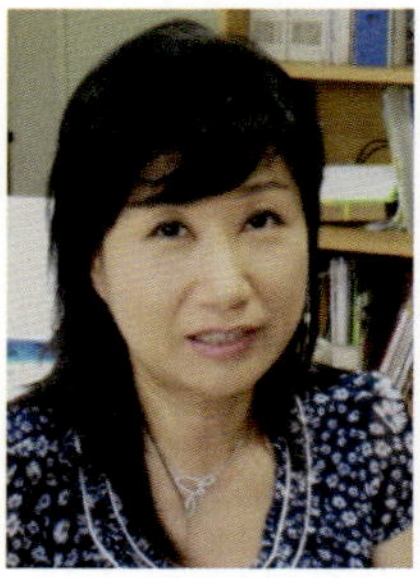

구미대학 피부미용테라피학과
교수 김선옥

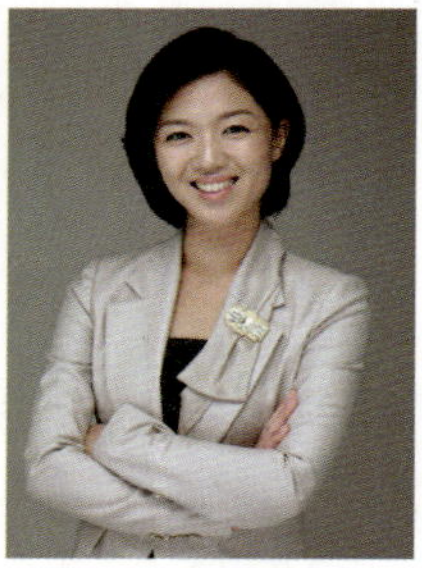

알롱제 웰니스 직업전문학교
교수 양희정

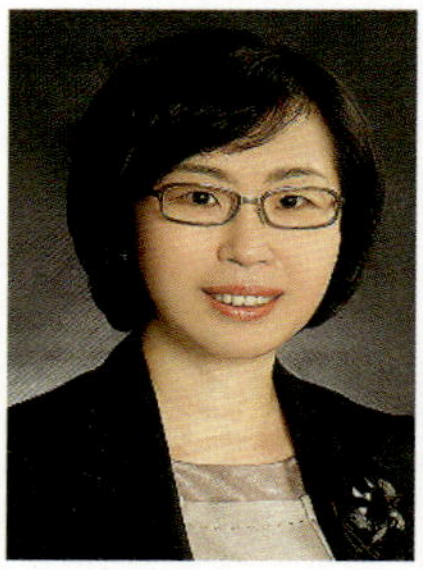

서경대학교 미용예술학과
교수 이인희

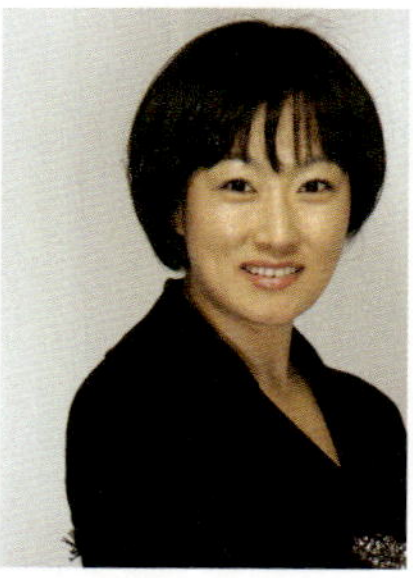

경기대학교 국제스파경영학과(학점)
교수 최희정

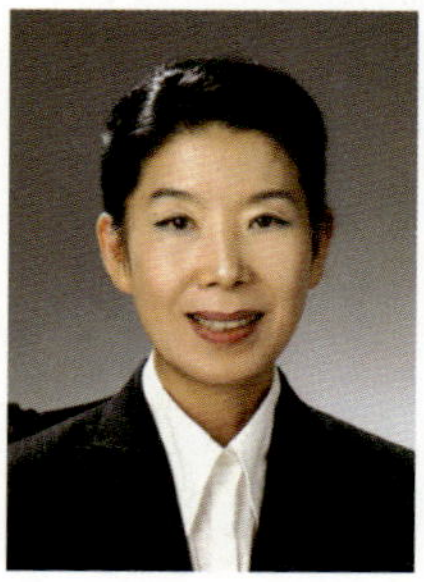

수원과학대학교 뷰티코디네이션과
조교수 홍인선

■ 여는 글

마사지는 손과 마음이 전하는 사랑입니다.

인간이 느끼는 오감(보고, 느끼고, 맛보며, 듣고, 냄새 맡고) 중에서도 몸과 마음의 건강과 미용은 가꾸어 주는 종합적 예술로서 서비스에서 가장 깊이 감동적으로 느끼는 것이 바로 터치테라피 마사지인 것을 볼 수 있다.

우리는 마사지를 흔히 촉감의 예술이라고 칭한다. 촉진과 반응이라는 두 가지의 상호 교환으로 에너지를 교류한다. 손을 통해 우리는 촉감이라는 독특한 감각을 발견하고 지각할 수 있다. 피부를 통해 느껴지는 내면적 기쁨과 접촉의 희열도 맛보게 된다. 마사지는 육체적 뿐만 아니라 정신학적으로도 큰 작용을 한다. 마사지는 관리자의 숙련 정도에 따라 안정적이고 편안한 마사지 또는 강하고 자극적인 마사지의 분위기를 내기도 한다. 마사지의 효과는 마라톤 같은 힘든 운동을 할 수 있도록 준비도 시켜주고 그 반대로 편안한 숙면을 할 수 있도록 하고 긴장을 풀어준다. 또 정서적, 정신적으로 인한 두통까지도 경감시키는 역할도 한다.

마사지는 따뜻한 손, 감수성, 시간과 열정이 필요하다. 마사지 시작 전 주위 환경, 방의 규모, 방의 온도 같은 외부적인 요소도 마사지의 좋고 나쁨을 가름하는 척도가 된다. 마사지의 심리적인 성공 비결은 열정적인 마음과 태도가 중요하며 고객의 선호도를 존중하며 늘 사랑하는 마음에서 우러나는 태도가 새로운 경험을 만들 수 있다.

마사지는 인간의 본능적인 치유 방법의 하나이다.

손길을 통해 단순히 육체적인 핼액순환과 릴렉스, 통증완화 뿐 아니라 정신적 심리적인 면까지 감정이입이 가능하다. 오늘날 현대인들은 매일 컴퓨터와 같은 기계와 상대하면서 일하고 있다. 기계가 발달할수록 인간은 인간의 손길(Humen touch)를 원한다. 또한 인간의 본성은 누구나 다른 사람들이 서비스해주는 것을 좋아한다.

따라서 마사지테라피스트는 그 어떤 직업보다도 책임감과 도덕심이 필요한 고객에게 생활의 활력과 몸과 마음이 행복해지고 즐거움을 가져다주는 예술적 서비스이다. 현대인들의 고도의 스트레스로 인한 통증호소와 더불어 릴렉스 또한 웰니스산업의 중심으로 우리나라 또한 미용, 의료, 피부미용과 함께 SPA라는 산업적 트랜드로 지역별, 특성별로 성장 발전되고 있는 것을 볼 수 있다.

이 책의 목적은 마사지가 단지 손놀림의 기술 뿐 아니라 인체 해부생리, 근육학, 아로마테라피, 상담심리 등을 배워 고객의 육체적인 면만이 아니라 심리적 안정감까지 고려하여 최상의 기쁨을 전해주는 것입니다. 우리는 단순한 기술자가 되어서는 안된다. 이제는 글로벌 뷰티스페셜리스트로 성장하기 위한 준비가 필요하다. 스웨디시 마사지는 국제적으로 가장 인정받고 있고 표준화되어 있는 대표적인 마사지이다.

2013년 3월 1일

저자일동

Contents

PART1. 스웨디시마사지 이론편

PART 2. 스웨디시 마사지 실기편

마사지 실기 세부 목차

7-1. 등 관리(Back Massage) 81

7-2. 엉덩이 관리 97

7-3. 다리 뒷면 관리 102

PART 1
스웨디시 마사지 이론
Swedish Massage Theory

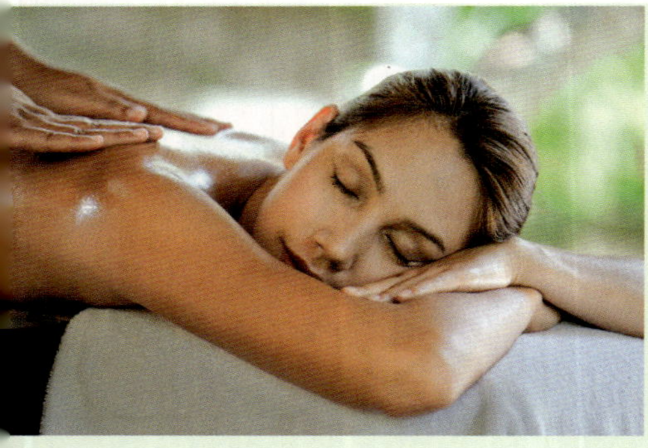

SWEDISH MASSAGE THEORY

Chapter 1 마사지의 개요

1. 마사지의 정의
2. 마사지의 역사
3. 마사지의 종류

Chapter 1. 마사지의 개요

1. 마사지(Massage)의 정의

손과 가슴이 전하는 사랑입니다(Love Is Touch, Touch Is Love).

마사지는 아주 오래 전부터 간단한 의술의 한 형태로 발전되어 왔다. 우리는 마사지를 흔히 촉감의 예술이라고 칭한다. 촉진과 반응이라는 두 가지의 상호 교환으로 에너지를 교류한다. 손을 통해 우리는 촉감이라는 독특한 감각을 발견하고 지각할 수 있다. 피부를 통해 느껴지는 내면적 기쁨과 접촉의 희열도 맛보게 된다. 마사지는 육체적 뿐만 아니라 정신학적으로도 큰 작용을 한다. 마사지는 관리사의 숙련 정도에 따라 안정적이고 편안한 마사지 또는 강하고 자극적인 마사지의 분위기를 내기도 한다.

마사지의 효과는 마라톤 같은 힘든 운동을 할 수 있도록 준비도 시켜주고 그 반대로 편안한 숙면을 할 수 있도록 하고 긴장을 풀어주고 또한 정서적, 정신적으로 인한 두통까지도 경감시키는 역할도 한다. 마사지는 따뜻한 손, 감수성, 시간과 열정이 필요하다. 마사지 시작 전 주위환경, 방의 규모, 방의 온도 같은 외부적인 요소도 마사지의 좋고 나쁨을 가름하는 척도가 된다.

마사지의 심리적인 성공비결은 열정적인 마음과 태도가 중요하며 고객의 선호도를 존중하며 늘 사랑하는 마음에서 우러나는 태도가 새로운 경험을 만들 수 있다. 마사지는 인간의 본능적인 치유 방법의 하나이다.

1) 마사지란(What is Massage)

마사지는 치료적인 목적이나 스트레스로부터 벗어나기 위해 신체의 연부 조직(Soft tissue)을 에플라지, 주무르기, 문지르기, 두드리기, 흔들기, 짜기, 스트레칭 등 다양한 기술을 이용해 손, 나무, 세라믹, 상아, 에센셜 오일(Essential Oil), 소금, 진흙, 물 등의 다양한 물질로 치유뿐만 아니라, 스트레스, 정신 안정, 정신 강장, 통증완화의 범주까지 다루어 육체적인 문제나 감성적인 문제까지 해결하는 웰빙(Well-being)적인 자연치유의 한 범주이다. 그 중 가장 효과적인 것은 손을 이용하는 것이다. 그

"감각의 변화 과정에서 촉각은 진정으로 처음 느끼게 되는 감각이다."

– Ashley Montagu– 감촉: 피부의 인간다운 의미에서

외 마사지의 효과는 신경계, 근육계, 림프계, 호흡계의 효과적인 치유와 국소적인 혈액순환과 전체적인 혈액순환 촉진 그리고 림프의 흐름을 개선시키는 데 도움이 된다.

❖ 마사지의 어원

마사지의 어원은 분명하지 않지만 massein(To Knead)이라는 그리스어, 포르투칼어 ammasor(영어: knead), 또 다른 어원은 프랑스어인 masser(영어: rub)에서 유래했다고 한다.

2. 마사지의 역사

마사지는 많은 문화권에서 오래 전부터 행하여졌다. 마사지에 관하여 문서로 남겨진 최초의 자료는 B.C 3000여 년 전 중국에서였다. 유럽의 경우는 B.C 1500년 동굴 벽화에서 마사지하는 모습이 발견되었다. 문명이 발달된 이집트, 그리스, 로마 등에서 널리 행하여졌다. 현대 의학의 아버지인 히포크라테스(Hippocrates:B.C 460–375)는 마사지의 효과에 대해 큰 관심과 존경을 표했으며 그는 "의사는 많은 기술을 가져야 하며 특히 문지르는(Friction) 기술이 필요하다"고 말했다.

고대 이집트의 발 관리(Reflexology) 벽화

B.C 2300 제6왕조의 앵커마르 묘(Tomb of Ankhmahor)의 벽화로 흔히 의사의 묘로 불린다. 앵커마르는 왕 다음으로 계급이 높았다. 이 벽화의 의미는 'Don't hurt me'라고 묻자, 관리사는 'I shall act as you praise me'라고 대답한다.

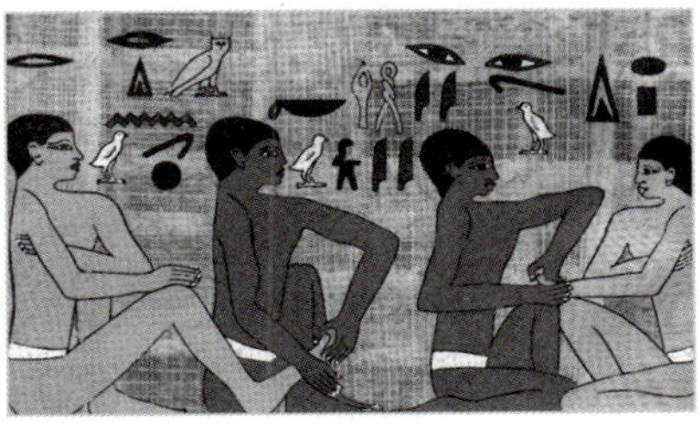

문지르는 기술을 'Anatripsis(to rub up)' 이라고 불러 운동선수의 젖산 축적의 제거와 편안, 안정(Relaxion)과 치유적인 효과를 위해 사용되었다. 로마시대 그리스의 유명한 의사인 갈레노스(Galen, 131-201 AD)는 그의 저서 'De Saniotate Tuenda(Hygine)' 에서 운동 전 몸을 부드럽게 하기 위해 근육의 각 방향으로 문지르기를 행하라고 말했다. 그 결과로 검투사나 운동선수에게 마사지를 실시하였고, 또한 질병과 운동 후에 생기는 상처치료를 위해 마사지를 해야 한다고 권장했다.
갈레노스에 의해 마사지는 로마제국에서 널리 행하여졌다. 로마제국 몰락 이후 유럽의 의학 분야에서는 마사지의 발전은 거의 없었다.
그 후 마사지를 발전시키고 계승시킨 사람은 아랍인들이였다. 11세기 페르시아의 연금술사이며 의사인 아비시나(Avicenna, AD 980-1037)는 '자신의 잠언집에서 마사지의 목적은 훈련에 의해 생긴 근육의 불필요한 요소들을 없애주는데 있다' 고 언급했다.
중세 유럽에서 마사지가 쇠퇴한 주 이유는 종교적인 엄숙주의와 마사지가 단지 쾌락의 도구라고 생각해 멸시 당했기 때문이다. 그로 인하여 16세기가 될 때까지 유럽에서는 마사지에 대한 언급이 없었다. 16세기 프랑스의 유명한 의사인 암브로이세 파레(Ambroise Pare)는 마사지를 어깨 탈골에 널리 사용하였다.

19세기 말 영국 의사는 스웨덴에서 마사지사를 데려와 환자의 치료를 위해 마사지를 영국에 널리 퍼뜨렸다. 그 결과 많은 수요와 요구에 의해 1895년 영국 마사지협회에서 마사지사를 위해 처음으로 공인된 시험을 실시했다. 마사지는 세계 1차 대전 후 부상군인 치료를 위해 전성기를 이루었다. 그러나 현대 의료 기술과 신약품의 개발로 마사지는 인기를 잃었다.

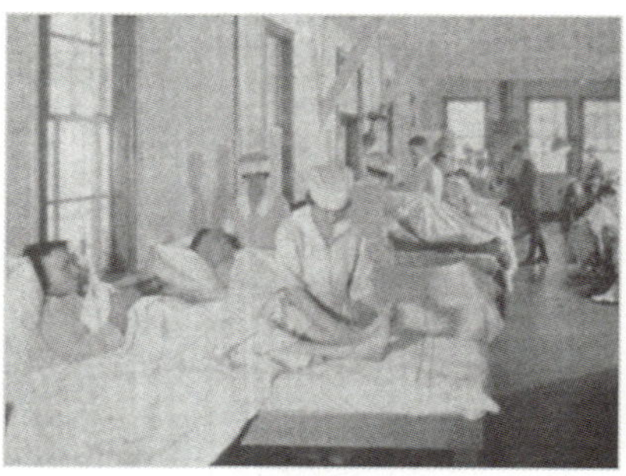
1923년 군인 병동의 간호사 마사지

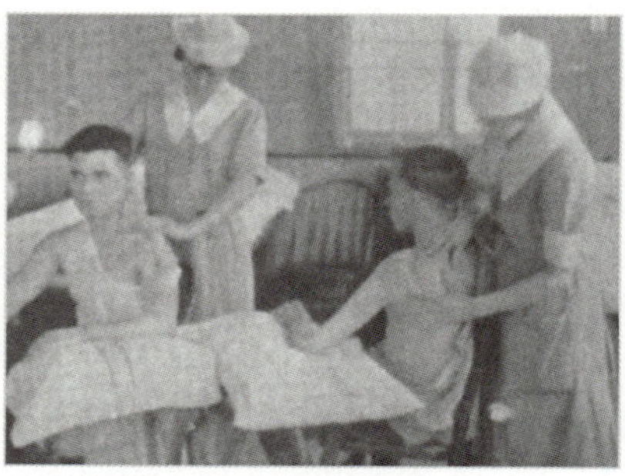
1923년 팔과 어깨 부상군인 마사지

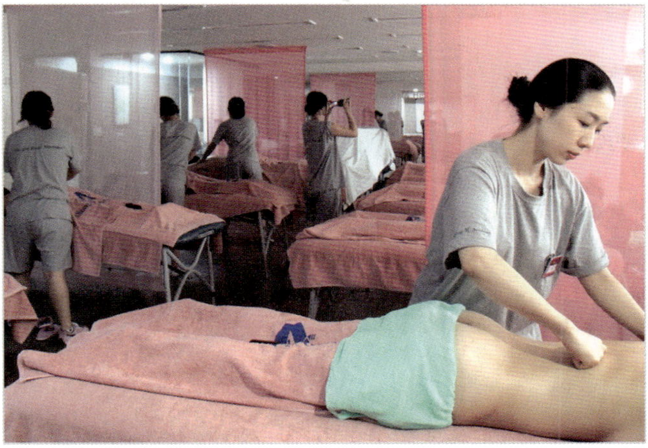

스웨디시 마사지 실습 장면

3. 마사지의 종류

세계 각국에서 많은 마사지가 존재하고 그 지역의 개성과 특징을 잘 나타낸다.

(1) 스웨디시 마사지 Swedish Massage

스웨디시 마사지는 모든 마사지의 기본 단계라고 할 수 있다. 스포츠 마사지도 스웨디시 마사지의 기본적인 기술을 체계화 시킨 마사지 체계라고 할 수 있다. 여러분이 아는 것보다 이 마사지는 고객의 기호에 따라 자극적인(Stimulating) 마사지와 안정적인 (Relaxing) 마사지로 분류한다. 그 결과 아주 강한 마사지가 될 수 있고 반대로 부드러운 마사지도 될 수도 있다. 관리사는 여러 가지 마사지 기술을 익혀 고객의 기호에 따라 충족시켜 주어야 한다. 마사지는 관리사의 손 기술이 중심이 아니라 고객의 선호도와 강약에 의해 이루어져야 효과적인 마사지가 될 수 있다.

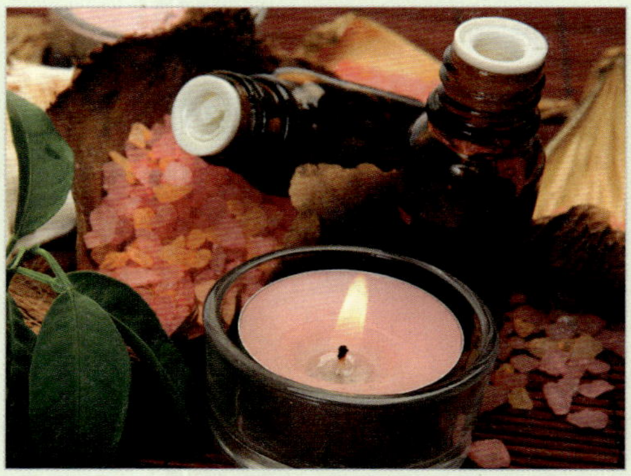
아로마테라피

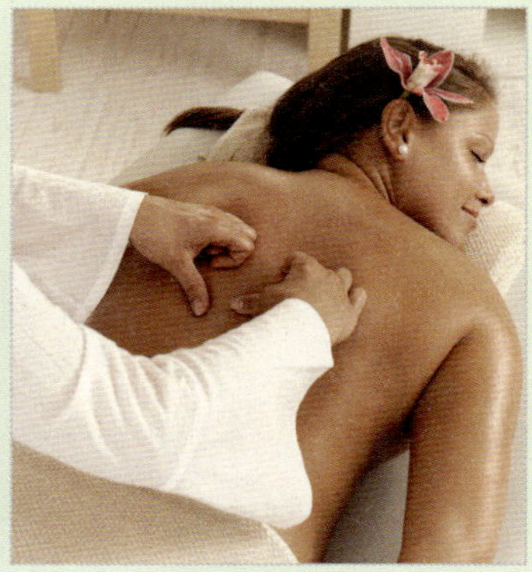
딥 티슈 마사지

(2) 아로마테라피 Aromatherapy

아로마테라피(Aromatherapy)란 향이 있는 식물에서 추출한 휘발성 물질을 사용하여 심신을 건강하게 하는 것으로 방향(芳香)요법 또는 향기(香氣)요법이라고도 한다. 아로마테라피는 향 또는 향기를 의미하는 "aroma"와 요법을 의미하는 "therapy"의 합성어로 이는 각종 식물의 꽃, 줄기, 잎, 뿌리, 열매 등에서 추출한 에센셜오일(Essential Oil)과 캐리어오일(Carrier Oil)을 이용하여 향기물질을 호흡기 또는 피부를 통해 체내에 흡수시킴으로써 몸과 마음을 건강하게 하는 대체요법의 하나이다. 에센셜오일은 지구상에 약 3,500 종류가 있다는 허브류 중에 겨우 200 종류에서만 추출되는 향기의 결정체로서 보석 같은 존재다. 특별한 식물의 뿌리, 꽃, 잎, 줄기, 껍질, 종자, 과실들의 세포 중에 있는 작은 오일 주머니에서 극히 미량의 물방울로서 존재한다. 각 오일은 그만의 복잡한 화학구조를 지닌 체계적인 여러 가지 혼합물로서 자기방어기구인 면역계를 활성화시켜 질병과 비만을 방지하고 여성의 피부와 몸매를 깨끗하고 매력적으로 가꾸어 준다.

(3) 딥 티슈 마사지 Deep Tissue Massage

근막(Fascia)과 근육의 깊은 쪽(Deep tissue) 그리고 긴장된 피부 층을 깊고 천천히 손가락 끝, 주먹, 손바닥, 팔꿈치를 이용하여 마사지하는 것이다. 다소 재활치료적인 의미의 마사지이다.

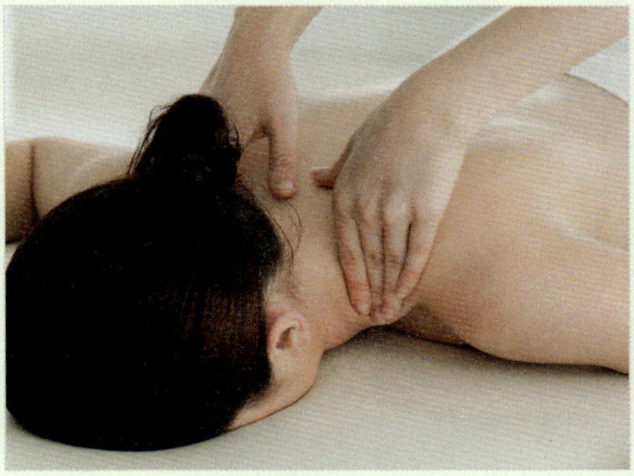

경락 마사지

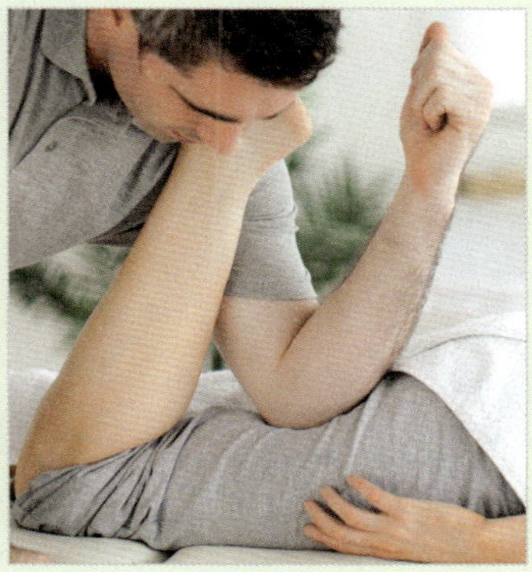

시아추

(4) 경락 마사지

경락이라 함은 생체(生體)에서 경혈과 경혈을 연결하여 기혈순환(氣血循環)을 이루는 일정한 생체반응계통노선으로서 내부로는 오장육부, 외부로는 피부와 연관되는 영위(營衛)기혈의 병리적 반응선을 말한다. 인체의 주간(主幹)으로 가로로 통하여 비교적 깊이 분포되어 있는 것을 경맥이라 하고, 분지(分枝)로 나뉘어져 가로로 비스듬히 비교적 표층에 가깝게 분포된 것을 경락이라고 한다. 경락 마사지를 "경락을 이용한 지압의 형태"로 본다면 동양의 역사와 경험 속에서 그 기원을 찾아볼 수 있다. 약 3000여 년 전 중국의 도가(道家) 수행자들은 손가락이나 손바닥으로 경락을 자극함으로써 자연 치유력을 높이기 위한 건강법으로 경락 지압의 방식을 행해왔다. 또, 침, 뜸, 지압 등 동양의 수기 요법은 경락과 경혈을 기준으로 시술하기 때문에 경락 마사지는 동양의 역사와 경험 속에서 그 기원을 찾아볼 수 있다.

(5) 시아추 Shiatsu

시아추란 중국의 지압마사지와 서양의 근육마사지를 혼합해서 만든 일본의 전통 수기요법 중 하나이다. 'Shiatsu' (시아추)는 일본어로 'shi' −finger(손가락)+atsu−pressuer(누르다) 뜻으로 '손가락으로 압박을 가한다' 는 의미를 가지고 있으며, 주요한 경혈(Tsubo)를 손바닥, 손가락, 팔꿈치, 주먹, 무릎, 발 등으로 자극하여 체내 생체 에너지의 균형을 바로잡고 건강한 신체를 만들기 위한 물리 치료의 한 형식을 가지고 있다.

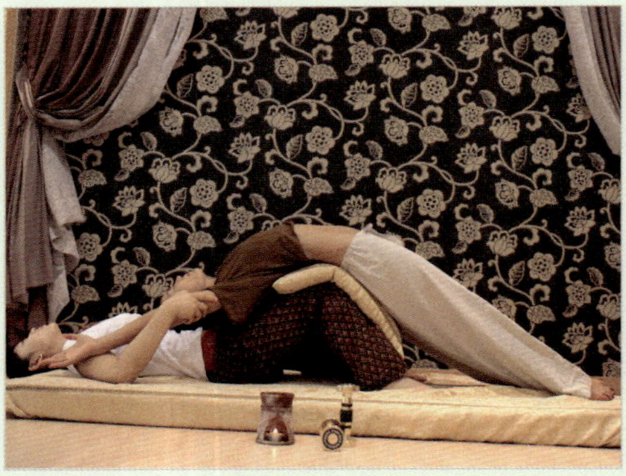

타이마사지

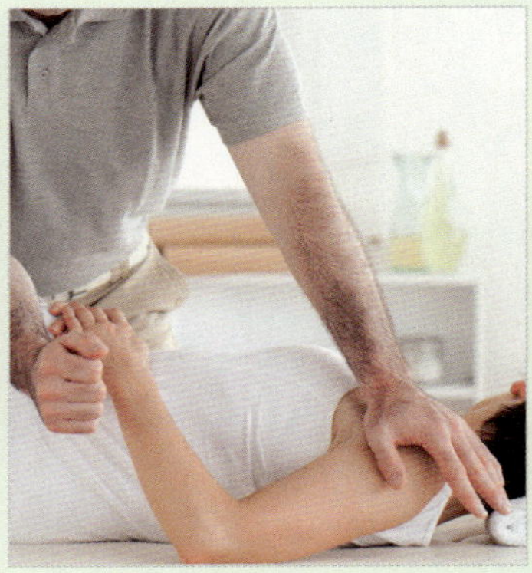

스포츠마사지

(6) 타이마사지 Thai Massage

타이마사지는 약 2500년 전 부처의 친구이자 인도의 의사였으며 현재 태국의술의 아버지라고 불리는 "지바카 쿠마르 바챠(Jivaka Kumar Bhaccha)"가 인도에서 태국으로 건너가 태국인들에게 불교와 의술인 타이마사지를 전해 주었다.

타이마사지를 태국어로 누아드 판다라 라고 한다. 태국의 전통의학은 타이마사지, 약초요법(허브), 명상, 요가 등이 있는데 그 중 가장 대표적인 것이 타이마사지이다. 타이마사지의 중요한 요소들은 요가, 운동, 명상, 반사학, 지압, 치료 등이 있다.

타이마사지는 옷을 벗고 피부에 오일 또는 크림을 도포해서 문지르거나 주무르는 스킨 마사지가 아니라, 옷을 입은 상태로 마사지를 받는 드라이 스킨 마사지로 신체조직을 부드럽게 눌러주고 당겨주고 비틀어주는 스트레칭 동작이 많이 사용되어 진다. 센(sen)이라는 기(氣)가 다니는 길을 누르거나, 당겨주고, 밀어주는 테크닉으로 기의 균형을 맞추어서 몸과 마음의 건강을 증진시켜 행복한 삶을 선사하는 목적이 있다.

(7) 스포츠 마사지 Sports Massage

jack meagher(1924-2005)에 의해 탄생한 마사지의 형태로 운동선수의 재활과 회복을 도와주어 운동선수의 능력을 향상시키고 부상에서 빨리 회복하도록 도와준다. 이 마사지는 운동 전(post-event)마사지로 나눈다. 어떠한 종류냐에 따라 마사지 방법이 달라진다.

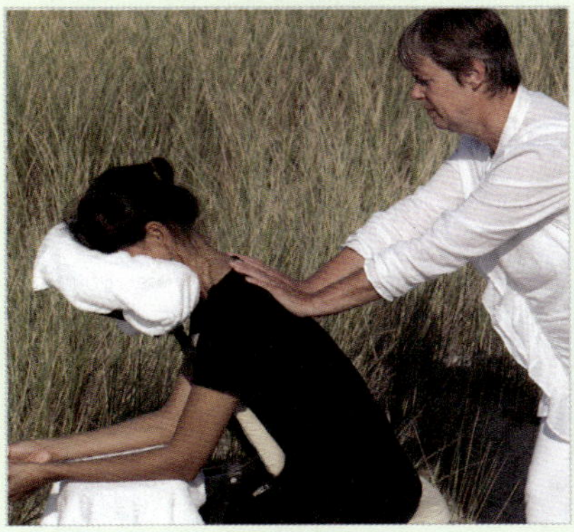

체어마사지

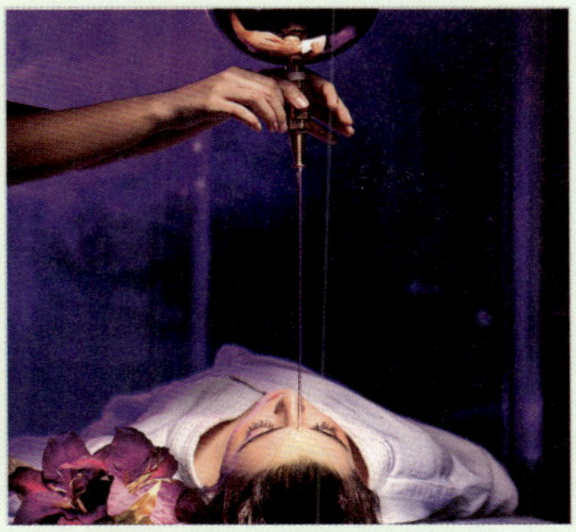

아유르베다

(8) 체어마사지 Chair Massage

체어마사지의 창시자 데어비드 팔머의 마사지 경력은 1980년에 일본인 나카시 나카무라에게서 일본식 안마를 전수 받으면서 시작되었다. 1982년에 설립한 안마학원은 미국에서 최초로 정통식 일본마사지를 가르치는 교육기관이었고 이때부터 팔머는 누워서 하는 마사지보다 앉아서 하는 마사지에 대한 교육에 심혈을 기울였으며 그의 샌프란시스코 마사지스쿨 졸업생들을 위해 4년 정도에 걸쳐 체어마사지 프로그램을 개발한 뒤인 1986년에 터치프로 학원을 설립하였다. 앉은 채로 실시되는 체어마사지는 10~30분간 탈의 없이 이루어지는 마사지로 정신적, 육체적인 문제점을 동시에 해결할 수 있는 퀵마사지(Quick Massage)의 대표적인 방법이다.

특히 목, 어깨, 등의 상부 등에 효과적으로 적용되며, 앉아서 실시하는 자세 때문에 마사지를 하는 동안 중력의 힘을 활용할 수 있다. 체어테라피에 사용되는 의자는 태아의 웅크린 모습에서 아이디어를 얻어 고안된 인체공학적인 의자로 특별히 등과 목, 어깨, 머리, 팔, 손 부위 그리고 다리까지도 아주 편안하게 테라피를 받을 수 있도록 디자인된 의자이다.

(9) 아유르베다 Ayurveda

자연치유력과 섭생법을 중시하는 인도 전통요법으로 '정적인 휴식을 좋아하는 사람'이라면 한번 시도해볼 만하다. 바타(vata), 피타(pita), 카파(kapha)의 세 가지 타입으로 체질을 구분해 건강까지 지키는 것으로 명상과 요가, 아로마 요법 등이 모두 아

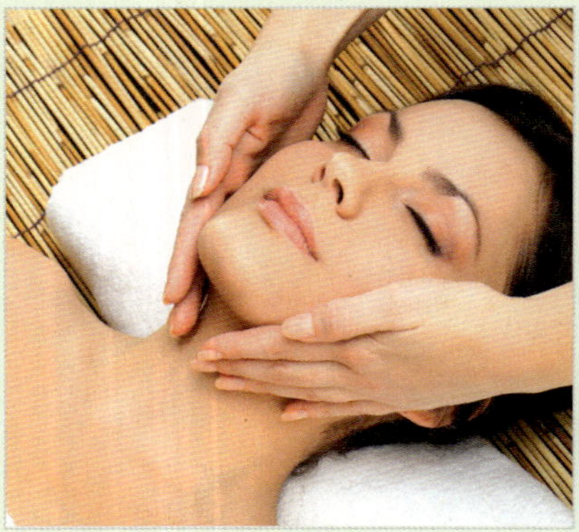

림프마사지

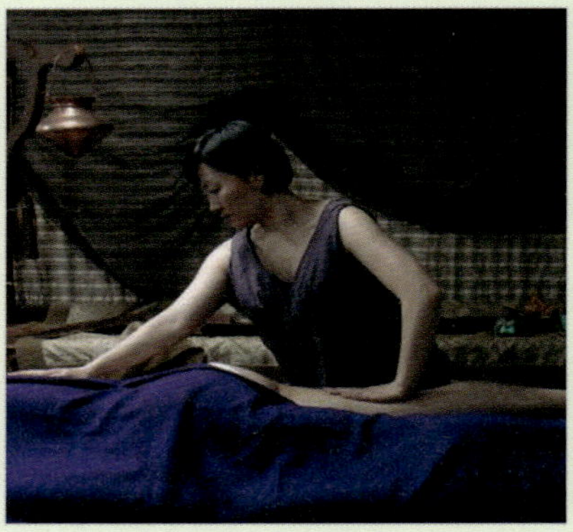

하와이안 로미로미 마사지

유르베다 치료법에 포함된다. 특히 요가와 명상은 아유르베다 의학의 매우 중요한 부분이다. 꾸준히 요가와 명상을 하면 스트레스와 불안감이 해소되고 고혈압을 치료할 수도 있다. 또 각종 통증이 완화되고 신체의 대사능력과 호흡능력도 좋아진다. 요가는 특히 비만에도 효과가 있어, 심신을 안정시키면서 살도 빼는 일석이조의 효과를 거둘 수 있다. 명상은 마음을 안정시키고 집중력을 높여주며, 긴장을 풀어주는데 좋고 명상할 때 하는 복식호흡은 몸 안의 활성 산소를 없애고 혈관을 넓혀준다.

(10) 림프마사지 Manual Lymphatic Drainage

림프마사지는 1930년대에 덴마크의 생물학자이면서 마사지사인 에밀 보더 닥터(Dr. Emil Vodder)와 그의 부인 에스티드(Estid)가 최초로 만들어냈다. 1936년에 파리에서 이 새로운 마사지법인 림프마사지(manuelle Lymphdrainage)를 선보였다. 1957년에는 비엔나에서 개최된 CIDESCO 세계대회에서 이 림프마사지가 피부관리사들에게 소개되어 대환영을 받게 되었다. Dr. Vodder의 림프마사지법은 지금까지 계속 손놀림이 조금씩 개선되어 왔다. 림프마사지를 할 때에는 기름이나 크림을 바르지 않고 맨 피부에 한다. 피부 위에서 손이 미끄러지지 말아야 림프를 밀어내는 섬세한 손동작을 할 수 있기 때문이다.

(11) 하와이안 로미로미 마사지 Hawaiian LomiLomi Massage

전 세계 5대 마사지 중 하나 인 하와이완 로미로미 마사지는 폴리네시안 연안의 전통계승되어진 자연 친화적인 치유요법이자 전통의식의 예술행위이다. 특히 하와이에서 발

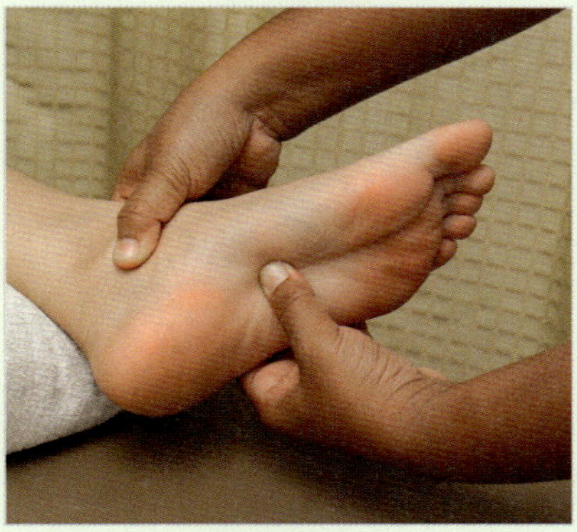

리플렉솔로지

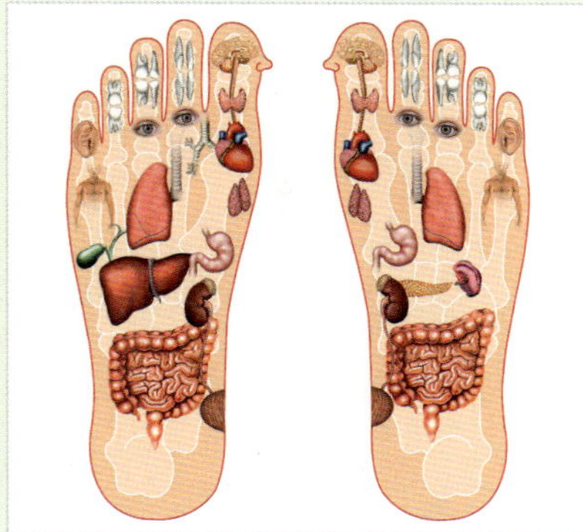

리플렉솔로지

전되어진 로미로미마사지는 춤추는 마사지로 알려져 있으며, 단순한 마사지행위가 아닌 건강과 돌보는 생활양식이자 질병을 자연 친화적으로 치유하는 자연치유요법이다. 다음 여섯 가지 내용과 함께 구성된다.

기도(Prayer), 호흡(Breath), 믿음(Belief), 의식(Ritual), 음악(Drums), 춤(Dance)

1. 기도(Prayer) – 종교의식의 하나이며, 자신의 마음가짐을 조절하는 기도
2. 호흡(Breath) – Ha라는 심신의 호흡을 통해서 에너지를 열어주며
3. 믿음(Belief) – 시술자와 피시술자의 교감
4. 의식(Ritual) – 자신의 내면의 의식을 육체에 의식으로 깨닫음
5. 음악(Drums) – 음악은 자연의 한 요소이며, 음악자체만으로 테라피의 중요한 요소
6. 춤(Dance) – 의식에 가장 필요한 춤으로 마사지를 승화시켜 나타냄

그러므로 로미로미마사지는 기도, 호흡, 믿음, 의식, 음악, 춤과 함께 이루어지는 힐링테라피이다.

(12) 리플렉솔로지 Reflexology

약 100년전 미국에서 고안된 존 세라피 반사요법에서 기원되었다. 리플렉솔로지는 현재 동양식 서양식 영국식등이 있는데 동양식(대만식, 중국식)은 손가락의 관절을 사용해 시술하기 때문에 조금 아픈 것이 특징이다. 이에 반해 서양식 리플렉솔로지는 보다 부드러운 터치가 특징이다. 발 건강관리법으로 주목받고 있으며 발바닥이나 발등에는 전신의 장기와 연결된 반사존 이라는 것이 있는데 이곳을 자극하면 혈액 순환이 원활해지고 신진대사가 활발해진다.

SWEDISH MASSAGE THEORY

Chapter 2 스웨디시 마사지의 개요

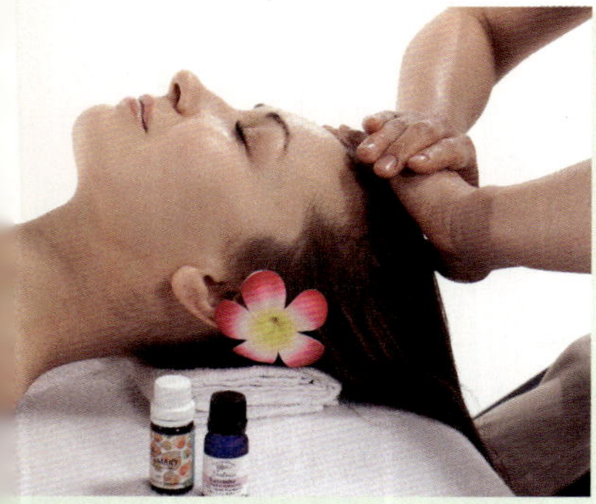

1. 스웨디시 마사지의 정의
2. 스웨디시 마사지의 역사

Chapter 2. 스웨디시 마사지의 개요

1. 스웨디시 마사지의 정의

스웨디시 마사지의 특징은 고객에게는 몸과 마음을 행복하게 하고, 관리사의 부상 방지를 막기 위해 마사지시 자세를 중요시하는 마사지의 기본 마사지이다. 고객의 취향에 따라 강한 마사지와 부드러운 마사지로 두루 사용 할 수 있는 유연성이 뛰어난 마사지이다. 7가지 기본 동작을 사용하여 머리에서 발끝까지 멈춤 없이 일련의 동작을 의도하는 것에 따라 부분마사지와 전신마사지를 하는 웰빙(Well-being) 개념의 마사지이다. 선진국의 호텔이나 마사지센터에서는 고급 마사지의 대명사로 널리 알려져 있다.

2. 스웨디시 마사지의 역사

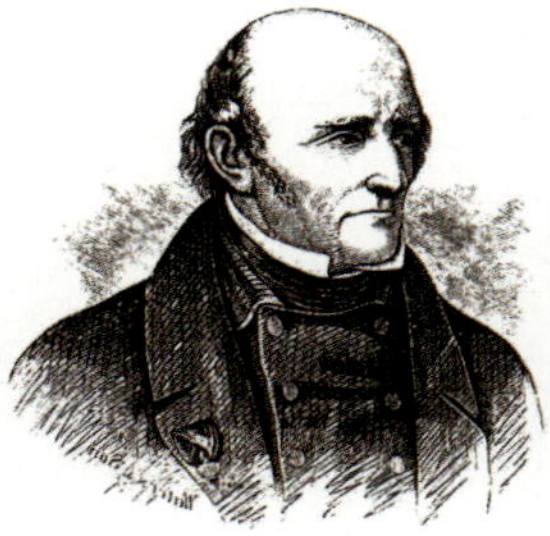

피터링(Pehr Hendrick Ling)

1) 스웨디시 마사지의 역사

마사지의 역사는 인류의 역사만큼이나 오래되었지만 스웨디시 마사지의 역사는 근세에 이루어졌다. 이 마사지는 스웨덴 사람인 피터 링(영어권 이름 Pehr Hendrick Ling 1776-1839 스웨덴 체조와 생리학 연구)에 의해 발전되었다. 그는 전 유럽을 여행하면서 배운 지식에다 프랑스식 에플라지(Effleurage), 페트리사지(Petrissage-주무르는 방법), 경타법(두드리는 기술) 외에 관절 스트레칭, 바이브레이션, 근육 흔들기 등 다양한 방법을 고안하였다. 이집트, 중국, 인도와 같은 나라의 동양적인 마사지 방법까지 사용하여 발전 시켰으며 다양하고 체계적인 기술로 인하여 유럽에서 크게 유행하였다. 1913년 스톡홀롬왕실 중앙 체육연구소(The Royal Gymnastic Central Institute Of Stockholm)에서 정부의 권고로 스웨디시 마사지를 정식 종목으로 채택하여 발전시키고 체계화를 시켰다. 이러한 노력에도 불구하고 지금은 스웨덴에서 스웨디시 마사지의 존재는 매우 빈약하다. 지금은 스웨디시 마사지사가 미국에서 최고의 마사지로 발전되었다.

(1) 미국의 스웨디시 마사지

미국에서 스웨디시 마사지는 미시간 주, Battle Creek에서 400여명을 수용하는 요양소를 운영하는 Dr. John Harvey Kellogg(1852-1943: 켈로그 콘플레이크의 창시자)에 의해 널리 발전되었고, Dr. Douglas O. Graham(스낵의 대명사)에 의해 체계화되어 폭넓게 전파되었다. 그러나 마사지는 20세기 중반 의학 기술의 발달로 쇠퇴해졌다. 1980년대 초, 자연으로 돌아가자는 운동과 더불어 더욱 인간적인 치료방법을 찾고자 갈구하는 사람들에 의해 활성화 되었다. 그 결과 미국은 스웨디시 마사지가 최고의 대중적인 마사지로 자리 잡았고, 각종 마사지가 발전되고 성행하는 최고의

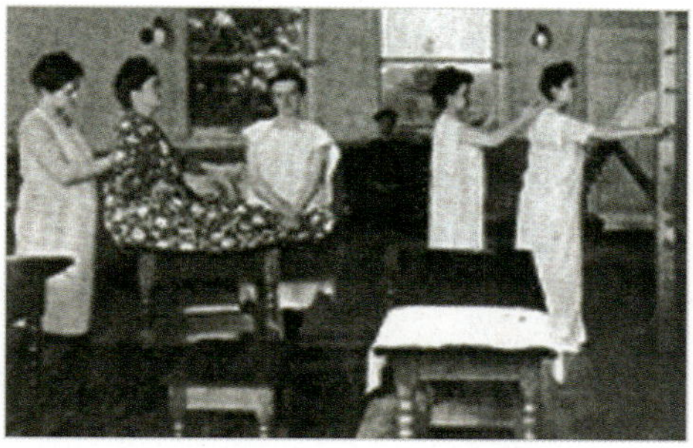

1895년 배틀크릭 요양소의 여성마사지 관리실

나라가 되었다. 오늘날 미국 마사지 치료 협회(American Massage Therapy Association: AMTA)에서 스웨디시 마사지를 모든 마사지의 기초과정 마사지로 정하여, 미국뿐 아니라 호주, 유럽의 마사지 학교에서도 입학 후 첫 번째 배우는 마사지가 되었다. 오늘날 유럽에서는 클래식마사지라고 널리 소개된 반면, 미국은 스웨디시 마사지라는 명칭이 클래식마사지보다 더 널리 알려지고, 스웨디시 마사지의 인지도와 대중적인 인기를 가진 나라가 되었다.

(2) 스웨디시 마사지의 슬리밍 효과

고대 때부터 아름답고 완벽한 몸을 위해 마사지는 중요한 역할을 했다. 특히 스웨디시 마사지(Swedish Massage)는 19세기 말 미국에서 미의 문화를 정립하는데 대단히 중요한 역할을 했다고 한다. 오늘날에도 여전히 미의 문화는 마사지 산업에서나 스파(Spa)산업에서도 여전히 중요하게 대두된다. 이러한 미의 개념은 고대 그리스의 이상적인 미의 형태에서 찾아 볼 수 있다. 로마 목욕탕과 그리스 체육관에서 볼 수 있는 대리석 동상들은 인간의 궁극적인 미의 기준을 보여준다. 고대 지중해 국가에서는 이상적인 몸매를 유지하기 위해 운동과 목욕, 마사지를 널리 선호했다. 현대에 와서 스웨덴 피터 링(Pehr Ling)의 체조와 마사지는 이상적인 몸매 유지를 위해 확대 발전 되었다. Dr. 로스는 1850년 런던에 Dr. Roth's Institution이라는 운동 치료 클리닉을 설립하여 다음과 같은 광고를 냈다. '많은 만성적인 질병과 기형적인 몸매를 관리하여 몸의 균형과 힘을 키워 건강한 몸과 아름답고 이상적인 모습으로 관리를 해줍니다.' 이러한 관리 방법으로는 스웨디시 마사지, 체조, 러시아식 목욕, 물을 이용한 관리 등을 포함한다.

• 스웨디시 마사지의 연구자와 공헌자

① **Johan Georg Mezger _** 1838~1909

진정한 'Swedish Massage'의 아버지라고 생각된다. 스웨디시 마사지 테크닉에 프랑스식 이름을 도입한 사람은 '링(Ling)'이 아니라 'Mezger'였다. Effleurage, Petrissage, Fricition, Vibration, Tapotment와 같은 용어들은 스웨디시 마사지에서 사용되고 있다. 그의 성공적인 업적은 전 세계 사람들에게 마사지를 인식시켰고 그 시대에 많은 내과 의사들에게 존경을 받았다.

② **Douglas Graham, M.D _** 1848~1928

보스턴의 내과의사로 마사지 지지자로서 영어로 된 최초의 마사지 책자를 출판하여 스웨디시 마사지를 발전시켰다. "Manual Therapeutic, a treatise on massage" in 1884(마사지 논문)

③ **John Harvey Kellogy, M.D _** 1852~1943, corn flake

작가, 발명가, 의사, 기인, 기업 흥행주(entrepreneur). 그의 유명한 책자인 'The Art of Massage'는 1895년에서 1921년까지 여러번 판(edition)을 거듭하여 출판되었다. 미국 마사지의 아버지이다. 미시간 주, 배틀크릭(Battle Creek)에 학교와 요양소를 세워 간호사에게 하이드로 테라피와 마사지 같은 통합적인 기술(Holistic techniques)을 가르쳤다. 그는 환자의 건강증진을 위해 마사지를 주류로 다루었다.

④ **William Murrell, M.D _** 1853~1912

영국의 외과의사로 그 당시 마사지의 최고 지지자 중 하나였다. 그는 스웨덴, 러시아, 네덜란드, 핀란드, 미국 등을 여행하면서 배운 마사지 지식을 보태어 Massage as a Mode of treatment"를 1886년 출판했고, 1890년대에 5판(fifth edition)이 나온 후 이 책의 제목을 'Masso therapeutic or Massage as mode of treatment'로 바꾸었다. 이 책은 일반적인 마사지와 치료적인 마사지(therapeutic Massage)를 구별하는 최초의 책이다.

⑤ **Emil G, Kleen, M.D 설립자 _** 1860~1921

스웨덴의 외과의사. 마사지 지지자이며 몇 권의 마사지 교과서 저자이기도 하다. 그는 피터 링의 수동적인 운동(Passive Movement)이 마사지가 아니라고 비판했으며, 또한 마사지와 운동(체조)을 구별하는 최초의 사람이었다. 그는 많은 외국어로 번역을 하여 마사지의 가치를 높였고 의학 분야에서 마사지를 보급한 의사이기도 하다.

⑥ **Jack Meagher _** 1924-2005 스포츠마사지 선구자. 1980, 'Sport Massage' 출판.

SWEDISH MASSAGE THEORY

Chapter 3 스웨디시 마사지의 적용과 효과

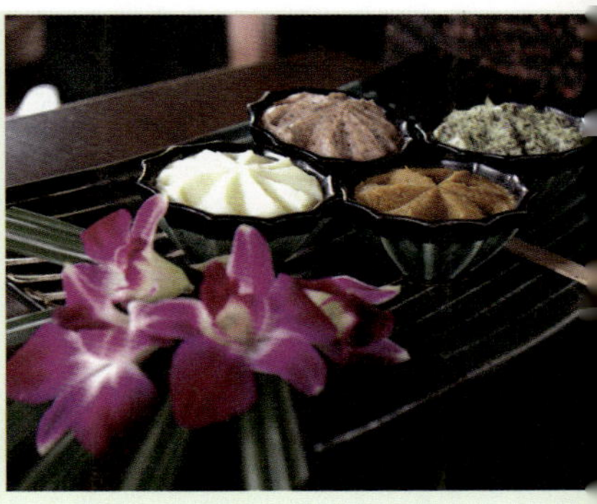

1. 스웨디시 마사지의 정신적, 육체적 효과
2. 스웨디시 마사지 주의사항
3. 스웨디시 마사지를 위한 준비요소

1. 스웨디시 마사지의 정신적, 육체적 효과

1) 순환기계에 미치는 효과

(1) 혈액순환 개선

인체의 모든 세포들은 성장, 회복, 그리고 영양에 필요한 모든 요소를 포함하고 있는 혈액의 충분한 공급이 필요하다. 마사지의 펌프효과는 혈액순환을 촉진시켜 세포의 건강이나 다른 신체 계통(System)의 건강도 향상시킨다. 자극적이고 정열적인 마사지는 혈액순환을 개선시킨다. 깊은 마사지는 근육에 혈액을 효과적으로 전달하고 또한 산소 공급 촉진과 젖산(Lactic Acid)과 같은 노폐물을 배출시키며, 심장 수축과 심장 확장 혈관을 조절 할 수 있다. 정맥의 경우 동맥처럼 펌프작용이 없어 다리의 정맥압력이 낮으면 혈류 공급이 아주 느려진다.

또한 중력 때문에 역류의 위험이 생긴다. 정맥은 역류를 방지하기 위해 규칙적인 간격으로 역류방지밸브가 있다. 정맥의 피는 심장 쪽으로 흐르기 때문에 심장 쪽으로 강한 압력을 가하는 것이 필요하다. 정맥이 혈액을 밀어내는 순간 바로 뒤에 진공이 형성되어 곧바로 신선한 동맥피로 이 공간이 채워진다.

(2) 림프순환 개선

림프계는 동맥과 다르게 오로지 한 방향인 심장 쪽으로 흐른다. 림프관은 펌프 순환계에 속하지 않기 때문에 림프관 내에는 *간질액(Interstitial)을 이동시킬 수 있는 고유압력이 약하다. 마사지는 정맥과 림프관을 통해 간질액의 흐름이 크게 촉진된다. 림프흐름은 외부적인 요소(중력, 근육수축과 움추린 자세 등)에 의해 좌우 되는데, 마사지는 림프흐름의 개선 및 특히 부종과 셀룰라이트(Cellulite), 만성적인 염증 상태를 개선한다.

(3) 헤모글로빈과 적혈구 생산 촉진

복부 마사지는 혈관에 산소 공급 능력을 증가시키고 빈혈을 방지하는데 도움을 준다.

*간질액 (Interstitial) 체성분의 구성요소인 세포외 액 중 하나로 간질액은 세포와 세포 사이의 수분을 말하며 간질액이 비정상적으로 팽창했을 때 부종이라고 한다.

2) 신경계에 미치는 효과

(1) 고통(통증) 완화

통증은 주로 신경반사구가 자극 받았을 때 생긴다. 상처 부위의 주변을 마사지함으로써 신경 반사구 자극에 의한 통증을 완화시킨다.

(2) 신경계를 안정시켜 스트레스 완화

마사지는 교감신경의 과도한 긴장을 해소하여 신체균형을 회복할 수 있는 부교감 신경계를 자극한다. 비 신체적 스트레스(두통, 소화 장애, 근육통)가 신체적 증상을 띠는 이유가 바로 좋은 예이다. 이러한 가벼운 증세에서 고혈압, 편두통 같은 무거운 질환까지 효과를 준다.

(3) 정신적인 이득

스트레스, 우울증, 불면증 신경계통에 뛰어난 효과가 있다. 스웨디시 마사지의 가장 큰 이점이기도 하다.

3) 근육계에 미치는 효과

근육은 사용할수록 피로가 축적되며, 운동 후 쉬는 상태보다 마사지를 받은 후 더 빨리 근육의 상태가 개선된다. 마사지는 수의근과 불수의근을 모두 안정시키는 효과가 있다.

4) 호흡기계에 미치는 효과

타포멘트(두드리는 동작) 바이브레이션 동작은 가슴 마사지시 기관지염, 천식 등 폐에 관련된 문제에 효과적이다.

5) 피부계에 미치는 효과

상처조직(Scar tissue)의 경우 시간이 지나면서 단단해지고 극단적인 경우에는 칼슘화되어 뼈처럼 단단해진다. 마사지는 세포의 결합을 억제해주므로 상처 자국이 생긴

부위를 작은 입자들로 쪼갤 수 있으며 이 입자들을 식세포가 잡아먹고 림프관으로 흡수된다. 또한 문제성 피부뿐만 아니라 연골 등 모든 피부 결을 좋게 한다.

6) 소화기계에 미치는 효과

마사지는 배뇨촉진과 질소를 배출시키고 연동운동 촉진과 장 기능을 개선시킨다.

2. 스웨디시 마사지 주의사항

(1) 염증 문제 Inflammation**:** 넓은 부위의 마사지나 침투적이고 강한 형태의 마사지 동작은 피한다. 관절에 염증이 있을 경우 마사지보다는 경혈점이나 반사구 포인트를 이용하여 염증부위 대신 대응점을 찾거나 관련이 있는 포인트를 이용한다. 관절염이나 통증의 경우 가벼운 마사지나 근육 스트레칭이 도움을 준다. 특히 종기나 부분적 궤양과 여러 종류의 부패성 상처는 마사지를 하지 않는다.

(2) 피부 조직 상해: 붓거나 열이 나고 빨갛게 염증이 난 상태일 때는 마사지를 피한다. 외과 수술 후 상처, 종기, 욕창, 물집 같은 상처는 마사지를 하지 않는다. 그러나 상해부위의 주변을 마사지하면 상처회복이 빨라지고 혈액순환을 강장 시킨다. 심각한 타박상은 얼음이나 블랙페퍼 같은 에센셜 오일(Essential Oil)을 부위에 발라준다.

(3) 피부의 문제(질병): 염증이 있는 피부나 진물이 나는 피부, 고름이 생기는 피부는 피한다. 습진이나 여드름은 가벼운 마사지를 하기도 한다. 습진, 물집, 독을 가진 벌레에 물린데, 등창, 염증, 여드름, 피부암, 종양, 타박상, 찢어진 상처, 종기, 물 사마귀, 화상, 과민성 피부 등은 마사지를 할 때 신중하게 행한다.

(4) 전염성 병: 어떠한 가벼운 에플라지도 도움이 되지 않는다.

(5) 인체의 비정상적인 상태인 열병이나 말라리아

(6) 혈액순환에 관한 질병

- 혈우병 같은 상태의 고객에게는 깊은 마사지는 출혈을 일으키거나 혈관 벽을 파괴 할 수도 있다.
- 정맥염은 정맥에 염증과 통증, 붓기가 생기는 것으로 이런 상태는 마사지를 금한다.
- 부종같은 경우는 직접 부위에 마사지하기보다는 그 주변을 가볍게 마사지한다.
- 정맥류는 심장 쪽으로 마사지를 가볍게 하면 도움이 된다.

(7) 심장에 관련된 질병과 고혈압: 강하게 두드리는 듯한 동작은 피하고 가벼운 에플라지와 같은 안정감을 주는 마사지는 도움이 된다. 상부승모근을 마사지 시 혈관이 확장된다는 연구 결과가 있다.

(8) 뼈의 상해: 스트레칭과 깊은 마사지, 압착을 강하게 주는 마사지는 피한다. 관절염이 심한 경우 마사지보다 습포법이 좋은 효과를 준다.

(9) 약물 남용(마약류)과 과다한 알코올 섭취시

(10) 골절: 깁스를 푼 후 마사지를 하면 혈액순환에 도움이 된다.

(11) 복부 문제: 맹장염, 담낭염증 등 병원치료가 요구되는 질병

(12) 탈장: 마사지에 의해 악화될 수도 있다.

(13) 임신: 깊은 마사지나 깊게 두드리는 동작은 피하고 가벼운 스트로킹이나 에플라지 동작은 출산 후 수유에 도움이 된다.

(14) 암: 발 반사구나 가벼운 에플라지는 고객의 심리적인 측면에서 도움이 된다.

(15) 당뇨병 Diabets**:** 당뇨의 경우 마사지 금기 사항은 아니지만 고려해야 할 요인이다. 말초혈액순환, 특히 발에 영향을 끼쳐서 그 조직을 악화시킬 수 있다. 신경에도 영향을 미쳐 환자의 감각을 떨어뜨릴 수도 있다. 그러나 혈액순환에 자극효과가 있는 부드러운 에플라지식 마사지(가벼운 터칭 정도)는 혈당수치에 좋은 영향을 미칠 수 있다. 일반적으로 의심이 나면 행하지 말고 의학적인 문제가 일어나지 않게 한다.

3. 성공적인 스웨디시 마사지를 위한 준비요소

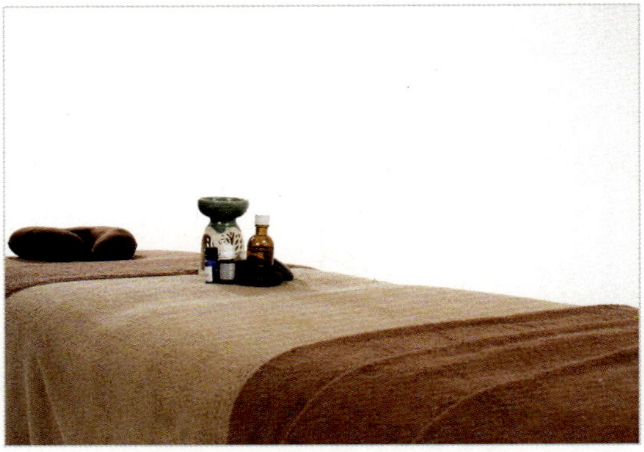

1) 스웨디시 마사지를 위한 환경

(1) 관리사 Massage Therapist 의 조건

관리사의 첫 인상은 종종 그 관리사가 가진 실력 이상으로 고객에게 각인되어진다. 새로운 고객은 단 몇 초 몇 분 동안 본 모습으로 관리사의 모든 것까지 평가하려는 경향이 있다. 관리사는 고객에게 신뢰감과 관리사 자신을 사랑해야 하고 기쁨과 자신감을 가져야 한다.

① **시각적** Visuals _ 전문가다운 모습이 신뢰감을 준다.

- 관리사의 옷차림과 상냥한 미소가 중요하다.
- 관리사는 개인적으로 단정한 모습을 유지한다. 남자의 경우는 매일 면도를 한다. 긴 머리는 뒤로 묶어 단정하게 한다.
- 손톱을 짧게 하고 손톱의 날카로움을 없앤다.
- 마사지에 적합한 옷을 선택한다. 마사지 오일이 옷에 묻으면 지워지기 어렵기 때문에 적절한 색깔의 옷을 선택한다.

- 신발은 편한 스포츠 신발을 선택하고 구두를 신었을 때는 광택을 내고, 슬리퍼를 신지 않는다.
- 항상 건강을 모습을 유지하여 고객에게 신뢰감을 준다.
- 고객이 도착 전 거울을 통해 자신의 모습을 확인한다.
- 항상 미소 짓는다.

② **청각적** Auditory _ 목소리에도 표정이 있다.

- 고객에게 자신감 있게 보이는 말씨가 관리사의 자세이다.
- 진정으로 또는 기꺼이 도움을 주려는 의도를 전달한다.
- 정보를 전달할 때는 말을 천천히 분명하게 고객이 갖는 불안감과 불평에 대해 충분히 이해하고 그 상황을 대처한다.
- 고객을 최선의 서비스로 대한다.
- 고객이 거칠고 무례해도 부드럽고 상냥한 목소리를 유지하라.
- 좋은 청취자가 되라. 고객의 말을 듣고 설득하려고 하지 말아라.

③ **촉각적** Tactile _ 터칭은 사랑스런 표현이다.

촉각, 우리의 오감 중 촉각은 마사지의 핵심이라고 할 수 있다.
– Diane Ackerman, 감각의 자연적 역사

- 마사지 시 손의 느낌은 고객에게 많은 느낌을 전달한다.
- 항상 손을 따뜻하게 자신감 있는 행동과 손끝이나 손바닥이 거칠 시 핸드크림이나 오일로 손을 부드럽게 만든다.

④ **후각적** Olfactory _ 편안한 향기는 릴렉싱이다.

- 가능하면 마사지 전 샤워를 한다. 특히, 습도가 높고 매우 더울 때.
- 땀 냄새가 많이 난다면 방취제를 사용한다. 그러나 양이 진하지 않게 소량을 사용한다.
- 인공적인 향수와 애프터 세이빙 크림을 삼간다.
- 커피, 담배, 양파, 마늘 같은 것을 섭취 했다면 이를 꼭 닦는다.

(2) 관리실의 조건

마사지를 하는 방은 깨끗하고 잘 꾸며지고, 전문가적인 장식과 편안하고 즐거운 공간이 되어야 한다.

① **시각적** Visuals _ 어떤 모습인가?

- 안전하고 사생활 침해가 없는 곳
- 알맞은 공간의 배치
- 부드럽고 적당한 조명
- 고객을 편안하게 하는 그림들
- 깨끗하고 주위가 정돈되어 산만하지 않는 곳
- 편안한 색깔의 공간
- 디플로마(Diploma) 또는 각종 자격증
- 근육도 골격도 같은 전문적인 차트

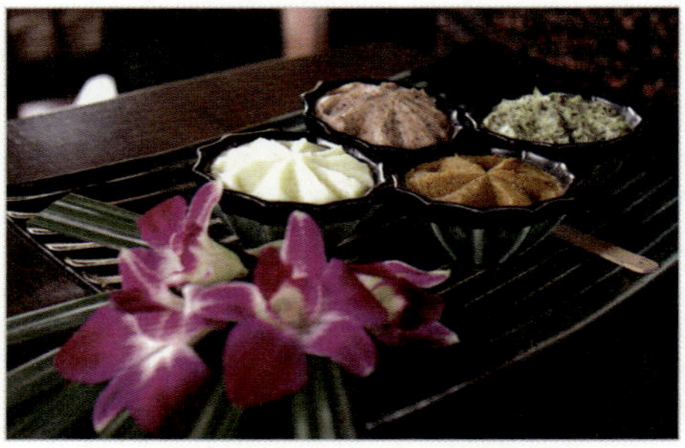

② **청각적** Auditory _ 소리는 어떠한가?

- 마사지실은 조용하고 외부의 소음이 차단되는 곳
- 전화소리가 들리지 않는 곳
- 부드럽고 자연적인 소리가 나는 명상음악(60비트 속도의 명상 음악)
- 마사지 시 문 두드리는 소리나 어린이의 울음이나 장난소리에 멈춤이 없는 장소

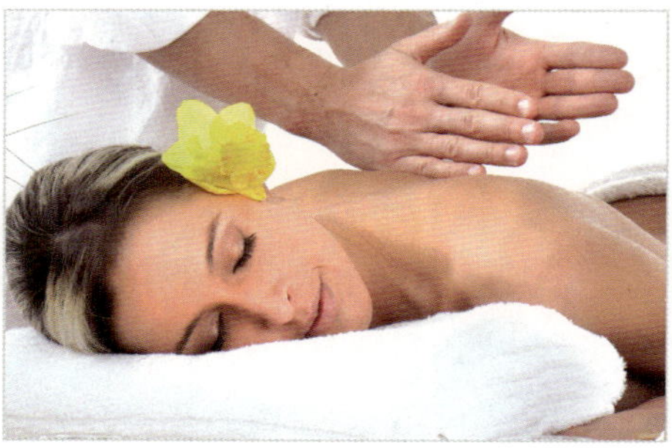

③ **촉각적** Tactile _ 관리실의 느낌!

- 습도가 높지 않는 따뜻한 방
- 부드러운 수건과 티슈

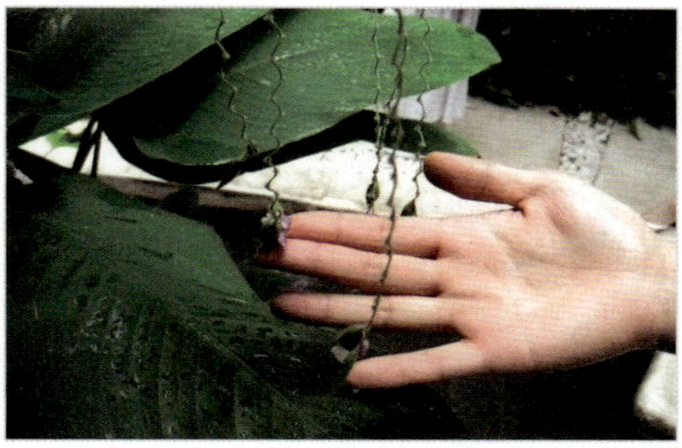

④ **후각적** Olfactory _ 냄새는 어떠한가?

- 깨끗하고 상큼한 냄새
- 적절한 에센셜 오일의 사용
- 고객이 좋아하는 향을 선택한다.
- 양초를 이용한 오일버너를 사용한다.
- 인공적인 강한 향을 사용하지 않는다.

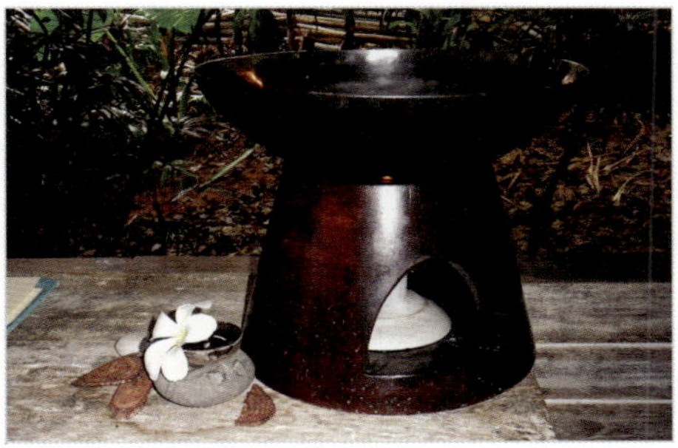

• **마사지 전 이상적인 방(Room) 환경의 창조**

마사지에 있어서 장소는 고객의 안정을 찾아주는데 절대적인 요소이다.
고객에게 편안한 장소는 마사지의 효과를 보다 높이고 극대화 한다.

- 방을 따뜻하게(습도가 높지 않게)한다.
- 전화벨 같은 인위적인 소음을 차단한다.
- 마사지 테이블을 덮는 큰 수건을 준비한다.
- 고객의 몸을 덮는 여분의 수건을 준비한다.
- 다양한 높낮이를 갖춘 베개나 보조물을 준비한다.
- 방안의 불빛을 부드러우면서 광도가 약한 것을 이용한다.
- 티슈(Tissue)와 관리사를 위한 손수건용 수건을 준비한다.
- 고객의 차트(Chart Card)를 준비한다.
- 오디오와 명상뮤직을 준비한다.

(3) 무엇이 고객에게 좋은 마사지인가?

1. 고객을 진심으로 돕고자 하는 마음을 가진다.
2. 고객의 육체와 감성을 이해하고 어떠한 방법이 고객에게 육체적, 정신적 감성적으로 도움이 되고 영향을 미치는가를 이해한다.
3. 고객의 감정과 욕구를 존경한다.
4. 정신적, 육체적으로 따뜻함을 유지한다. 마사지 전 방의 온도를 고객의 기호에 따라 달리한다.
5. 관리사는 청결과 편안한 복장을 입고 손톱을 짧게 자르고 향수나 담배 냄새를 없앤다.
6. 전기는 눈이 부시지 않게 켜야 하고 고객의 눈 위에서 직접 비추어지지 않게 한다.
7. 오일은 가벼운 아몬드 오일(Almond Oil) 같은 식물성 캐리어오일을 사용한다. 오일은 항상 따스함을 유지하고 사용할 때 고객의 몸에 직접 사용하지 말고 관리사의 손을 통해 고객의 몸에 적용한다.
8. 60beat(명상음악)의 부드러운 음악으로 고객의 긴장된 마음을 이완시키고 또한 관리사의 심박수를 낮추어 마음을 진정시킨다.
9. 윤리적으로 무장한다.
   - 정확한 해부학적인 용어를 사용한다. 비속어를 사용하지 않는다.
   - 마사지를 행하지 않는 부위는 여분의 수건으로 철저히 가려 보호해준다.
10. 마사지시 불필요한 잡담을 금한다. 잡담은 집중력을 떨어뜨리고 마사지의 효과를 반감한다.

SWEDISH MASSAGE THEORY

Chapter 4 스웨디시 마사지의 기본동작

1. 스웨디시 마사지의 7가지 기본동작
2. 스웨디시 마사지의 부위별 기본동작 적용
3. 스웨디시 마사지의 기본자세

1. 스웨디시 마사지의 7가지 기본 동작

치료인과 친숙하면서도 완벽한 도구인 인간의 손을 효율성 면에서 비교할 수는 없다. 만약 오늘날의 조사기관들이 광범위하게 쓰이는 수기치료법까지 포함해 약물학을 조사한다면 손은 용인성과 효능 면에서 의약과 동등한 위치로 대접 받을 것이다.

– Dr. J. Madison Taylar

스웨디시 마사지의 7가지 기본 테크닉에는 쓰다듬기(Effleurage), 마찰하기(Friction), 주무르기(Petrissage), 경타법(Tapotment), 떨기(Vibration), 스트레칭(Stretching)및 견인(Traction), 깊게자극하기(Deep Pressure)가 있다. 쓰다듬기는 부드러운 자극과 강한 자극을 두루 갖추고 있으며 신체의 큰 근육에 사용한다. 주로 마사지 시작할 때나 끝날 때 몸의 여러부분에 사용하고, 다리와 팔의 길이, 몸의 형태에 따라 유연성 있게 행한다. 가끔 강한 자극이 되기도 하고 또는 부드러운 자극이 되기도 하므로 고객의 몸 상태에 따라 달리 적용한다. 마찰하기는 근육 군(Muscle group)과 근육 표면을 적절한 강약의 강도를 고려하여 손바닥, 엄지 손가락, 손가락 끝으로 근육 결을 따라 누르면서 마사지한다. 페트리사지는 손목이 꺽이지 않게 하여 손바닥과 손가락 전체를 이용하여 유연하고 부드럽게 마사지하는 방법이며, 경타법은 신경을 자극하여 만성적인 근육 통증을 해소하기 위해 두드리는 동작이다. 떨기는 좌, 우로 흔들기(Rocking)로 몸 전체의 안정감과 편안함을 준다. 또한 유연성증가와 관절의 신전을 통한 혈액순환 촉진과 근육 경련을 줄여주는 스트레칭과 관절 주위 건의 상해나 근육이 수축되고 경직된 부위에 주로 적용하는 깊게 자극하기로 구성된다.

(1) 쓰다듬기 Effleurage _ 경찰법, 무찰법

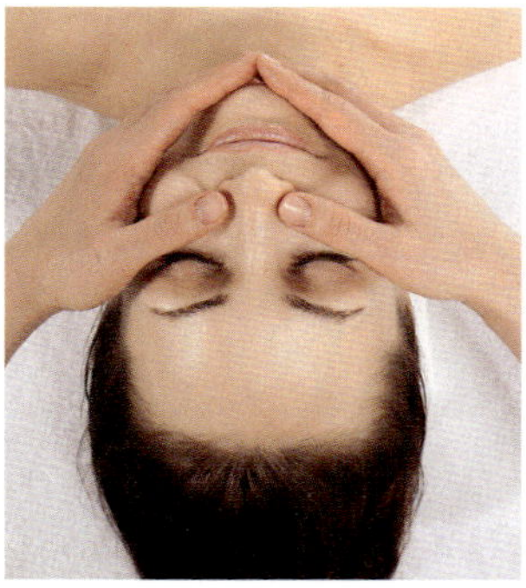
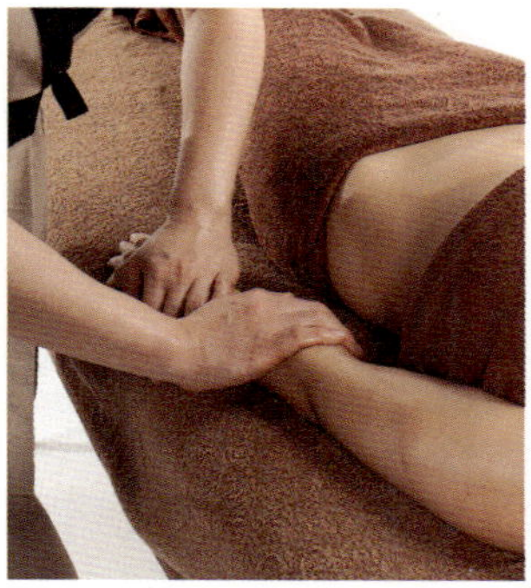
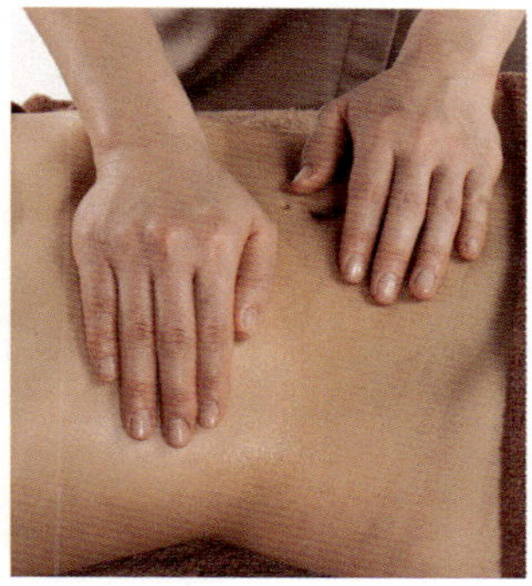
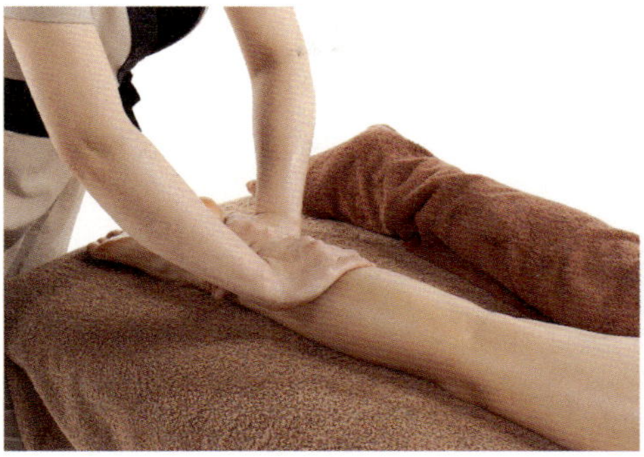
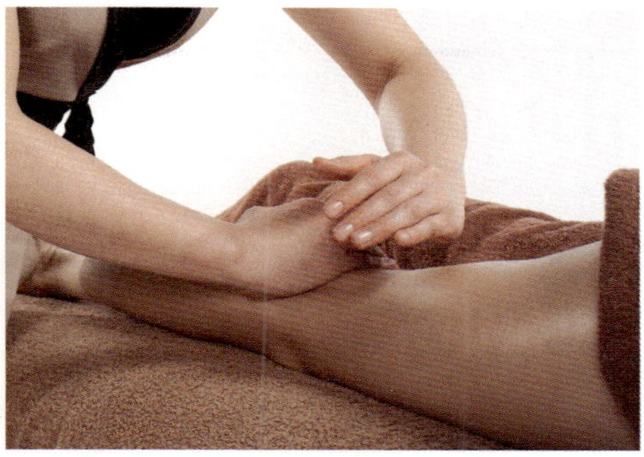

적용방법

에플라지는 프랑스어로 영어적 의미로 바꾸면 "꽃과 같이(like-flower)이다. 손바닥을 둥글게(Cupped hand)하여 피부 표면(Superficial)을 미끄러지듯(gliding motion)이 마사지 한다. 마사지 압의 강도는 편안감과 안정감을 주는 목적이므로 일반적으로 가볍고 부드럽게 한다. 손 전체로 부드럽게 쓰다듬는 동작으로 마사지의 시작과 끝에 행한다. 에플라지는 몸의 형태에 따라 유연성 있게 한다.

1. 손바닥 에플라지(Palmar Effleurage)
2. 활발한 손바닥 에플라지(Brisk Palmar Effleurage)

효 과

- 고객에게 안정감과 편안함, 휴식을 제공한다.
- 혈액, 림프 순환개선, 자양분 증가, 부종을 완화시킨다.
- 피부 진정 효과가 있다.

(2) 문지르기 Friction _ 강찰법, 마찰법

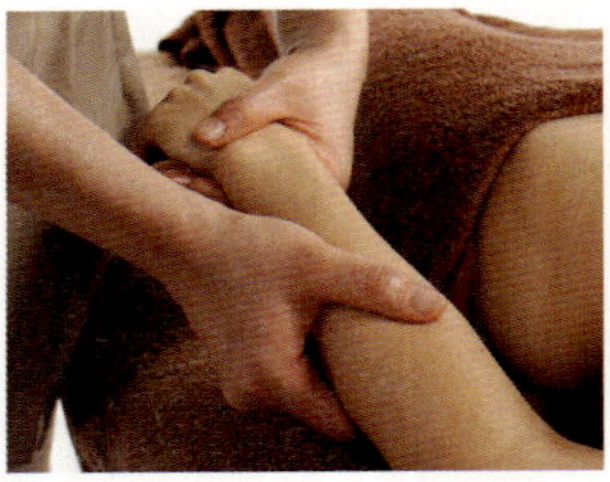
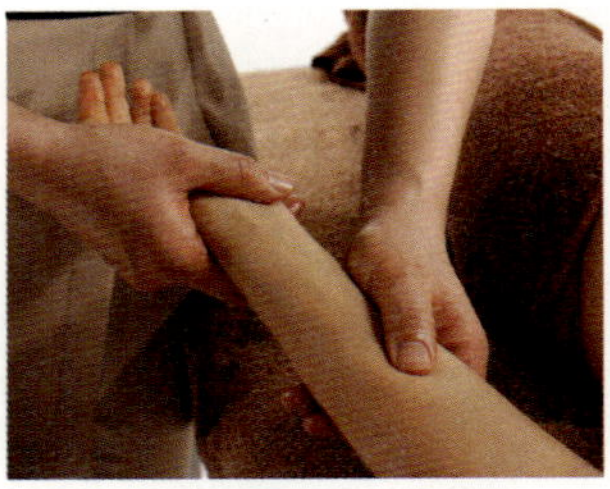
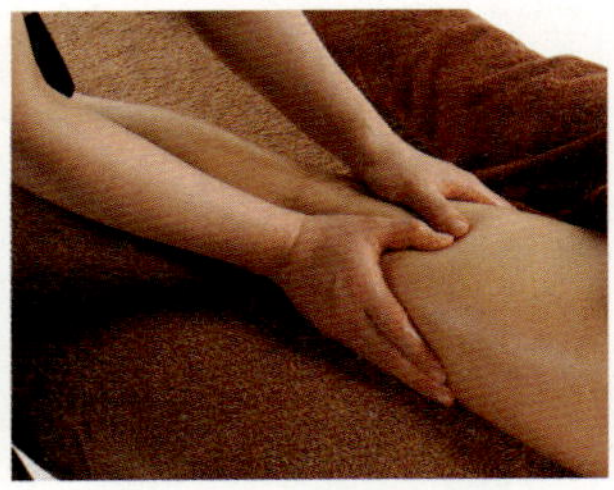
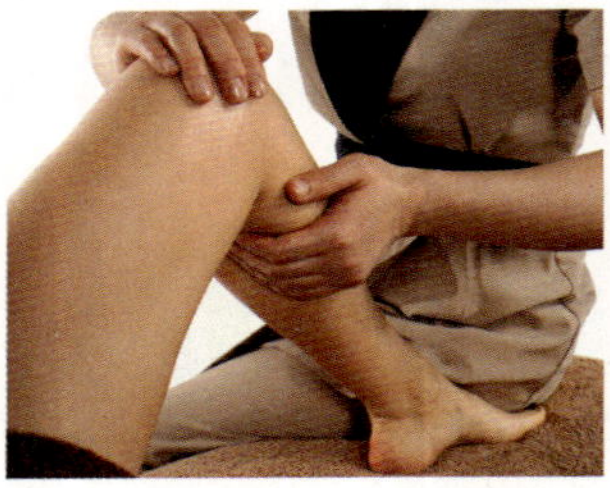
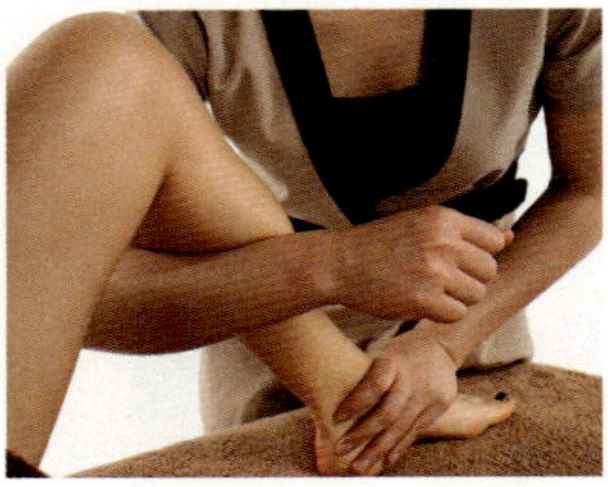
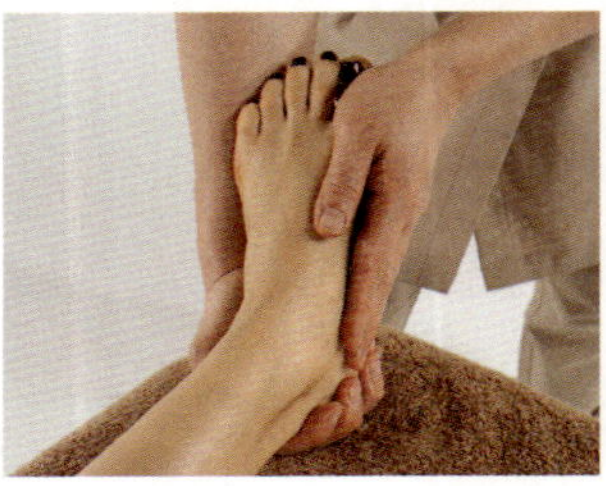
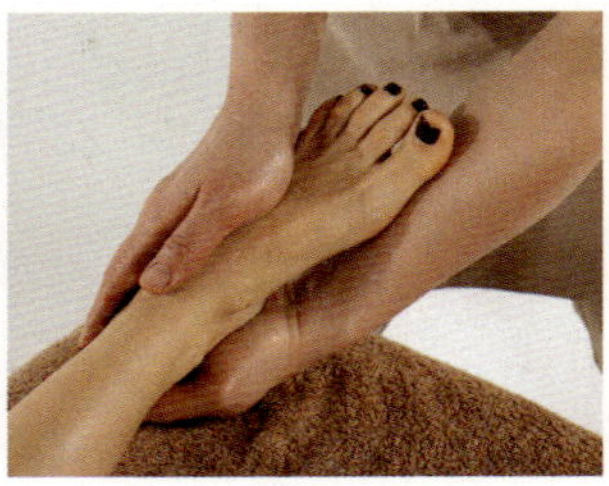
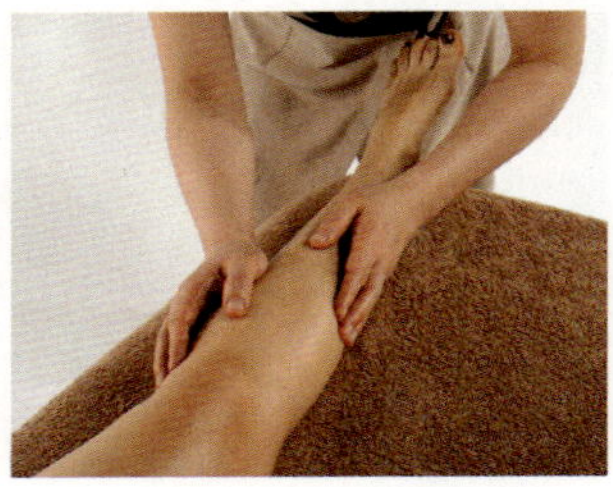

적용방법 에플라지보다 좀 더 깊은 조직에 강하게 진행되며 손바닥, 엄지, 손가락 끝으로 근육 결을 따라 누르면서 마사지한다. 강한 강도보다는 피부 마찰을 통하여 피부 조직에 열을 발산시키는 것이 목적이다. 프릭션은 다양한 방법이 있어 몸의 부위나 몸의 형태에 따라 다양하게 적용할 수 있다.

1. 표면 마찰법(Superficial friction)
2. 깊은 마찰법(Deep friction)
3. 회전 마찰법(Cicular friction)
4. 손가락 스트로킹(finger stroking)

효과

- 피부 조직에 열을 발산시킨다.
- 피지선을 자극하여 노폐물 제거, 피부의 신진대사와 혈액순환을 촉진한다.

(3) 주무르기 Petrissage _ 유찰법, 유연법

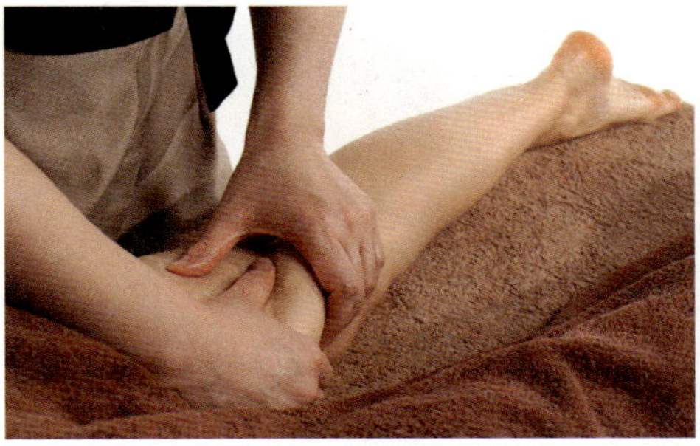

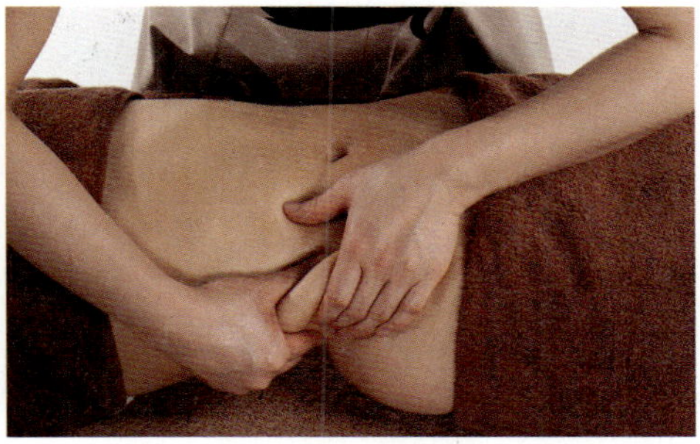

❖회전식 주무르기(Circular kneading)

릴렉싱과 안정감을 주기 위한 방법으로 근육통과 근육 경련에 좋다. 복부마사지 시 내장기관의 혈액 흐름을 개선시키고 세포에 신진대사를 증가시켜 소화를 도와주고 소화기관을 강장시킨다. 깊은 주무르기는 깊은 에플라지와 같이 변비를 해결하는데 뛰어난 효과가 있다. 또한 주무르기는 골절된 팔과 다리의 회복력에 도움을 준다. (먼저 의사에게 언제 마사지를 받아도 되는지 문의한다)

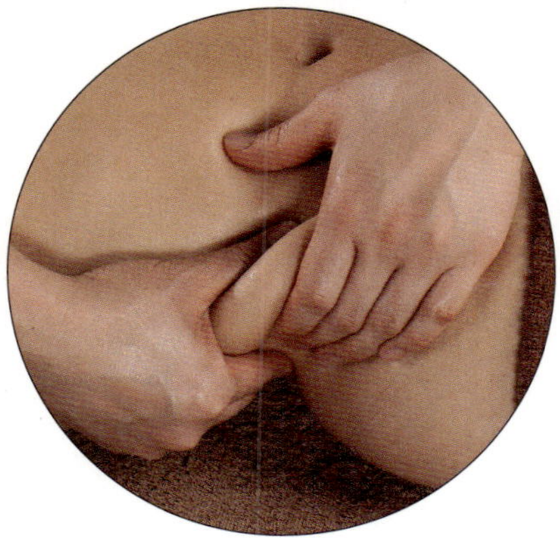

적용방법

피부 밑 조직까지 움직임을 주는 강한 동작으로 근육을 횡단하듯이 '반죽하기', '주무르기' 라고 한다. 페트리사지(Petrissage)는 프랑스어이고, 영어적인 표현으로는 니딩(Kneading)이라고 한다.

1. 리프팅(Lifting): 근육 들어올리기
2. 스퀴징(Squeezing): 근육 짜기
3. 롤링(Rolling): 좌우로 움직이기
4. 트위스팅(Twisting): 좌우로 흔들기

효과

- 혈관을 확장시키고 신진대사를 활성화 시킨다.
- 피하조직과 결체조직에 붓기를 해소시킨다.
- 근육의 탄력성을 높여준다.
- 젖산 축적에 의한 근육 피로를 제거하고 근육통과 경련에 효과적이다.

(4) 두드리기 Tapotment _ 경타법, 고타법, 타진법

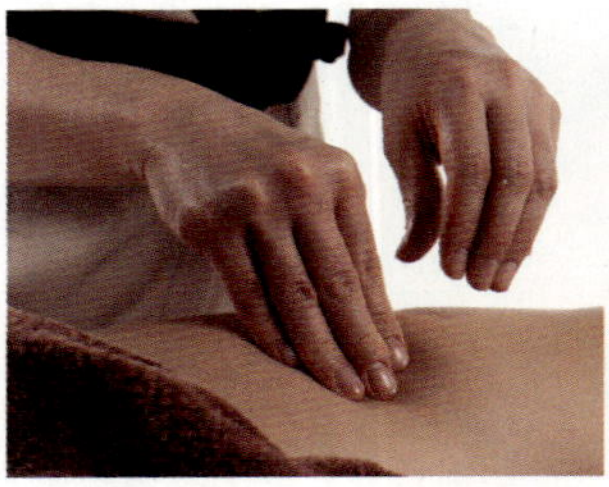
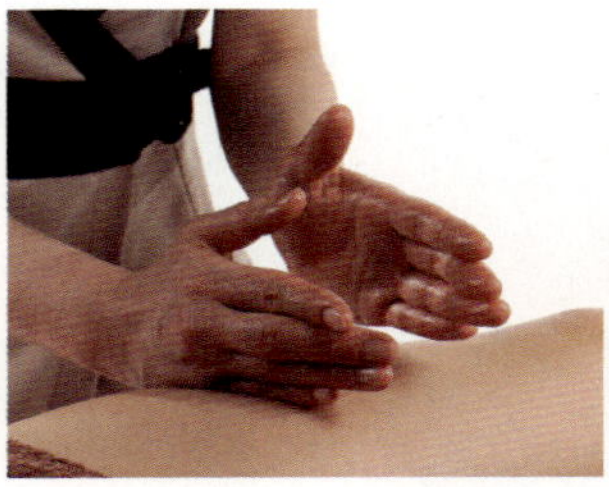
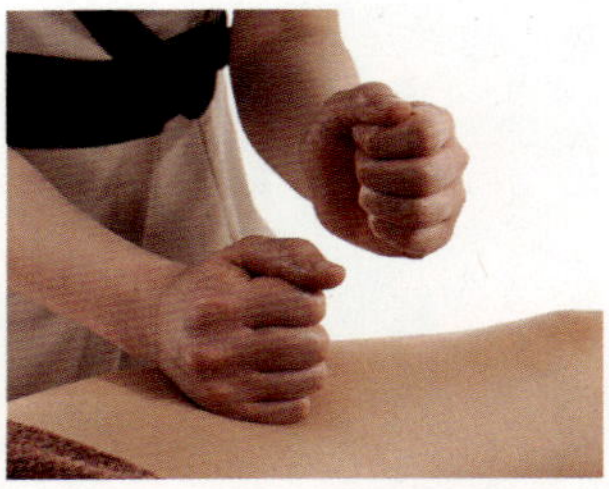
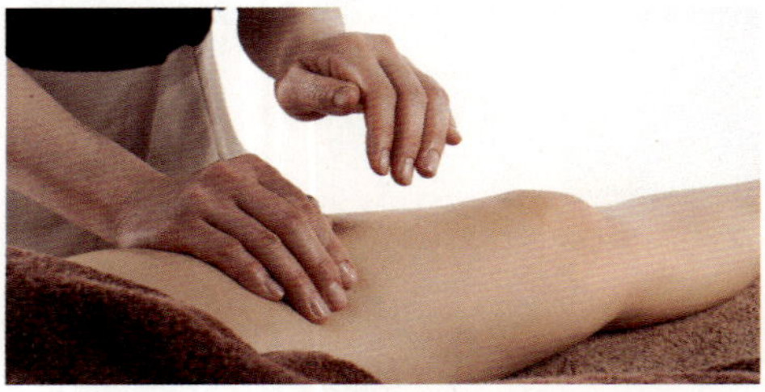
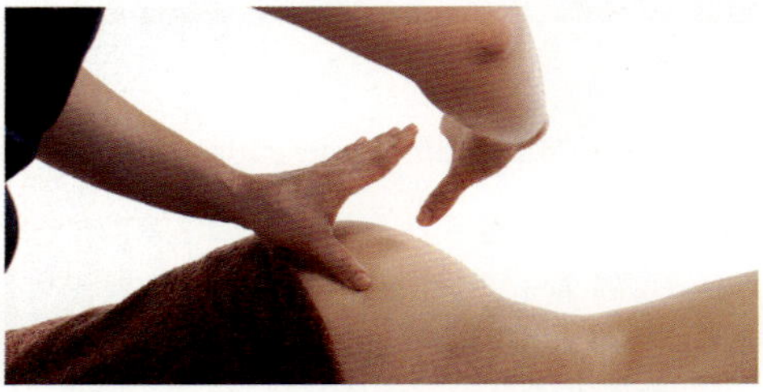

적용방법

양손을 동시에 빠르게 사용하여 두드리는 동작으로 손바닥 전체, 손가락 끝, 손의 측면, 주먹 등 손의 모양에 따라 강약이 달라진다. 파도 같은 파장을 주어 피부 깊은 쪽에 있는 기관이나 조직에 빠르고 리듬감있게 사용하여 혈관을 확장시키고 감각기관을 자극한다. 두드릴 때는 손끝으로 빠르고 연속적으로 피부에 마찰을 가하며 손의 압력이 일정해야 한다. 피부상태에 따라 강약을 조절한다.

주의할 점은 어린아이, 건강이 좋지 않은 사람, 나이든 사람들은 부드럽고 조심스럽게 해야 한다.

1. 손바닥치기(Cupping)
2. 주먹치기(Beating)
3. 자르기(Hacking)
4. 피아노치기(Tapping)
5. 엄지손가락 튕기기(Flicking)

효과

- 신경조직을 자극하고 지방의 과잉축적을 억제한다.
- 만성적인 근육통증을 해소한다.
- 혈액순환 촉진시킨다.
- 피부의 탄력성을 증가시킨다.

(5) 떨기 Vibration _ 진동법

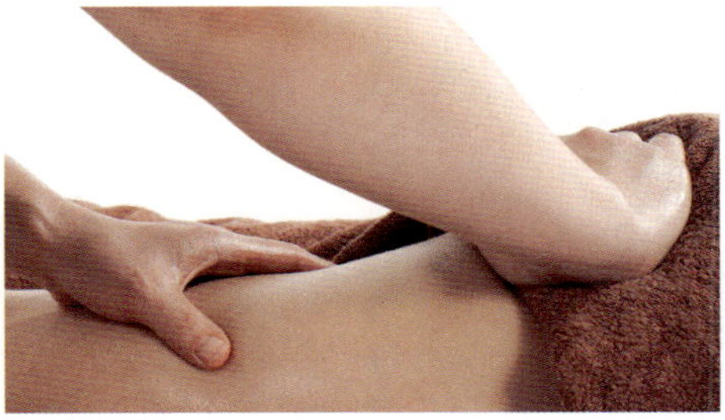

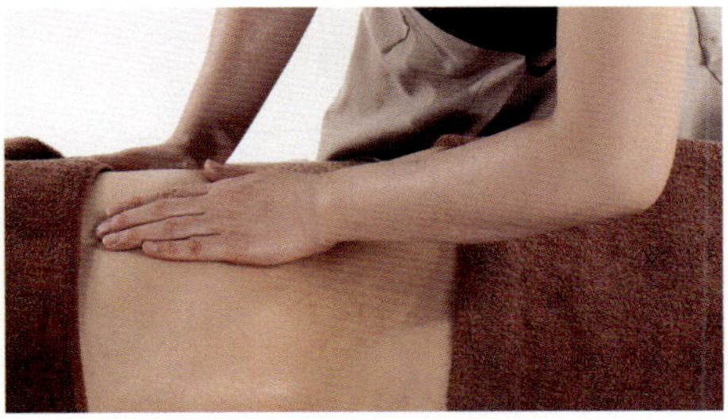

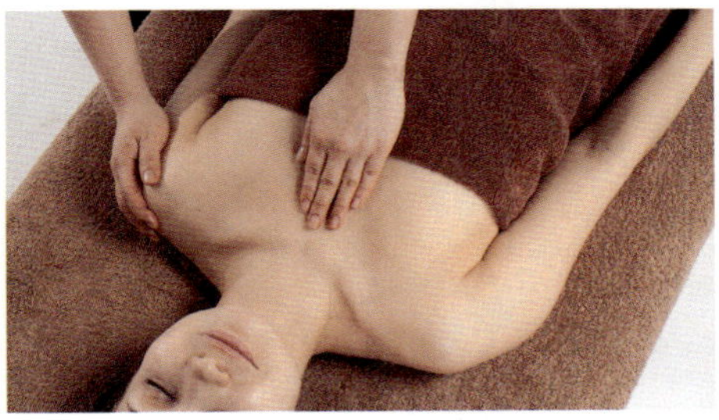

적용방법 위 아래로 흔들기 좌, 우로 흔들기 같은 방법을 사용하여 몸이나 어느 특정 부위를 리드미컬하게 일정한 움직임을 준다.

1. 손바닥 바이브레이션
2. 손가락 바이브레이션
3. 활발한 바이브레이션

효과

- 경직된 근육을 이완시킨다.
- 결체조직의 탄력을 증진시킨다.
- 혈액순환과 림프순환 촉진시킨다.

(6) 스트레칭 Stretching, 견인 Traction

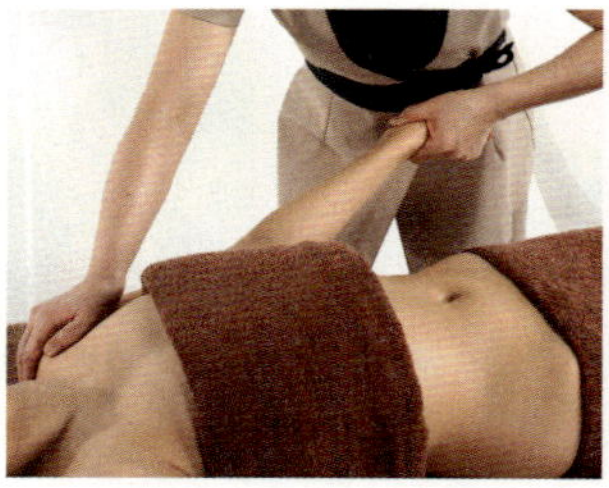

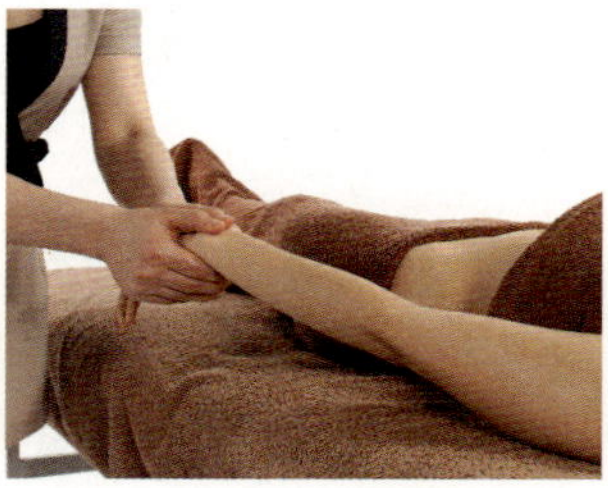

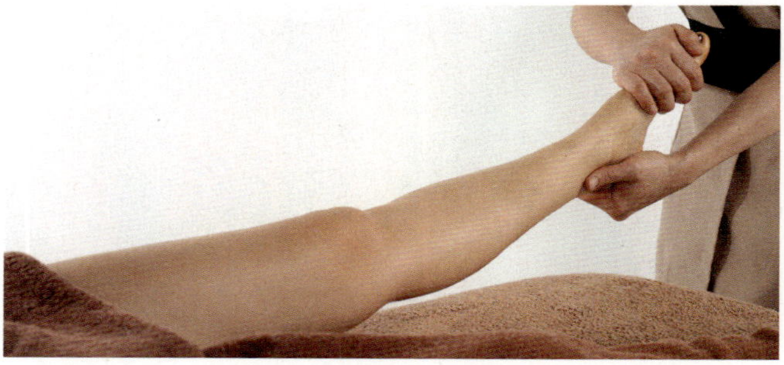

적용방법 한 자세로 서서히 부드럽게 30~60초 동안 같은 자세를 유지하면서 근육을 이완시킨다.

효과
- 유연성과 관절의 신전을 더 늘려 부상의 위험을 막아준다.
- 혈액순환과 림프순환 촉진시킨다.
- 근육의 경련을 줄여준다.

(7) 깊게 자극하기 Deep Pressure

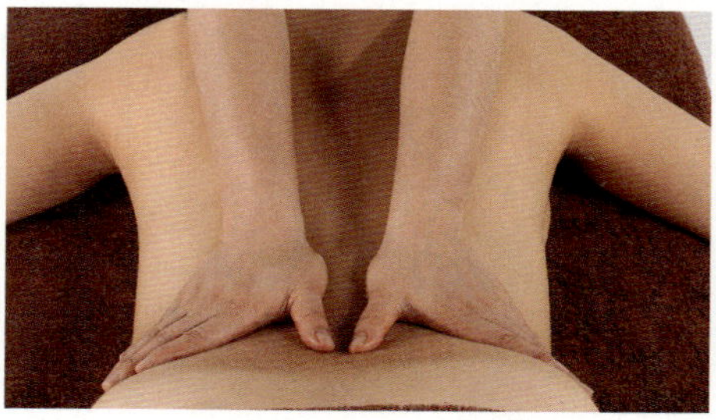

적용방법 손가락 끝(fingertip), 엄지손가락(Thumb), 주먹의 정권(Knuckle), 팔꿈치(Elbow), 전완(antebrachial)를 사용하여 자극적이고 침투적인 마사지 방법이다. 마사지 속도는 느리고 깊게 적용하며 이때, 오일이 고객의 피부에 많을 경우 적당한 강도가 이루어지지 않고, 오일이 없이 빠르고 깊게 적용되면 모세혈관이 파열되어 피부에 멍이 들 수 있으므로 압력에 주의하여 적용한다.

효과
- 근육의 긴장을 해소시킨다.
- 근육의 독소를 배출시킨다.
- 근육이 수축되고 경직된 부위에 적용된다.

2. 스웨디시 마사지의 부위별 기본동작 적용

(1) 쓰다듬기 동작의 적용

얼굴, 등, 엉덩이, 복부, 다리, 팔 등의 모든 부위에서 쓰다듬기 동작을 적용한다.

(2) 문지르기 동작의 적용

피부, 근육, 근육심부(하체, 종아리, 대퇴부)에 적용한다.

(3) 주무르기 동작의 적용

외피, 근육 (복부, 옆구리, 허벅지 뒷부분 등), 얼굴의 경우 턱 또는 뺨 부위에 많이 적용한다.

(4) 두드리기 동작의 적용

주로 엉덩이 근육 군 같은 큰 근육에 적용한다.

(5) 떨기 동작의 적용

뒤넙다리근, 척추세움근, 복장뼈, 복부상부, 위팔두갈래근, 위팔세갈래근에 주로 적용한다.

(6) 스트레칭 동작의 적용

1. 어깨관절(견관절) 스트레칭
2. 엉덩이관절(고관절) 스트레칭
3. 손목관절 스트레칭
4. 발목관절 스트레칭

(7) 깊게 자극하기 동작의 적용

주로 피곤과 경직이 많이 일어나는 다리 근육에 적용한다.
장딴지근(비복근), 뒤넙다리근(슬괵근), 넙다리네갈래근(대퇴사두근), 척추세움근(척추기립근)이 대표적인 근육군이다.

3. 스웨디시 마사지의 기본자세

1) 스웨디시 마사지의 시작

마사지는 사랑이고 정열을 바치는 것이다. 주의력과 집중력, 시간, 건강한 양손 충분한 호흡을 통해 온몸이 춤을 추는 것처럼 마사지를 행해야 한다. 마사지 시작할 때와 같은 양의 에너지를 마지막까지 유지해야 효과적인 마사지를 행할수 있다. 마사지는 커뮤니케이션이다. 그러므로 관리사의 상태가 불안하거나 몸의 컨디션이 좋지않을 때에는 마사지를 하지 않거나 동료관리사에게 맡긴다. 만약 충분히 집중하면서 고객에게 집중력을 기울인다면 마사지의 반은 성공이다. 당신의 따뜻한 사랑의 기운은 손을 통해서 고객에게 효과적인 에너지를 전달할 수 있다. 정신이 집중되면서 관리사의 직관력이 높아져 마사지의 효과를 극대화 시킬 수 있다.

(1) 스웨디시 마사지시 관리사는

동작을 자유롭게 하기위해 편안하고 단정한 옷을 입고 손을 씻고 손톱이 충분히 짧는가를 살펴본다. 시계, 반지를 풀고 고객의 귀중품을 잘 정리하고 고객의 옷의 착용 유무에 대해 원하는 대로 해준다. 그러나 오일을 사용하기 위해서는 옷을 벗게 한다. 준비가 되면 관리사는 집중력을 위해 긴장을 풀고 가볍게 스트레칭을 한다.

(2) 스웨디시 마사지시 고객은

마사지를 받을 때 관리사의 접촉에 능동적으로 받아들인다.

편안하게 해변가 그늘에 누워있는 느낌을 갖고 긴장을 푼다.

귀에는 아름답게 지저귀는 천국의 소리를 듣고 마음 속에 있는 슬픔이나 두려움 따위에서 벗어나 관리사의 접촉을 그대로 받아들이고 집중한다. 때로는 관리사에게 자신의 느낌을 말해준다. 아픈 느낌, 불쾌감 또는 관리사의 손의 강약에 대해 말해준다.

(3) 스웨디시 마사지시 효율적인 움직임

1. 일단 시작하면 중단을 하지 않는다.

2. 고객이 좋아하는 강, 약을 늘 생각하고 가끔 마사지 강도에 대해 고객에게 물어 본다.

3. 손을 부드럽게 유지한다. 손바닥 전체가 사용되게 한다.

4. 관리사 자신이 마사지를 받고 있다고 생각한다. 그러면 고객에게 최선의 마사지와 최고의 느낌을 줄 수 있다.

5. 마사지는 근육만을 다루는 것이 아니라 고객의 마음, 감정, 육체적인 부분까지 영향을 줄 수 있다.

6. 만약 고객이 간지러움을 많이 타서 마사지의 진행이 어려우면 강약을 고려하고 이것이 실패한다면 다른 부위로 옮기고 부드러운 마사지를 하지 않는다.

7. 몸 전체를 사용하여, 손과 팔이 아니라 다리, 엉덩이, 허리 상체를 균형 있게 움직여 피로감을 줄여라.

8. 다리의 간격을 유연성 있게 조절하고 경직에서 벗어나라.

9. 고객이 마사지 할 때 특정부위의 근육이 경직 시 강하게 마사지 하지 말고 경직된 부위에 시간을 더 투자하라.

10. 마사지를 할 때 고객의 좌, 우의 근육에 힘을 똑같이 주라.

(4) 스웨디시 마사지 전, 후 어떻게 해야 하나

고객을 편안하고 몸과 마음이 행복해지는 마사지의 몇 가지 제안들

1. 마사지 전 옷의 착용 유 · 무에 대해 설명한다.

2. 고객에게 목걸이나 머리 핀 등 액세서리를 풀게 한다. 눈 주위를 마사지 할 때는 콘텍트 렌즈를 벗게 한다.

3. 손을 따뜻한 상태로 유지한다.

4. 고객이 좋아하는 가벼운 향을 사용한다. (천연적인 향)

5. 오일 사용 시 주의사항

   1. 추운 날씨에는 마사지 전이나 중간에 뜨거운 물에 담아둔다.
   2. 손에 오일을 덜어 따뜻하게 유지한 상태에서 마사지를 한다.
   3. 오일을 사용할 때는 고객의 피부에 직접 떨어뜨리지 않고 관리사의 손을 통해 고객의 피부에 오일을 사용한다.

6. 고객에게 어떠한 종류의 마사지를 하려고 하고, 어떠한 문제로 인해 특정부위를 집중할 것인가에 대해 말한다. 그리고 마사지의 강약에 대해 설명 한다.

7. 마사지의 강약과 적용 범위에 따라 불쾌감과 통증에 대해 설명한다.

8. 충분히 고객을 안정시킨다. 최대한 고객을 편안하게 대한다.

9. 고객의 몸을 움직이게 할 때 사전에 미리 알려주고 움직임에 협조를 구한다.

10. 마사지가 끝나면 고객에게 몇 분 동안 편안하게 누워있기를 권하고, 일어날 때는 천천히 일어나게 권한다. 갑자기 일어나면 어지러움을 느낄 수 있다고 알려준 후, 일어난 후에는 따스한 물 한잔을 권한다.

• 몸의 앞쪽 시작하기 전 주의 사항

1. 자세를 바꾸기 전 위치를 알려준다.
2. 베개나 발목 고정대의 위치를 바꾸기 전 먼저 치운다.
3. 고객의 상태를 점검한다.
4. 고객의 사생활을 철저히 보호한다.
5. 수건이나 시트가 불편한지 점검한다.
6 . 위치를 바꾸기 전 불빛이 직접 눈에 자극을 주는지 점검한다.

2) 스웨디시 마사지의 기본자세

스웨디시 마사지의 기본 철학은 고객과 관리사 모두를 위하는 마사지이다. 흔히 잘하는 마사지라고 할 때는 관리사의 좋은 자세를 평가하지 않고 소위 시원하다는 개념 즉, 고객의 입장에서만 마사지의 좋고 나쁨을 평가한다고 할 수 있다. 반면에 스웨디시 마사지는 고객의 만족도와 마사지시 관리사의 힘이 들어가지 않는 자연스러운 움직임을 최고로 뽑는다.

말하자면 발, 다리, 골반, 어깨, 호흡까지 이용하여 움직일 때 최고의 마사지라 할 수 있다. 스웨디시 마사지는 관리사가 기본적인 바른 자세를 배워 육체적인 상해의 문제가 일어나지 않게 하는 마사지로써, 운동 역학을 적용한 마사지라고 할 수 있다. 효과적이고 좋은 자세와 움직임은 좋은 마사지의 효과를 고객에게 줄 뿐만 아니라 관리사의 부상방지에 뛰어난 예방책이기도 하다. 이러한 조건을 위해서는 몇 가지 연습이 필요하다.

(1) 좋은 자세란

1. 자세는 일직선상에 있어야 하며 등은 곧은 상태가 되어야 한다. 그러나 체중 이동시에는 예외가 있다.

2. 양 발바닥이 바닥에 닿는 것이 기본이다.

3. 서 있을 때는 무릎을 굽히는 것이 아니라 엉덩이를 뒤쪽으로 밀어 자연스럽게 무릎이 굽혀지게 한다.

4. 고객과 관리사 사이의 수평적인 거리를 두기 위해 몸을 움츠리지 않는다.

5. 강한 압을 증가시킬 때는 근육의 힘보다는 체중을 이용한다.

6. 엄지의 사용을 제한한다.

7. 팔을 움직일 때는 쭉 뻗은 상태에서 마사지하지 않는다(이 경우 어깨에 힘이 지나치게 들어간다).

8. 관리사의 높이에 폭에 맞게 마사지 테이블을 선택한다.

• 마사지 테이블 Massage Table

관리사가 차렷자세에서 주먹을 쥐고 마사지테이블 옆에 섰을 때 테이블은 관리사의 주먹 쥔 정권에 닿아야 한다.

마사지 테이블의 높이가 적절하지 못한 높이
장시간 마사지 시 허리와 어깨의 문제를 일으킨다.

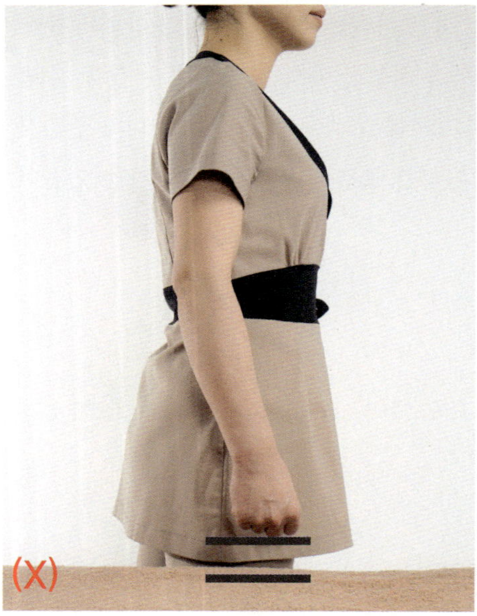

주먹을 쥐었을 때의 마사지 테이블의 적절한 높이
주먹을 쥔 부위가 마사지 테이블에 닿아야 허리와 어깨의 상해를 일으키지 않는다.

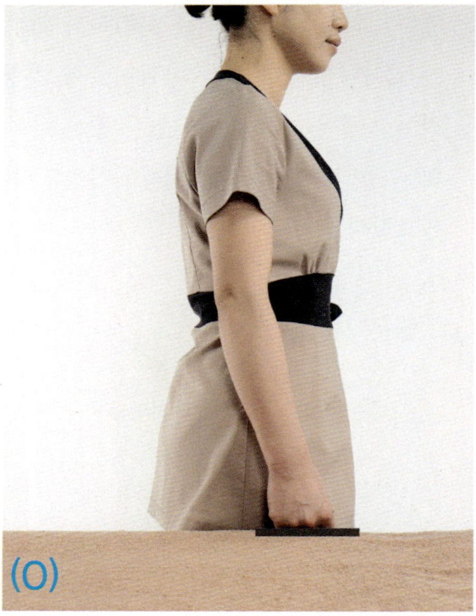

(2) 서있는 기본자세

가장 기본적인 스웨디시 자세로 특정한 관절이나 근육의 상해를 방지하기 위해 필수적인 방법이다. 기본적인 형태는 피라미드 자세이다. 서있는 자세에서 정 중앙에 임의의 점을 찍으면 양손 사이가 삼각형이 되고 양 어깨선도 삼각형이 된다.
이때 다리는 어깨 너비로 벌리면 엉덩이를 뒤로 방향으로 약간 밀어 양 무릎이 약간 굽어지게 된다. 뒤쪽에 유령의자가 있다고 연상하고 의자에 앉는 자세를 연상한다. 그러나 의자에 앉을 정도로 무릎을 굽히지는 않는다. 무릎의 각도는 가장 편안한 자세가 되게 한다. 손의 움직임과 다리, 어깨의 움직임이 전체적으로 자연스럽게 이동해야한다.

(3) 다리와 팔 움직이는 자세(에플라지 자세)

1. 먼저 양발을 어깨 너비로 둔다.

2. 오른발 안쪽(엄지발가락 쪽)이 정면으로 되게 발을 90°로 외전한다. 다음, 왼발을 엉덩이 너비만큼 앞쪽으로 보낸다.

3. 엉덩이는 뒤쪽으로 밀면서 오른쪽 무릎이 구부려지게 한다. 이때 왼발을 안쪽 45°정도 이동한다.

4. 관리사의 몸을 양발사이의 중앙을 둔다. 몸의 진행 방향이 마사지테이블 밑으로 들어가게 하여 앞쪽의 무릎이 45°로 이동한다.

5. 몸을 앞뒤로 이동하기

6. 팔과 다리 동시에 움직이는 에플라지
   45°로 몸을 둔 자세에서 양손을 정면에서 45° 사선 방향으로 두고 팔을 움직이면서 다리를 부드럽게 움직인다.

다리의 45° 방향으로 움직이기(에플라지 기본자세)

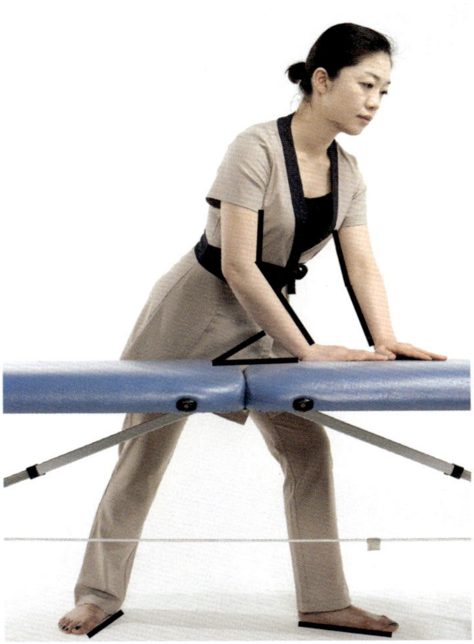

팔과 다리 움직이기(마사지 테이블 위)

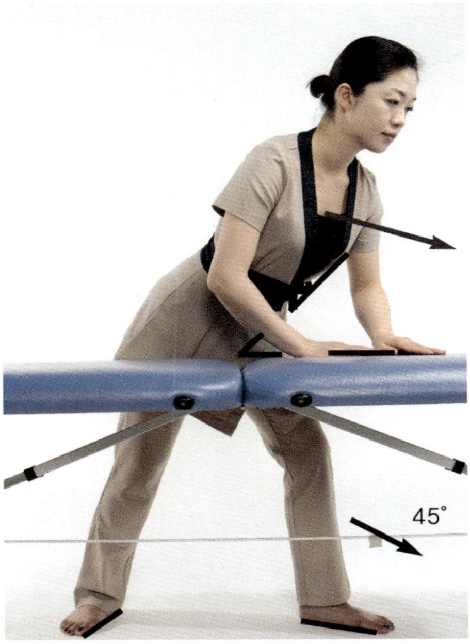

7. 상체와 다리 좌, 우로 움직이기

주로 주무르기 방법에 사용한다. 다리를 움직여 엉덩이를 좌우로 움직인다.

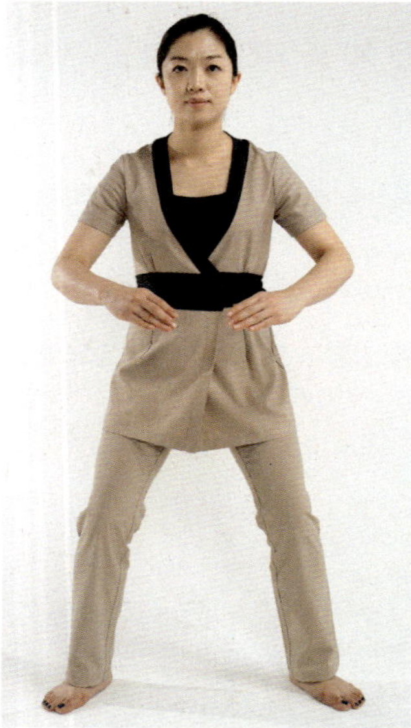

정면 서기 자세

엉덩이를 뒤쪽으로 약간 밀어 무릎이 구부려지게한다. 겨드랑이에 테니스 공이 있다는 정도로 팔을 벌린다.

좌우 주무르기 서있는 기본자세

엉덩이를 뒤로 약간 밀어 무릎이 자연스럽게 구부려지게 한다. 양팔은 자연스럽게 늘어뜨리고 겨드랑에 테니스공이 있다는 정도로 벌린다.

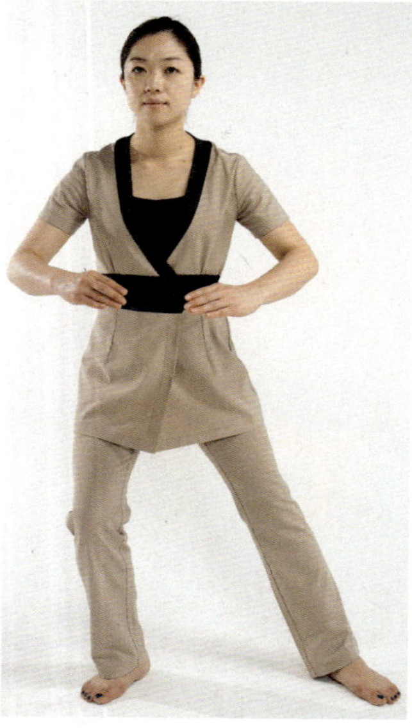

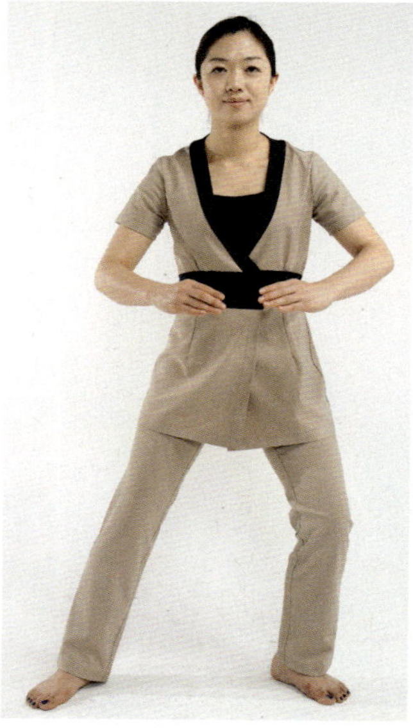

(4) 스웨디시 마사지의 손의 위치와 사용범위

스웨디시 마사지를 할 때 5가지 다른 방법의 손의 사용이 있다.

스웨디시 마사지 손모양(Cuppde Hands)
오일이 흘러내리지 않게 모양을 만든다. ○(원)은 손바닥 에플라지 시 고객의 피부의 닿는 부위를 표시한 것이다.

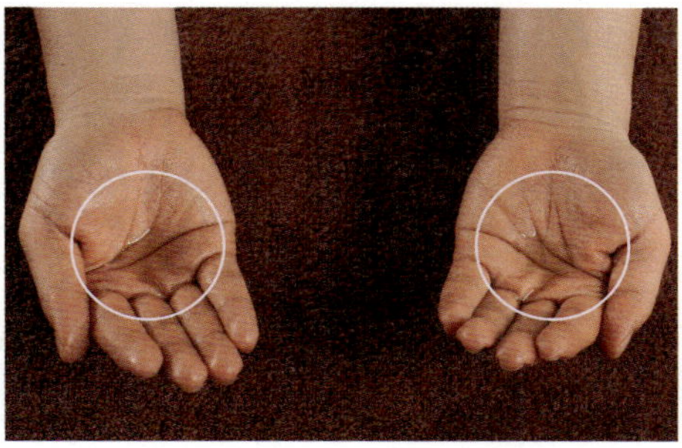

① **손바닥** Palmar

손바닥을 사용하는 것으로 에플라지 동작에 사용된다.

② **손가락** Digital

손가락 끝(Fingertip)을 사용하는 것으로 주로 마찰법(Friction)에 사용된다.

③ **손의 노뼈(요골) 측** Radial

엄지의 손바닥 면을 사용하는 것으로 주로 깊게 문지르기(Deep rubbing)와 마찰법에 사용된다.

④ **손의 자뼈(척골) 측** Ulnar

새끼손가락 면을 사용하는 것으로 주로 깊게 문지르기 동작에 사용된다.

3) 관리사의 부상방지를 위한 자세 Body Mechanics

(1) 어떻게 부상이 일어나는가

마사지를 손으로만 하는 것일까?

손은 단지 고객과 접촉하는 민감한 주 도구일 뿐이다. 마사지 시 잘못된 동작을 장시간 반복하면 관절주위를 다치게 된다. 마사지 시 상체를 지나치게 사용하거나 구부린다면 허리의 통증을 일으킬 수 있다. 어깨와 팔로 하는 마사지는 상부 등세모근(승모근)의 통증을 일으킨다. 마사지 할 때 엄지를 지나치게 사용한다면 건에 염증이 생기며 또한 목뼈(경추) 7번과 등뼈(흉추) 1번의 가벼운 탈구가 생겨 두통과 어깨 결림이 생긴다. 특히, 경락이나 타이 마사지, 중국식 스타일에서는 엄지를 많이 사용하여 엄지의 상해가 많이 온다. 긴노쪽손목펑근(요측수근 신근 Extensor carpi radialis)으로 마사지를 많이 하게 되면 장기간 마사지하기가 어려워진다. 마사지가 힘이 들고 상해가 일어나는 이유는 마사지사의 잘못된 자세에서 초래되는데, 엉덩이나 다리 근육의 사용보다는 어깨나 팔의 사용이 지나칠 때 문제가 생긴다. 또한 손과 팔을 이용할 때 마사지사가 체중을 실고 손목을 비틀어서 압력을 가할 때 부상이 온다. 등을 몸의 중심에서 정립시키는 것이 마사지 후 상부 승모근의 통증과 허리 통증에서 벗어날 수 있다. 마사지 후 상부 승모근이 무겁다는 느낌이 들거나 경직이 왔다면 마사지사의 자세가 바르지 못했다고 말 할 수 있다.

(2) 부상방지를 위한 마사지 방법

이러한 부상을 막으려면 다음과 같은 충고가 필요하다.

1. 마사지 시 관리사의 동작이 고객과 밀착되었는지 확인한다.

2. 손목에 부담이 온다면 손목의 각도를 본다. 손목을 구부리거나 비틀 때 관리사의 체중을 실어 사용 하는가 확인한다. 또한 마사지사의 어깨가 귀 주위까지 밀착이 되지 않게 한다. 마사지사의 팔꿈치가 마사지 시 자신의 어깨보다 높지 않은 자세를 유지해야 상부 등세모근(승모근)의 경직이 일어나지 않는다. 엄지를 지나치게 들거나, 벌리지 말아야 한다.(90° 가까이)

3. 가장 적절한 높이와 넓이(폭)의 마사지 테이블을 선택한다.

4. 만약 덩치가 큰 사람이나 근육 경직이 심하다고 판단이 되면 다양한 방법의 마사지 기술로 대처한다. 그리고 시간을 더 투자한다.

5. 마사지 시 거울을 보고 자신의 자세를 확인하고 스스로 교정한다.

6. 좋은 자세를 가진 마사지사로부터 자세를 교정 받는다.

7. 만약 자신이 감당 할 수 없다면 동료에게 소개한다.

8. 만약 손목의 통증이 계속 된다면 의사에게 보인다.

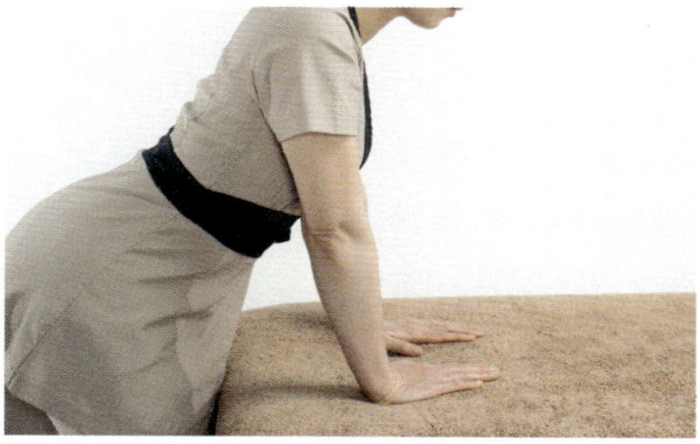

(X) 마사지 시 손목(잘못된 자세)

손목이 위쪽 방향으로 꺾인 상태

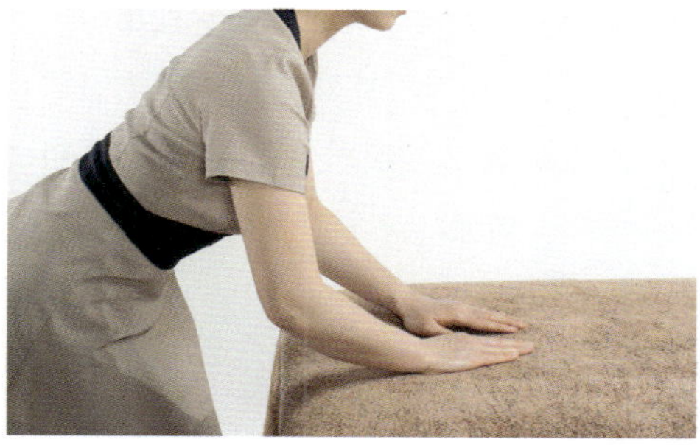

(O) 마사지 시 손목(바른자세)

손바닥이 들리지 않은 상태

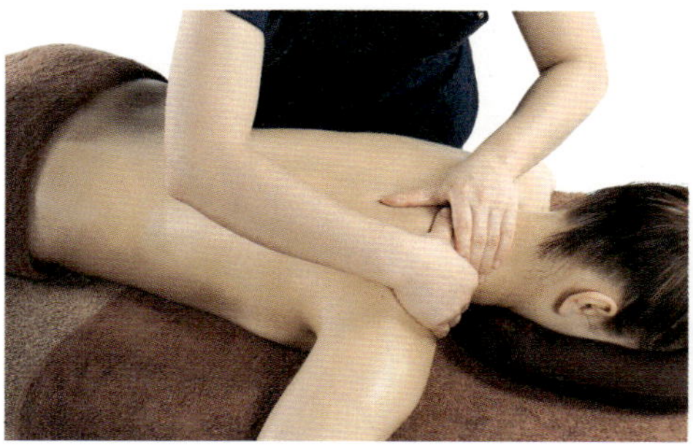

주무를 때 팔꿈치의 위치

손목이 꺾이지 않고 양쪽 어깨의 높이가 좌 · 우와 같다. 겨드랑이는 테니스 공이 들어갈 정도로 유지한다. 위쪽 팔과 아래쪽 팔 안쪽 팔꿈치의 각도는 45˚를 유지한다.

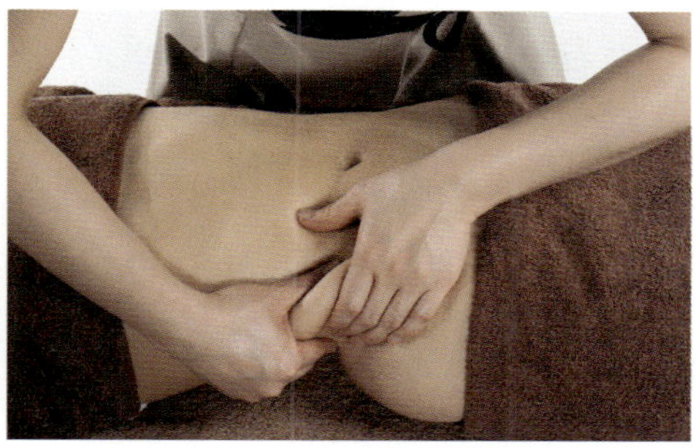

마사지 시 엄지손가락의 위치와 각도

손바닥이 고객의 피부에서 떨어지지 않게 하고 손목이 최대한 꺾이지 않게 하고 엄지와 둘째손가락의 각도가 80˚가 넘지 않게 한다.

4) 관리사를 위한 자가 마사지와 스트레칭

가장 오랫동안 견디는 사람들은 결국 육체가 가장 중요한 재산이며 사람의 몸을 성공적으로 활용하려면 힘, 속력, 지구력이 아니라 유연성을 이용해야 한다는 것을 깨닫게 된다. –John Jerome

마사지를 시작하기 전 관리사는 육체적 또는 정신적으로 준비하는 것이 많다. 또한 관리사는 마사지 오일, 마사지테이블과 마사지 수건 등 다양한 재료 등의 준비가 필요하다. 관리사는 고객의 피부노출에 대해 사전의 준비를 통해 마사지 수건의 사용정도를 철저하게 관리한다. 관리사의 올바른 자세 유지와 부상방지를 위해 적절한 스트레칭이 필요하다.

(1) 관리사의 육체적인 준비 사항들

관리사는 마사지를 지속함으로써 연부조직의 상해나 근육 피로, 과 긴장, 통증유발점의 경직 같은 반복적인 과 사용에 의한 상해에 노출되어 있다. 이러한 상해로부터 해방되기 위해서는 유산소 운동, 유연성 운동, 저항 운동, 균형 운동 등이 전략운동이 필요하다. 그러나 가장 일반적이고 손쉽게 할 수 있는 운동이 가벼운 체조, 스트레칭과 자가 마사지가 있다.

(2) 자가 마사지 Self care

손목이나 엄지를 많이 사용하는 직업을 가진 경우에 손목굴 증후군(수근관 Capal tunnel Syndrome) 같은 증상으로 고통 받을 수 있다. 잘못된 방법으로 근육을 반복해서 사용하면 근육은 경직되고 혈액순환을 악화시킨다. 또한 근육은 그 탄력성을 잃어 원래의 상태인 제 위치로 돌아가기 힘들다. 그 결과 염증과 붓는 현상과 신경마비가 동시에 일어난다. 염증과 붓기의 문제로 그 증상은 악화된다. 예를 들면 당신의 팔꿈치 바로 아래를 벨트(Belt)로 단단히 묶어 혈액순환을 제한시킨다면 어떠한 현상이 일어날까? 손목굴 증후군 증상같이 팔꿈치 아래에 욱씬거리고(Throbbing), 마비증상(Numbness), 따끔 따끔 아픈(Tingling) 증상이 생긴다. 엄지를 이용하여 손목을 많이 사용한다면 이러한 증상이 생긴다. 이러한 증상을 제거하려면 벨트를 풀어주면 된다. 마사지 시 손목과 엄지의 지나친 사용은 벨트와 같아 지나친 엄지와 손목의 사용은 증상을 악화시킨다. 손목굴 증후군의 문제는 마사지사 뿐 아니라 컴퓨터를 다루는 직업, 건설 인부, 갱년기의 여성, 운전기사, 조리사, 헤어드레서 같은 직업군에도 잘 나타난다.

(3) 자가 스트레칭 Self Stretching

스트레칭은 연부조직의 유연성과 신경근육 긴장을 해소시키고 관절의 운동 범위를 높이고 통증을 완화시킨다. 주로 정적인 스트레칭(Static stretching)을 소개한다.

1. 먼저 준비운동(Warm-up)을 실시한다.

2. 관절운동 범위가 허락하는 상태에서 상해 없이 실시한다.

3. 15초에서 30초 정도 실시한다.

4. 양쪽을 균등하게 한다.

5. 정해진 시간 동안은 정적인 상태를 유지한다. 특정 부위를 이리 저리 급격하게 사용하지 않는다.

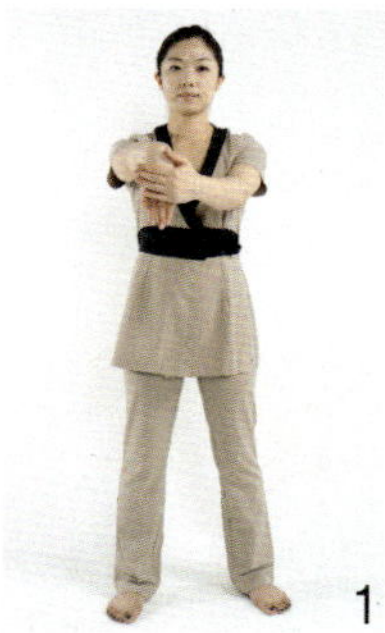
1

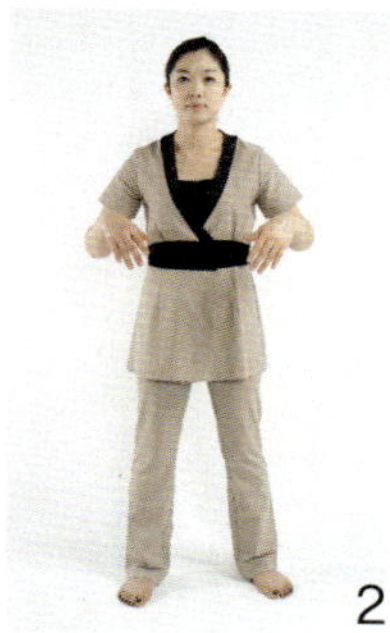
2

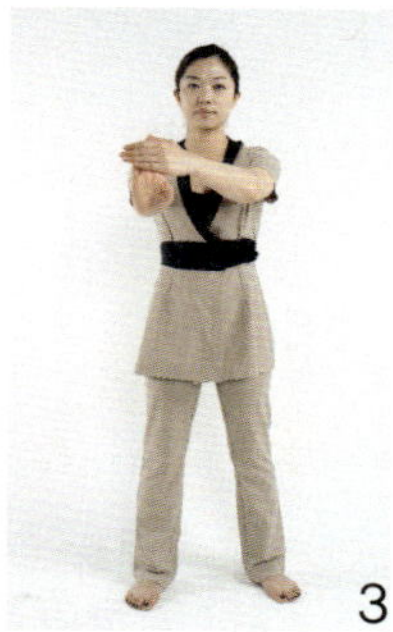
3

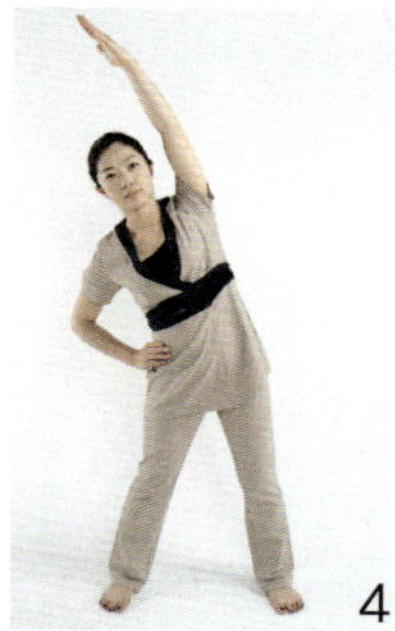
4

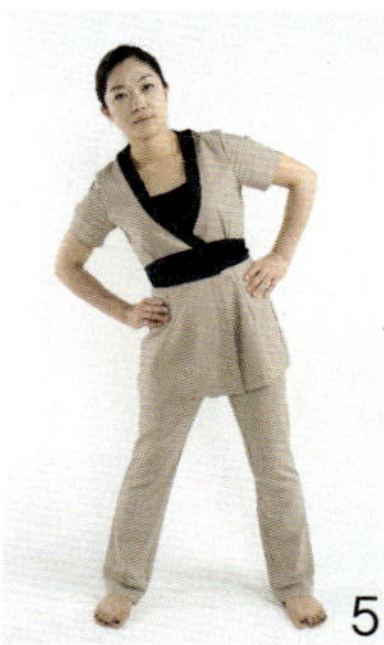
5

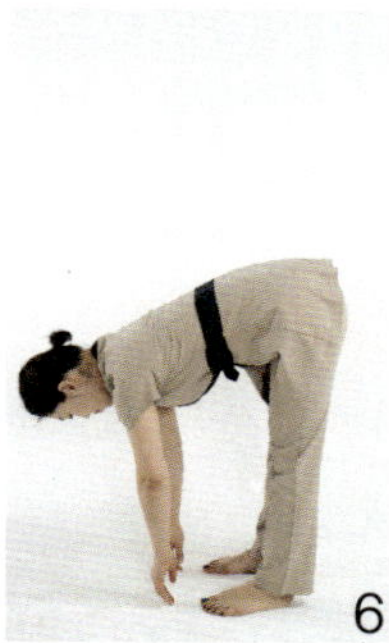
6

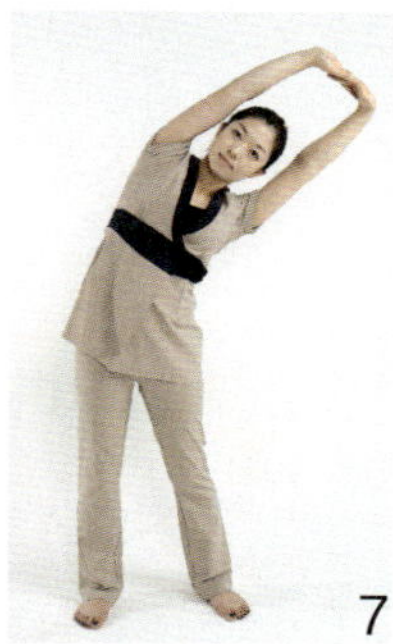
7

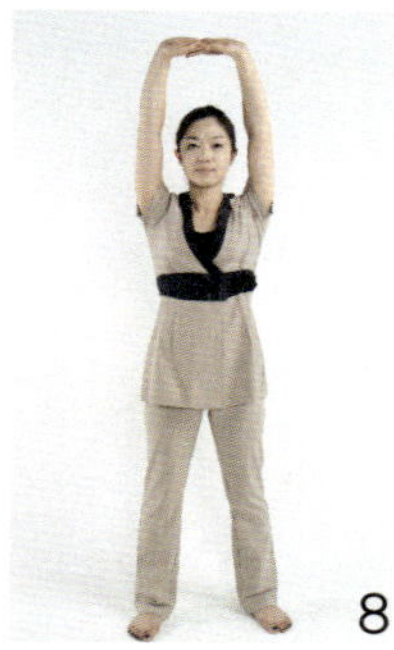
8

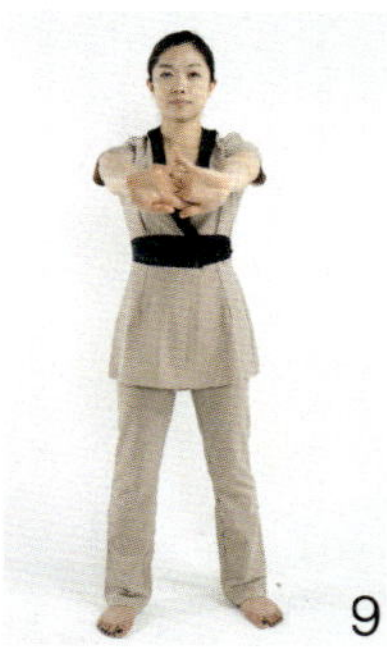
9

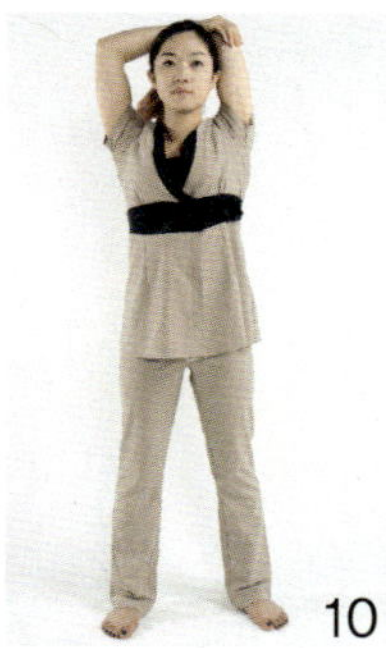
10

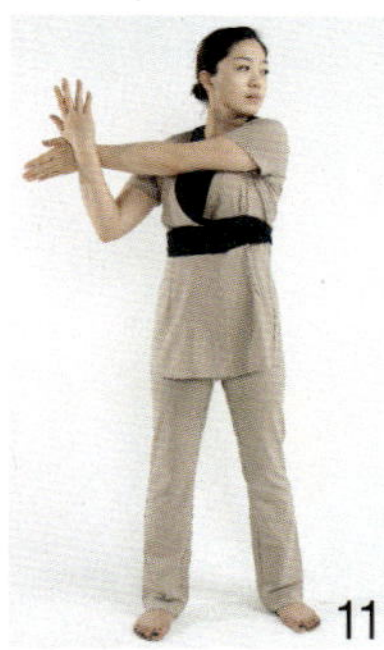
11

1~3 손목스트레칭
4~8 몸통스트레칭
9~11 팔스트레칭

SWEDISH MASSAGE THEORY

Chapter 5 스웨디시 마사지를 위한 인체의 근골격계

1. 인체의 뼈대
2. 인체의 근육
3. 마사지를 위한 신체부위 명칭

1. 인체의 뼈대

인체의 뼈대는 총 206개의 뼈로 구성되어 있으며, 이들 뼈들은 관절을 형성하고 서로 연결되어 하나의 계통을 이루기 때문에 뼈대계(골격계, Skeletal System)라고 한다. 이러한 뼈대계는 뼈(골, Bone), 물렁뼈(연골, Cartilage), 관절(Joint) 및 인대(Ligament) 등으로 구성된다.

(1) 뼈대의 분류

- 뼈대(성인) Skeleton 206개
  - 몸통뼈대-80개 Axial skeleton
    - 머리뼈(두개골) Skull ······22개
    - 목뿔뼈(설골) Hyoid bone ······1개
    - 귓속뼈(이소골) Auditory ossicle ······6개
    - 척주뼈 Vertenral column ······26개
    - 복장뼈(흉골) Sternum ······1개
    - 갈비뼈(늑골) Rib ······24개
  - 팔다리뼈대-126개 Appendicular skeleton
    - 팔뼈 Upper limb ······64개
    - 다리뼈 Lower limb ······62개

(2) 뼈의 기능

기능	역할
지지기능 support	인체의 연한 장기나 조직을 지탱해주는 뼈대 역할을 하며, 인체 근육의 대부분이 이들 뼈대에 부착점을 갖는다.
운동기능 movement	많은 근육이 치밀한 결합조직인 힘줄(tendon)에 의해 뼈대에 부착하고 있고, 뼈는 가동관절을 형성하여 인체가 가능한 운동을 할 수 있도록 도와주는 역할을 한다. 인대(ligament)는 각각의 뼈를 연결시키고 과도한 운동을 방지하는 역할을 한다.
보호기능 protection	뼈대는 뼈대계의 기관들을 둘러쌈으로써 장기를 보호하는 역할을 한다.
조혈기능 hematopoiesis	골수는 조혈작용을 하는데 혈액세포들은 적골수(red bone marrow)에서 형성되어 성숙된 후 골수혈관을 따라 혈류 속으로 방출된다.
광물질 저장 mineral reservoir	뼈 조직의 세포간질은 교원질과 무기질이 주성분이 되는데 무기물에서 가장 많은 것이 칼슘(Ca)과 인(P)이다. 또한 소량의 마그네슘(Mg), 칼륨(K), 나트륨(Na) 등도 저장되어 있다.

(3) 인체의 전신뼈대

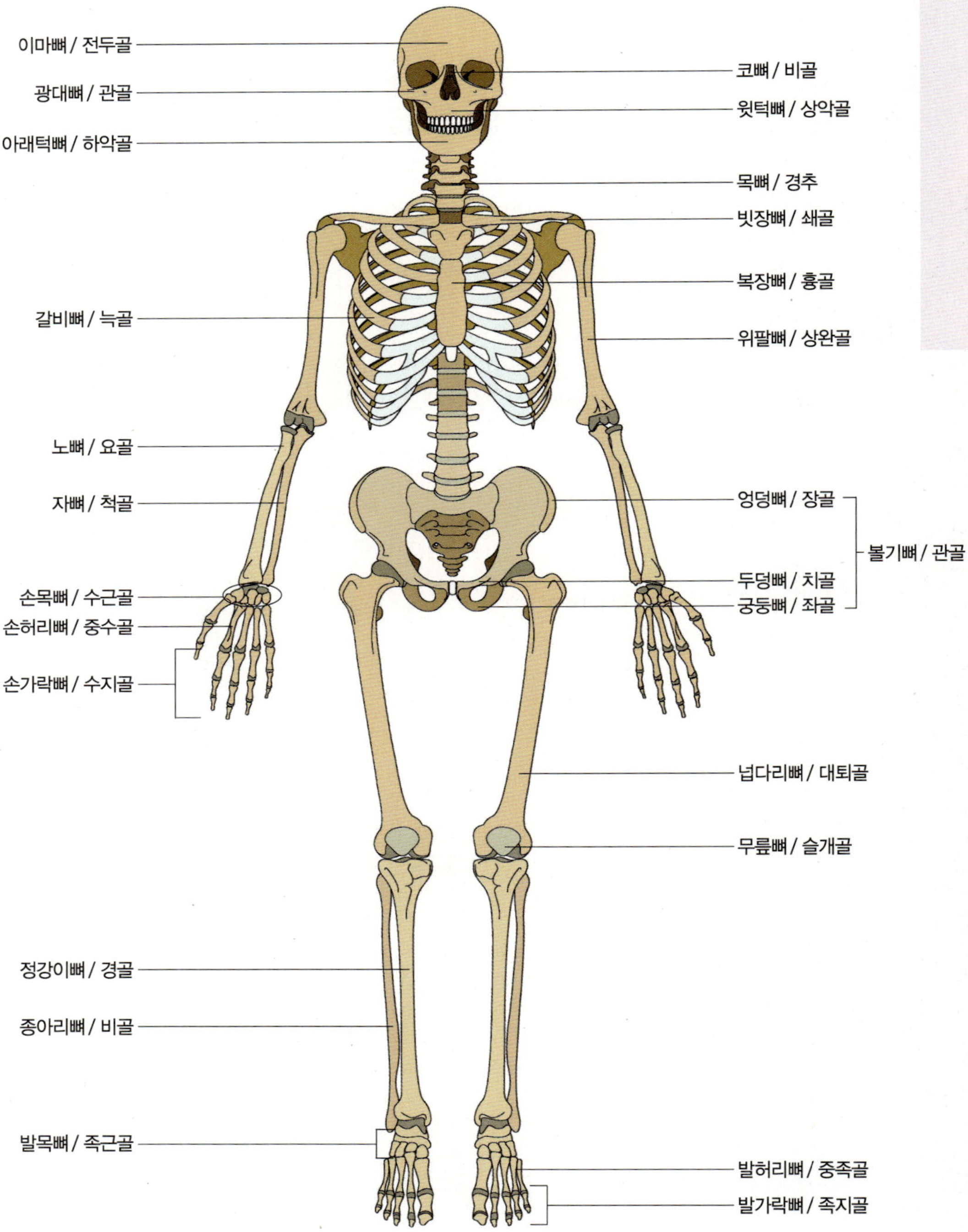

이마뼈 / 전두골
광대뼈 / 관골
아래턱뼈 / 하악골
코뼈 / 비골
윗턱뼈 / 상악골
목뼈 / 경추
빗장뼈 / 쇄골
복장뼈 / 흉골
갈비뼈 / 늑골
위팔뼈 / 상완골
노뼈 / 요골
자뼈 / 척골
엉덩뼈 / 장골
두덩뼈 / 치골
궁둥뼈 / 좌골
볼기뼈 / 관골
손목뼈 / 수근골
손허리뼈 / 중수골
손가락뼈 / 수지골
넙다리뼈 / 대퇴골
무릎뼈 / 슬개골
정강이뼈 / 경골
종아리뼈 / 비골
발목뼈 / 족근골
발허리뼈 / 중족골
발가락뼈 / 족지골

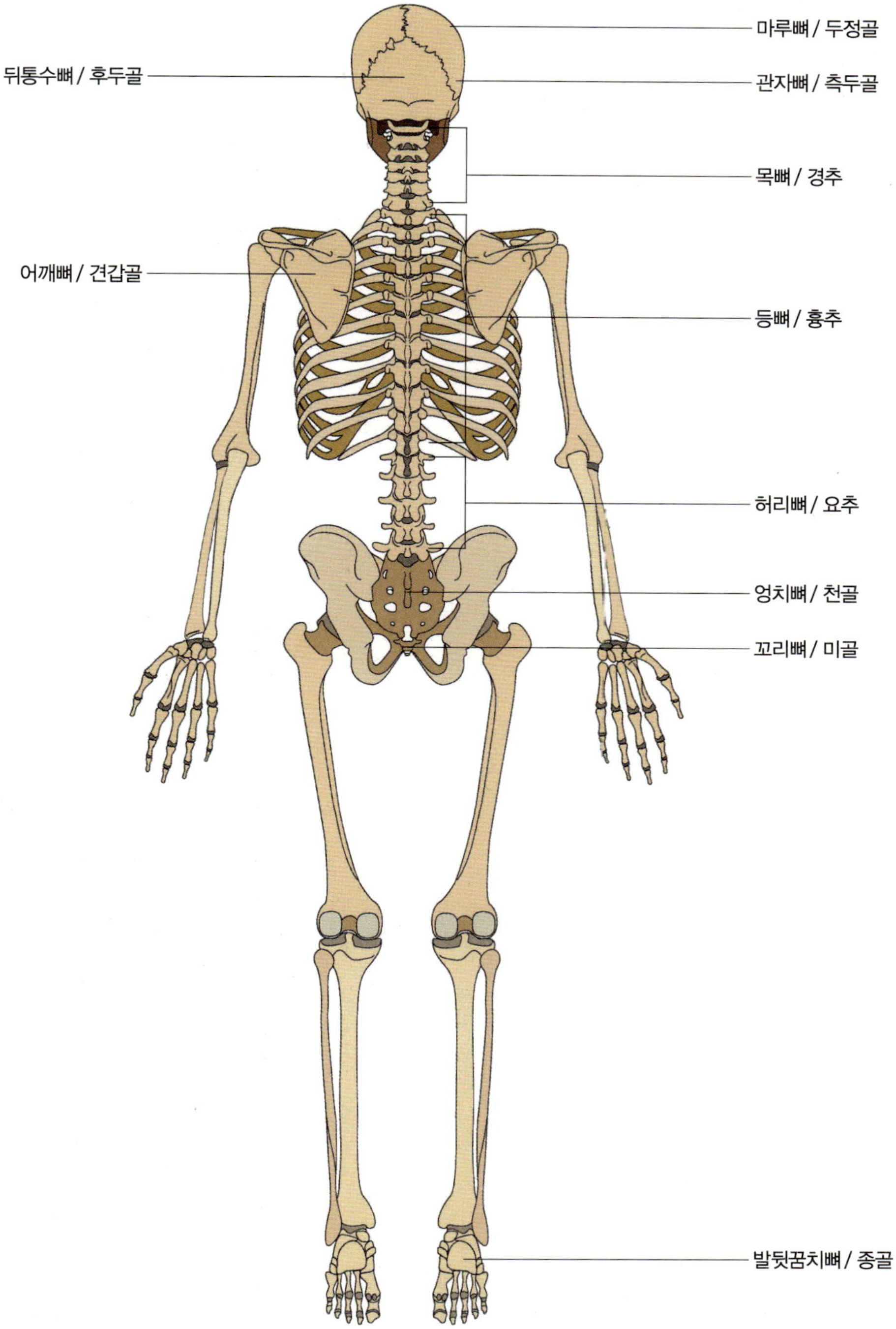
마루뼈 / 두정골
뒤통수뼈 / 후두골
관자뼈 / 측두골
목뼈 / 경추
어깨뼈 / 견갑골
등뼈 / 흉추
허리뼈 / 요추
엉치뼈 / 천골
꼬리뼈 / 미골
발뒷꿈치뼈 / 종골

(4) 뼈대계 장애

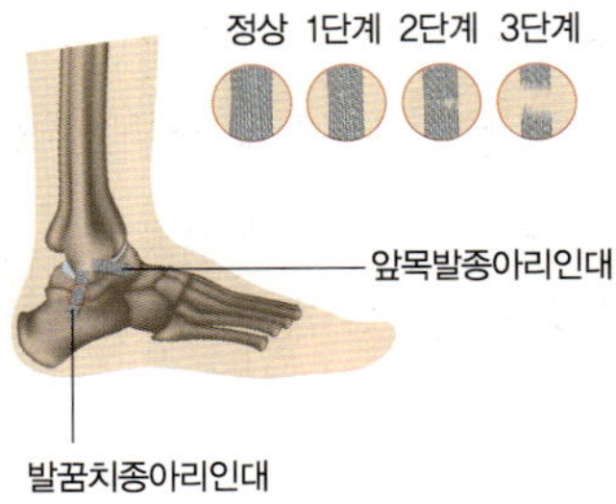

염좌

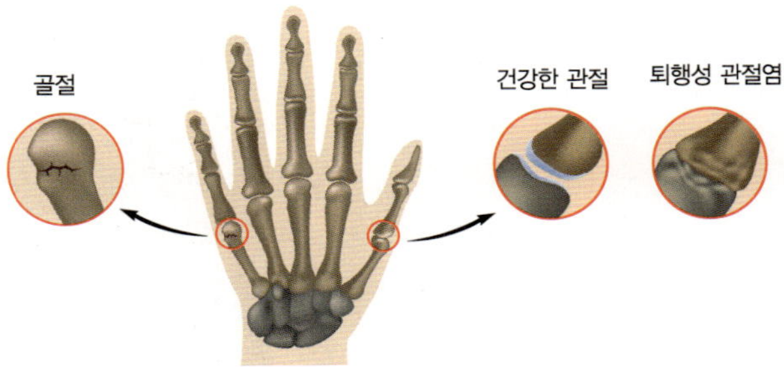

골절과 퇴행성 관절염

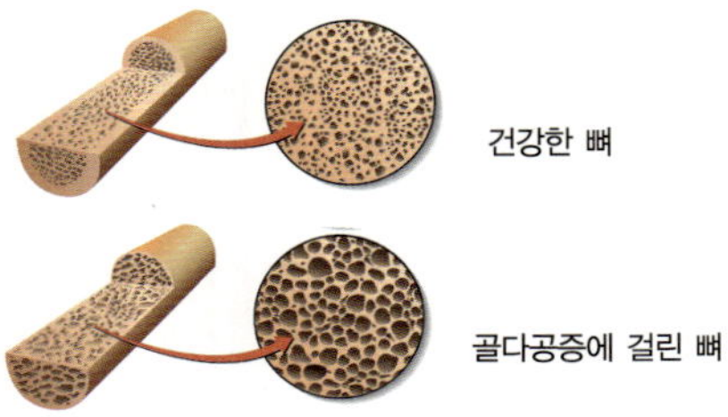

골다공증

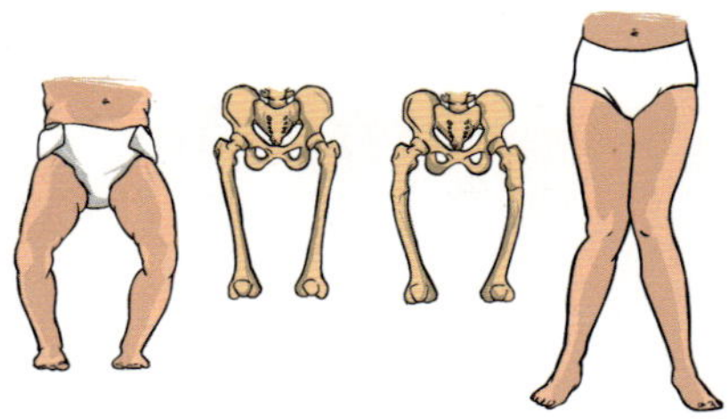

구루병

명칭	증상
염좌 Sprain	관절을 지지해주는 인대가 늘어나거나 손상된 상태이다.
좌상 Strain	관절에서 근육이나 건(힘줄) 또는 골막의 손상을 말한다.
골절 Fracture	외부의 힘에 의해 뼈가 부러지거나 금이간 상태이다.
관절염 Arthritis	뼈와 뼈가 만나는 부위인 관절에 여러 가지 원인에 의해 염증이 생기는 것으로써 통증과 부종, 열감이 동반된다.
골다공증 Osteoporosis	골조직의 생화학적 조성은 정상이지만 단위부피당의 골량이 감소하는 대사성 질환으로써 골질은 다공성을 나타내며 무르고 가벼운 충격에도 뼈가 부러지기 쉽다.
구루병 Rickets	어린이에게서 볼 수 있는 비타민 D 결핍증으로써, 4개월~2세 사이의 아기들에서 자주 발생되며 머리, 가슴, 팔 · 다리 뼈의 변형과 성장장애를 일으킨다. 성인에서 발생하는 경우 골연화증(Osteomalacia)라고 한다.

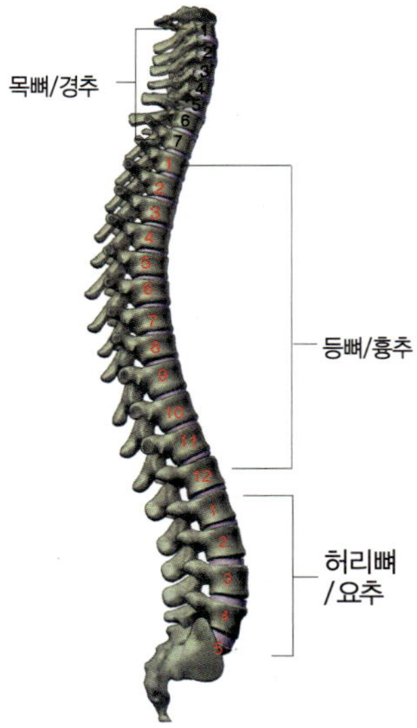

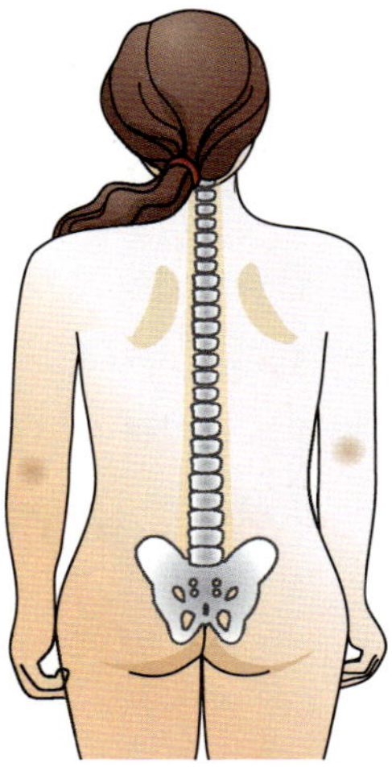

정상적인 척추 뒷모습

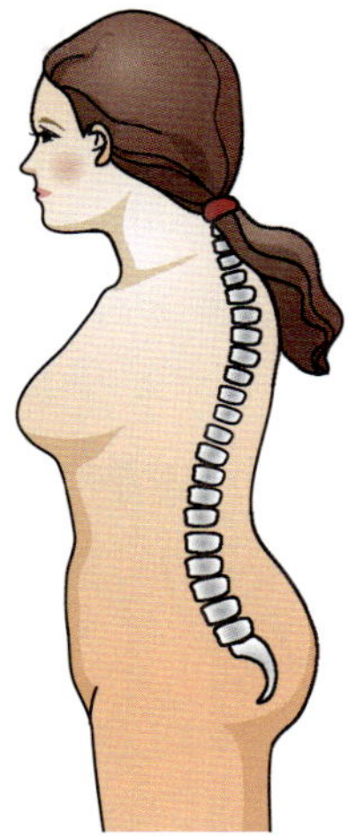

정상적인 척추 옆모습

(5) 사람의 척추 Vertebral Column

척추는 평균적으로 남자는 71cm, 여자는 61cm으로 총 25개의 척추 뼈로 구성되어 있다. 목뼈(경추)7개, 등뼈(흉추)12개, 허리뼈(요추)5개, 선추(천골)와 꼬리뼈(미골)가 봉합되어 1개를 이룬다. 정상적인 척추는 직선으로 쭉 뻗은 구조가 아니며 측면에서 바라보았을 때 목 부위(경추부)와 허리 부위(요추부)는 앞쪽으로 구부러진 모양(전만곡)을 나타내며, 가슴 부위(흉추부)와 엉덩이 부위(천추부)는 뒤쪽으로 구부러진 모양(후만곡)을 나타낸다. 이러한 척추의 모양은 태아 시기에는 C자 모양을 하고 있으나, 성인이 되면서 뒤집힌 S자 모양을 형성하며 완성되어진다.

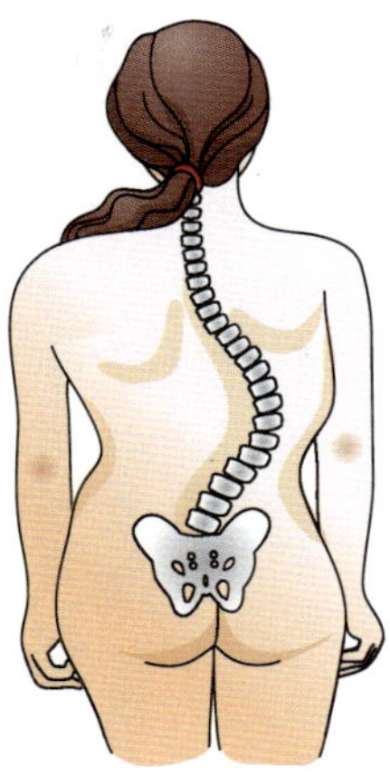

척추옆굽음증

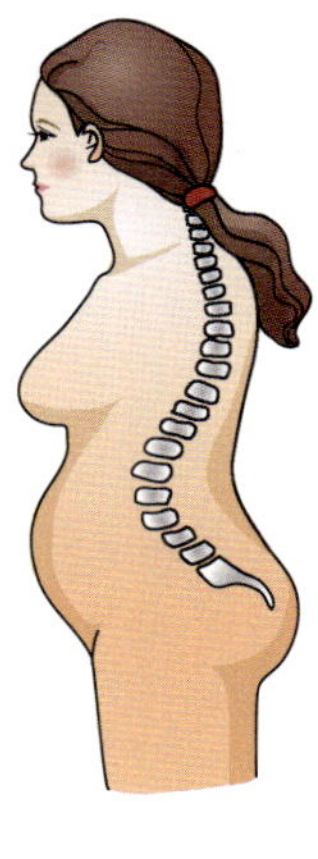

척추앞굽음증

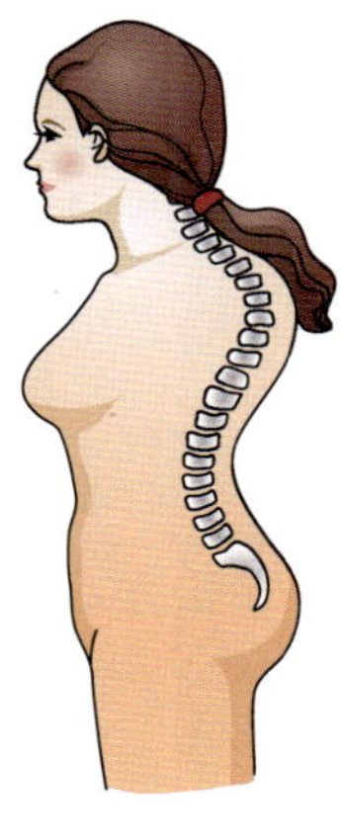

척추뒤굽음증

2. 인체의 근육

근육(muscle)이란 수축에 의해 동물의 각 기관의 운동을 일으키는 기관이다. 신체의 원만한 운동을 위해서는 뼈, 관절, 근육이 협동으로 일어나지만 움직임의 주역은 근육이 맡고 있다. 근육은 체중의 약 45%를 차지하고 있으며 뼈대나 피부에 부착하여 인체의 형태를 구성함과 동시에 뼈대를 움직여 전신의 운동을 가능케 한다.
근육은 근조직의 형태와 기능에 따라 뼈대근, 심장근, 내장근의 3종류로 나눈다.

(1) 인체 근육의 분류

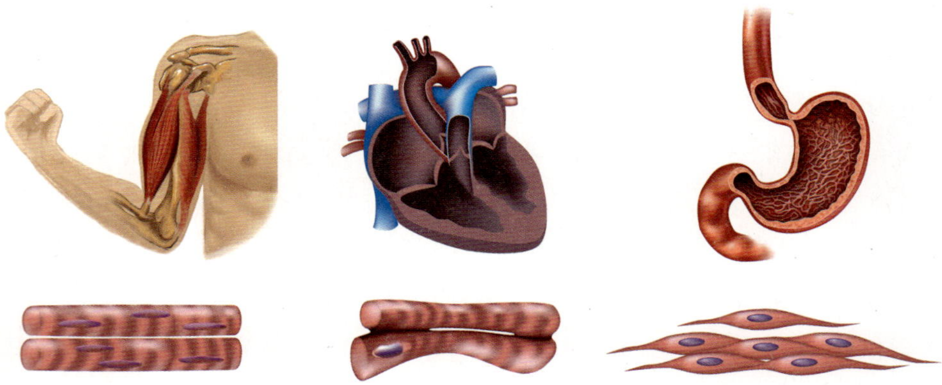

뼈대근(Skeletal Muscle) 심장근(Cardiac Muscle) 내장근(Smooth Muscle)

위치에 따른 분류	형태에 따른 분류	신경지배에 따른 분류
뼈대근 (골격근, Skeletal Muscle)	가로무늬근 (횡문근, Striated Muscle)	맘대로근 (수의근, Voluntary Muscle)
심장근(Cardiac Muscle)		제대로근 (불수의근, Involuntary Muscle)
내장근(Visceral Muscle)	민무늬근 (평활근, Smooth Muscle)	제대로근 (불수의근, Involuntary Muscle)

(2) 뼈대근의 기능

뼈대근은 인체조직 중 가장 수축성이 강하며 운동신경의 지배를 받아 수의적으로 움직일 수 있으며, 조직학적으로도 매우 섬세하며 명대와 암대가 교대로 배열되어 가로무늬(횡무늬, cross striation)를 나타낸다. 주로 뼈대에 부착되어 있으며 움직임, 자세유지, 관절에 안정을 제공하며, 또한 많은 열을 생산하여 체온을 유지하도록 돕는다.

(3) 근육계 장애

명칭	증상
근육통 Myalgia	조직에서의 만성통증으로 일반적인 류머티스성 질환의 일종이다..
위축(근육) Atrophy	근조직이 소모되어 근육들이 작아져 있음. 불용성 위축은 비정상적인 신경공급으로 인해 근육을 사용하지 않아 발생하는 근육소모를 의미한다.
경련 Cramp	통증이 있고 불수의적으로 골격근이 수축되는 현상이다.
섬유성 근염 Fibromyositis	일명 근육경직이라 일컫는다. 섬유성 근염은 일반적으로 근육의 염좌와 찢어짐 때문에 발생하는 섬유성 근조직의 통증과 압통이 나타난다.
오십견 Frozen houlder	어깨가 정상적인 동작을 하기가 어렵게 강직과 통증이 수반된 상태이다.
과긴장 Hypertonia	경직 또는 강직을 초래하는 증가된 근긴장 상태이다.
저긴장 Hypotonia	느슨하거나 이완된 근육을 초래하는 근긴장의 감소 또는 결핍된 상태이다.
사경 torticollis	근육의 통증이나 압통, 즉 섬유성 근육통은 관절 주위를 싸고 있는 근육과 연부 일명 "Wry neck"라고 일컫는다. 이상한 자세로 목이 비틀어지며, 목근육의 지속적인 수축에 의해서 나타난다.

(4) 인체의 전신근육

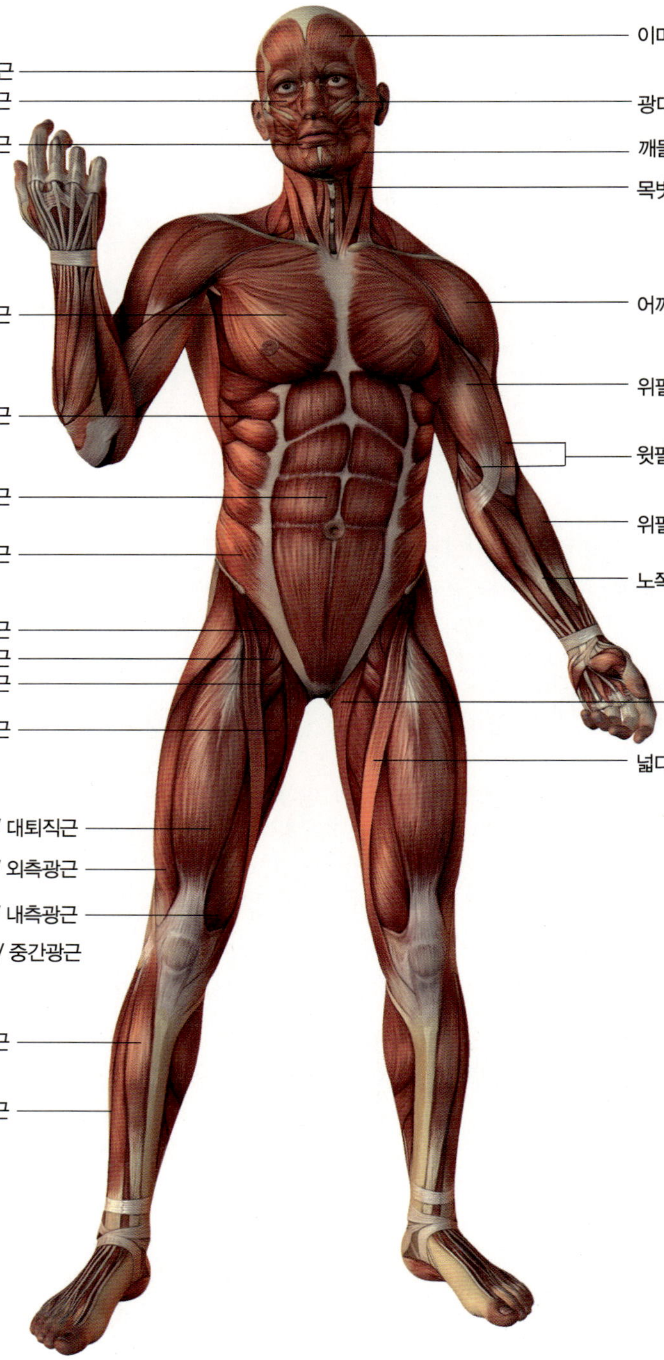

* 중간넓은근은 넙다리곧은근 아래 숨겨져 있다.

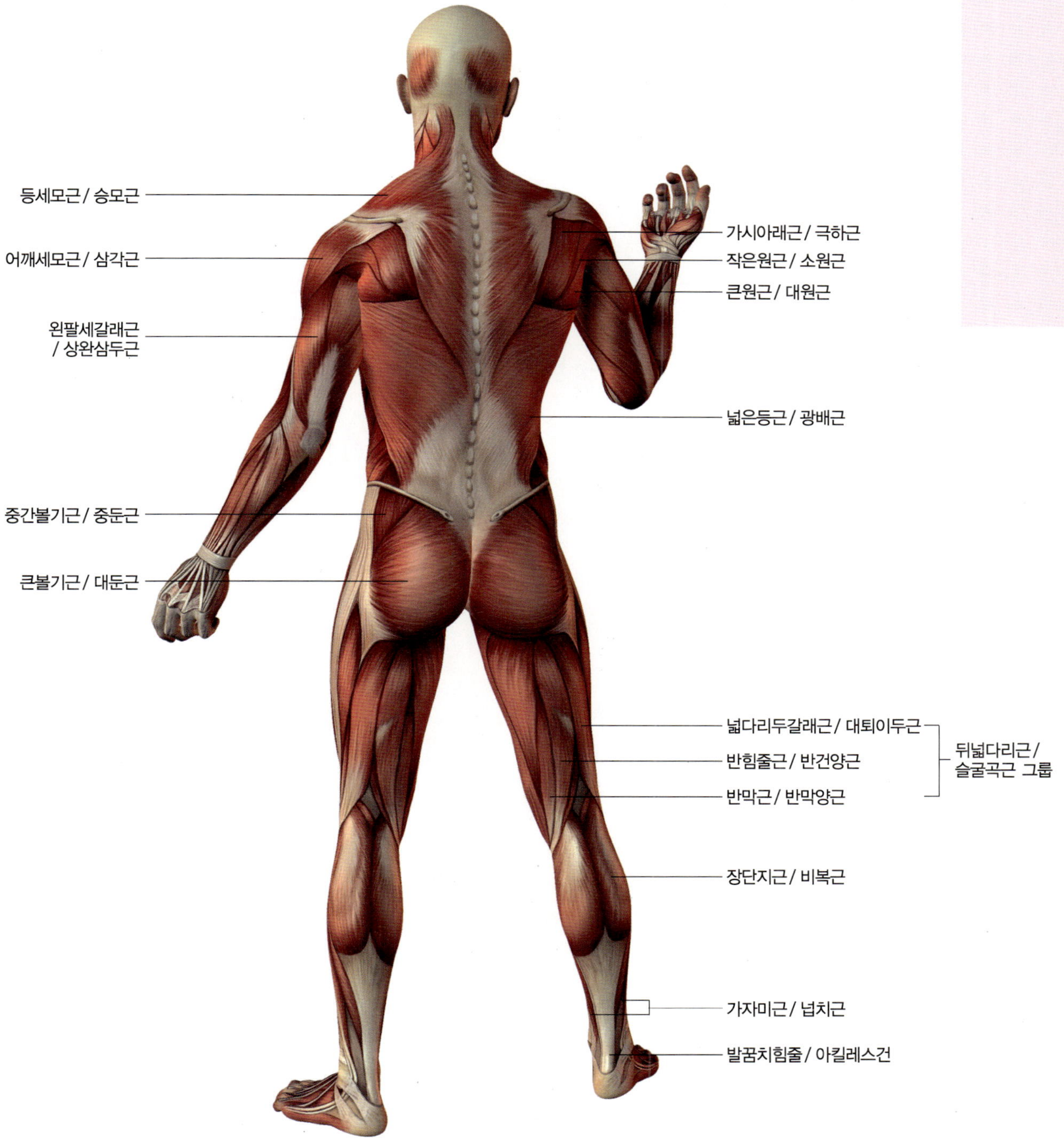
등세모근 / 승모근
어깨세모근 / 삼각근
윈팔세갈래근 / 상완삼두근
중간볼기근 / 중둔근
큰볼기근 / 대둔근
가시아래근 / 극하근
작은원근 / 소원근
큰원근 / 대원근
넓은등근 / 광배근
넓다리두갈래근 / 대퇴이두근
반힘줄근 / 반건양근
반막근 / 반막양근
뒤넓다리근 / 슬굴곡근 그룹
장단지근 / 비복근
가자미근 / 넙치근
발꿈치힘줄 / 아킬레스건

3. 마사지를 위한 신체부위 명칭

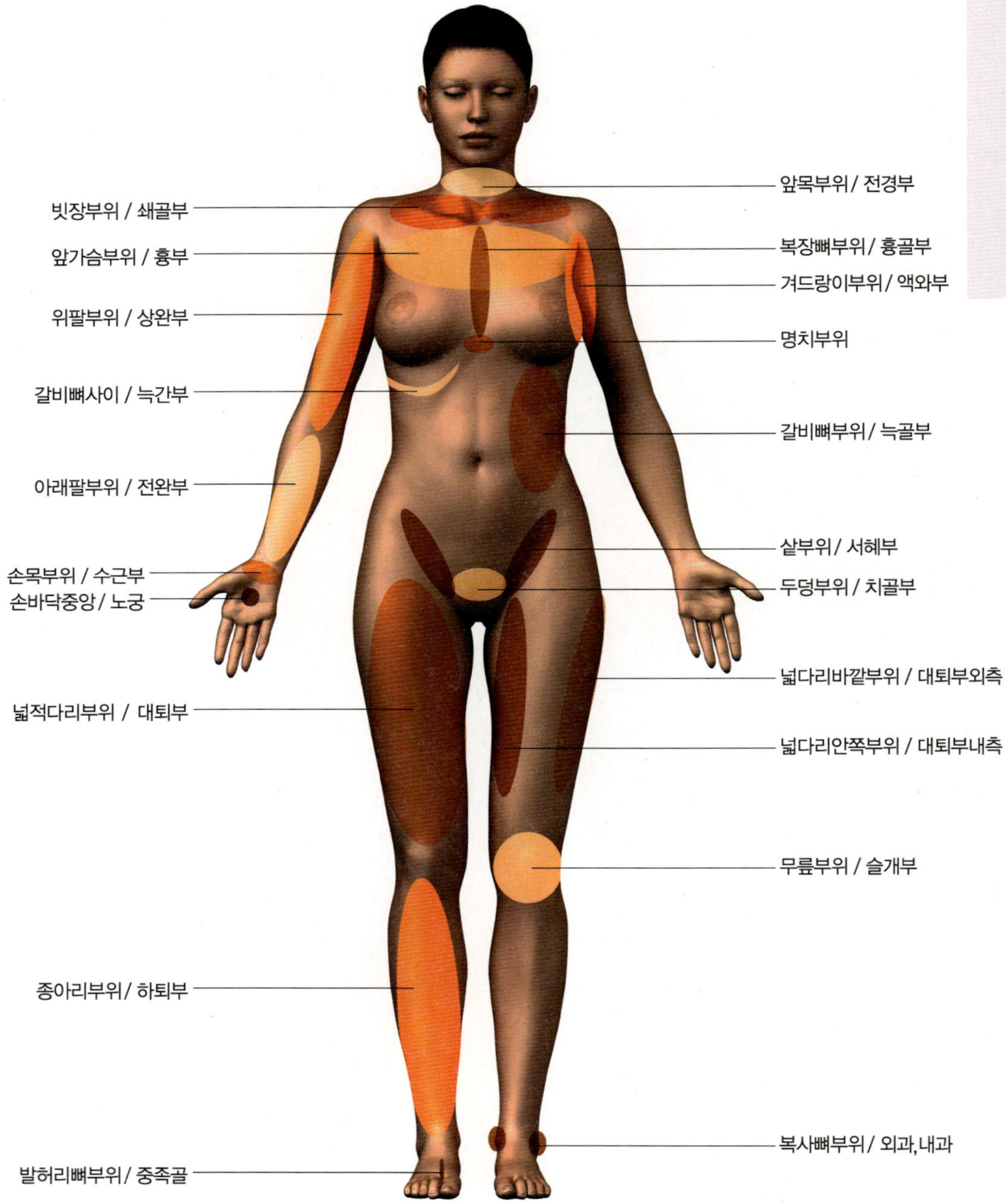

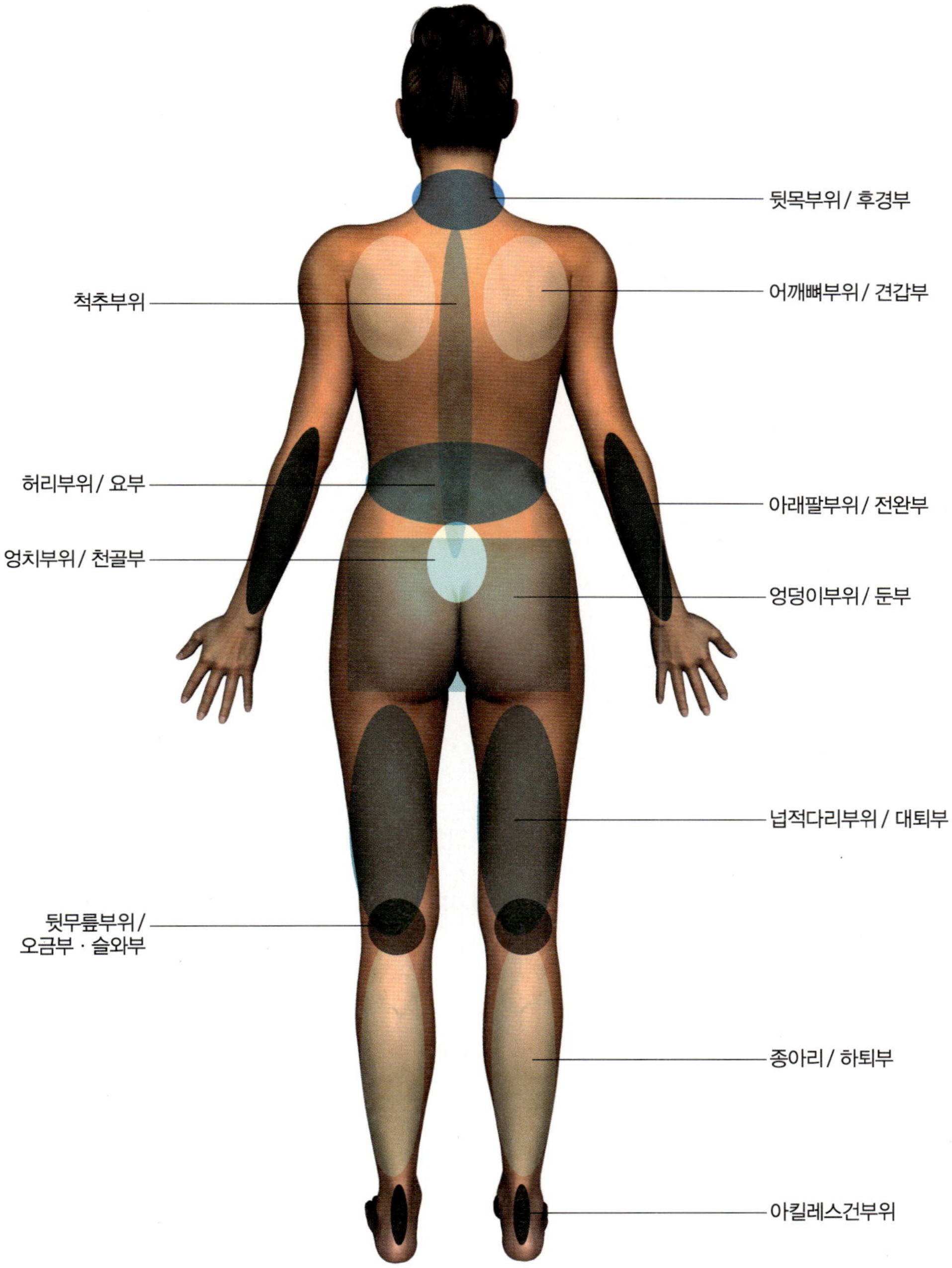
뒷목부위 / 후경부
척추부위
어깨뼈부위 / 견갑부
허리부위 / 요부
아래팔부위 / 전완부
엉치부위 / 천골부
엉덩이부위 / 둔부
넙적다리부위 / 대퇴부
뒷무릎부위 /
오금부 · 슬와부
종아리 / 하퇴부
아킬레스건부위

SWEDISH MASSAGE THEORY

Chapter 6 스웨디시 마사지와 아로마테라피

1. 스웨디시 마사지와 아로마테라피 적용
2. 아로마테라피에서 사용되는 에센셜 오일
3. 에센셜 오일의 약리 작용
4. 아로마테라피에서의 오일 블랜딩 방법

1. 스웨디시 마사지와 아로마테라피 적용

에센셜 오일(Essential oil)과 캐리어 오일(Carrier Oil)은 아로마 테라피의 훌륭한 도구이고 또한 스웨디시 마사지의 좋은 도구이기도 하다. 에센셜 오일(Essential Oil)과 냉압착법(Cold Pressed) 식물성 캐리어 오일은 충분한 윤활제(Lubricants)작용을 하여 피부 표면에 마찰을 일으키지 않고 매끄럽게 손을 움직여 피부의 마찰을 줄여 정신적, 감성적, 육체적으로 행복한 마사지를 할 수 있게 한다. 또한 에센셜 오일의 약리작용으로 피부와 후각으로 흡수되어 정신적. 육체적, 감성적 공동 상승효과를 줄 수 있다.

아로마테라피 에센셜 오일은 해독, 항염증작용과 근육 조직의 붓기를 억제하는 작용으로 인해 근육계와 신경계를 도와준다. 근육계의 문제가 장기화 될 때는 신경계까지 영향을 미친다. 에센셜 오일을 이용하여 마사지나 압착법, 목욕에 사용할 때 근육문제나 신경계 문제를 동시에 해결해준다. 에센셜 오일의 사용은 근육 뿐 만 아니라 그 주위의 조직에 까지 영향을 미친다. 육체적 신경적, 감성적 반응을 대처함으로써 근육계에 생긴 문제를 완화시킬 수 있다.

최근 연구에 의하면 우리의 몸에서는 자연적인 진통 화학물질인 엔돌핀과 엔케팔린(Enkephalins)이 척수나 뇌에서 생산된다는 것이다. 특히 만성적인 통증을 가진 사람에게는 클레이세이지, 쟈스민, 파출리, 일랑일랑 같은 행복감(Euphoric)과 최음(Aphrodisiac)을 주는 오일을 흡입 시 시상하부나 뇌하수체를 자극하여 엔돌핀이나 엔케팔린의 분비를 촉진시킨다는 것이다.

2. 아로마테라피에 사용되는 에센셜 오일

(1) 근육계의 사용되는 에센셜 오일의 종류와 작용

근육계에는 항경련, 항염증, 진통, 진정, 혈액정화 같은 에센셜 오일의 약리 작용이 필요하다.

① **진통작용** Analgestics _ 저먼카모마일, 유칼립튜스, 라벤더, 스위트 마조람, 페파민트. 로즈마리

② **항염증** Anti-inflammatory, Anti-phogistic _ 저먼카모마일, 라벤더, 야로우

③ **항류마티즘** Anti-Rheumatics _ 블랙페퍼, 진저, 유칼립튜스, 주니퍼베리, 레몬, 파인, 로즈마리는 해독 작용과 항염증, 발적, 이뇨작용에도 널리 사용된다.

④ **해독작용과 혈액정화** Detoxifers, Depurative _ 그레이프 후룻, 주니퍼베리, 캐롯시드, 휀넬, 이러한 오일은 만성적인 염증과 통증을 완화시키고 관절의 결체조직에 영향을 미친다.

⑤ **발적** Rubefacient _ 블랙페퍼, 스파이크 라벤더, 로즈마리 등은 국소적인 혈액순환 촉진과 근육조직이나 피부의 혈액개선과 따뜻함을 유지하여 통증을 완화시킨다.

3. 에센셜 오일의 약리 작용

Adrenal Stimulants 부신강장	적용 범위	스트레스, 불안
	에센셜 오일	바질, 로즈마리, 파인
Anaphrodisiacs 성욕저하	적용 범위	
	에센셜 오일	스위트 마조램
Anti Inflammatory 항염증	적용 범위	습진(Eczema), 전염성 상처(Infected Wounds), 찰과상, 타박상
	에센셜 오일	저먼 · 로맨 카모마일, 라벤더, 야로우(Yarrow)
Antiseptic A 살균방부	적용 범위	칼에 벤데(Cuts), 벌레에 물린데, 여드름 · 종기 짠 후(Blemishes) 등
	에센셜 오일	타임, 세이지, 유칼립튜스, 티트리, 글로브, 라벤더, 레몬, 카제풋, 니아놀리
Antiseptic B 살균방부	적용 범위	독감, 감기, 식도통증(감기), 편도선염, 치은염(잇몸)
	에센셜 오일	타임, 유칼립튜스, 파인, 카제풋, 티트리, 카모마일, 미르, 프랑킨센즈
Antiseptic & Bactericidal 살균 방부, 박테리아, 세균	적용 범위	여성 뒷물용
	에센셜 오일	베가못, 카모마일, 미르, 르즈, 티트리
Antispasmodics A 기관지, 평활근, 항경련	적용 범위	천식, 마른기침, 백일해(Whooping Cough)
	에센셜 오일	사이프러스, 아틀라스 시다우드, 베가못, 카모마일, 카제풋
Antispasmodics B	적용 범위	근육경련, 통증, 소화불량
	에센셜 오일	카모마일, 휀넬, 오렌지, 페파민트, 멜리사, 애니시드, 시나몬
Antispasnodics C 항경련	적용 범위	생리통(평활근 경련)출산 통증
	에센셜 오일	스위트 마조람, 카모마일, 클레이세이지, 쟈스민, 라벤더

Aperitif 아페리티프: 식욕촉진을 위한 오일	적용 범위	식욕부진, 식욕감퇴(Aovexia)
	에센셜 오일	애니시드, 엔젤리카, 진저
Aphroodisiacs 불임, 불감	적용 범위	
	에센셜 오일	블랙페퍼, 카다몬, 클레이세이지, 네롤리, 쟈스민, 로즈, 샌달우드, 파촐리, 일랑일랑
Bacterial & Antiviral 세균, 바이러스, 예방차원	적용 범위	감기, 독감, 예방
	에센셜 오일	티트리, 카제풋, 니아놀리, 바질, 라벤더, 유칼립투스, 베가못
Carminatives & Stomachics 구풍제와 위에 좋은	적용 범위	메쓰거림, 헛배부름, 소화불량(위가 약해서)
	에센셜 오일	엔젤리카, 바질, 휀넬, 카모마일, 페파민트, 만달린
Cholagogues 담즙증가	적용 범위	담낭의 담즙 증가로 소화가 잘 되게 한다.
	에센셜 오일	라벤더, 페파민트
Circulatory Tonics 혈관순환강장 & Astringents 수렴	적용 범위	부종, 염증, 정맥류, 붓기
	에센셜 오일	사이프러스, 제라늄, 레몬, 야로우(Yarrow)
Deodorants 방취제	적용 범위	과도한 땀분비, 상처주위 소독(Cleaning Wounds).
	에센셜 오일	베가못, 라벤더 ,타임, 주니퍼 베리, 사이프러스, 레몬그라스
Depurative 혈관정화 or Antitoxic 항독소 Agent	적용 범위	관절염, 통풍(Gout), 변비, 피부발진 등.
	에센셜 오일	쥬니퍼베리, 레몬, 휀넬, 카모마일
Emmenagogues 생리촉진	적용 범위	생리량 부족, 생리불순
	에센셜 오일	카모마일, 휀넬, 히솝, 쥬니퍼베리, 스위트마조람, 페파민트
Expectorants 거담작용	적용 범위	카타르(Catarrh), 기침, 부비강염(Sinusitis)
	에센셜 오일	유칼립튜스, 파인, 타임, 미르(Myrrh), 샌달우드, 휀넬, 타임, 파인

Febrifuge 해열	**적용 범위**	몸의 열을 낮춤
	에센셜 오일	바질, 페파민트, 세이지, 타임, 레몬, 유칼립튜스, 티트리
Fungicidal Oils 항진균	**적용 범위**	무좀, 캔디라(Condida), 백선(Ringworm)
	에센셜 오일	라벤더, 티트리, 미르(Myrrh), 파촐리, 스위트마조람
Garactagogues 젖 분비 강장	**적용 범위**	
	에센셜 오일	휀넬, 쟈스민, 애니시드, 레몬그라스
Granuration Stimulating / Cicatrizing (Healing) 새살자극과 상처재생	**적용 범위**	덴데, 탄데(Burns), 상처, 흉터, 튼살(Stretch Marks)
	에센셜 오일	라벤더, 카모마일, 로즈, 네롤리, 프랑킨센즈, 제라늄
Hepatics 간에 좋은	**적용 범위**	황달, 간의 충혈(Liver Congestious)
	에센셜 오일	레몬, 라임, 로즈마리, 페파민트, 카모마일
Hypertensive 저혈압	**적용 범위**	동상, 혈액순환저하, 생기 없는(Listlessness)
	에센셜 오일	로즈마리, 스파이크 라벤더, 유칼립튜스, 타임, 페파민트
Hypotensive 고혈압	**적용 범위**	고혈압, 심계항진, 스트레스
	에센셜 오일	스위트 마조람, 일랑일랑, 라벤더, 레몬
Insect Repellent & Parasiticides 방충제, 구충	**적용 범위**	이(Lice), 파리, 모기, 나방, 곤충, 진드기
	에센셜 오일	스파이크 라벤더, 제라늄, 시트로넬라, 유칼립튜스, 팔마로사
Lymphatic Stimulants 림프순환자극	**적용 범위**	셀룰라이트(Cellurlitis), 비만(Obesity), 수분이상정체
	에센셜 오일	그레이프 후룻, 라임, 휀넬, 레몬, 만달린, 페파민트, 주니퍼베리
Rubefacients 발적제	**적용 범위**	류마티즘 관절염, 근육계의 경직, 좌골신경, 요통(Lumbago)
	에센셜 오일	블랙페퍼, 쥬니퍼베리, 로즈마리, 스페니시 마조람, 사이프러스

<table>
<tr><td rowspan="2">Sedatives
신경안정</td><td>적용 범위</td><td>신경적인 긴장, 불면증, 스트레스</td></tr>
<tr><td>에센셜 오일</td><td>카모마일, 베가못, 샌달우드, 라벤더, 스위트마조람, 멜리사, 일랑일랑</td></tr>
<tr><td rowspan="2">Stimulants
몸의 강장</td><td>적용 범위</td><td>만성피로, 병의 회복기(Conralescence), 무기력</td></tr>
<tr><td>에센셜 오일</td><td>바질, 쟈스민, 페파민트, 일랑일랑, 네롤리, 로즈마리</td></tr>
<tr><td rowspan="2">Sudorifics
땀분비촉진</td><td>적용 범위</td><td>해독작용, 땀을 많이 내기</td></tr>
<tr><td>에센셜 오일</td><td>로즈마리, 타임, 히솝, 카모마일</td></tr>
<tr><td rowspan="2">Urinary Antiseptics
비뇨살균, 방부</td><td>적용 범위</td><td>방광염, 요도염</td></tr>
<tr><td>에센셜 오일</td><td>베가못, 카모마일, 티트리, 샌달우드</td></tr>
<tr><td rowspan="2">Uterine Tonics & Recuperate
자궁강장과 회복</td><td>적용 범위</td><td>임신, 과도한 생리량, 생리통증후군(PMS)</td></tr>
<tr><td>에센셜 오일</td><td>클레이세이지, 로즈, 쟈스민, 미르, 프랑킨센즈, 멜리사</td></tr>
</table>

4. 아로마테라피에서의 오일 블렌딩 방법

노인의 피부개선, 탄력을 주기 위해서는 캐리어 오일의 사용이 바람직하다. 오일사용 시 오일이 따스해야하고 고객의 몸에 직접 사용하지 말고 먼저, 관리사의 손에 붓고 손바닥으로 가볍게 마찰하여 고객의 몸에 적용한다.
마사지하기 전 상담을 통해 고객의 문제가 무엇인지 파악하여 적절한 에센셜 오일(3~5가지의 오일)과 캐리어 오일을 선택하여 사용한다. 캐리어 오일은 가벼운 결을 가진 식물성 오일을 선택한다(예: 조조바, 아몬드, 그레이프 시드, 올리브 등)베이스 오일인 아몬드 100ml에 에센셜 오일 50을 희석한다. 이 의미는 베이스오일과 에센셜 오일의 비율은 2.5%이다. 얼굴의 경우는 1%정도 사용하는 것이 좋다.

예를 들면, 고객이 근육통과 스트레스로 찾아왔다면 먼저 아몬드 오일 100ml를 준비하고 블랙페퍼 10방울, 로즈마리 10방울, 라벤더 10방울, 유칼립튜스 10방울, 페파민트 10방울(이 오일의 경우는 희석량을 1%로 정도로 한다) 위의 오일들을 희석하여 마사지한다. 이 의미는 고객의 육체적인 문제와 정신 심리적인 문제까지 관리 할 수 있는 에션셜 오일의 선택이 필요하다. 적절한 에센셜 오일을 선택하여 마사지를 하는 것이 필요하다. 에센셜 오일은 늘 정확한 사용량을 지켜야 하며 고혈압, 간질, 임신중, 감광성의 위험이 있는 에센셜 오일의 선택을 피해야한다.

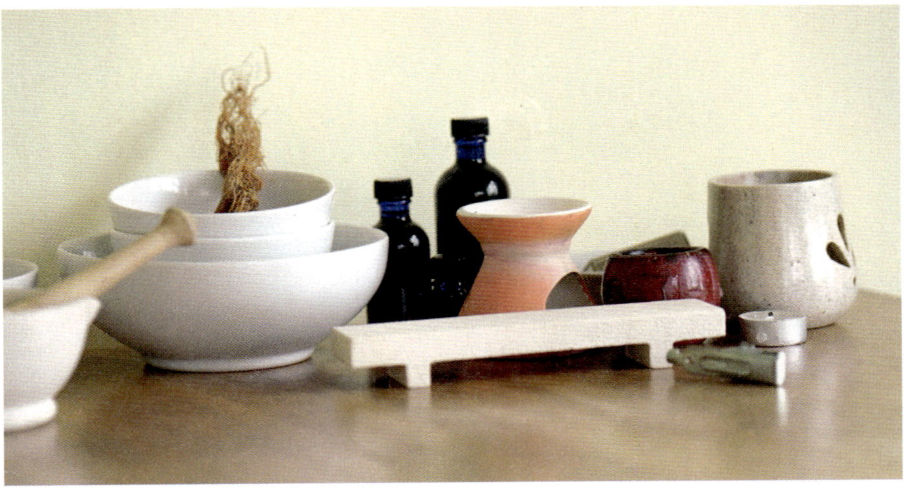

PART 2
SWEDISH MASSAGE TECHNIQUE

PART 2
스웨디시 마사지 실기
Swedish Massage Technique

Chapter 7
스웨디시 마사지 뒷면 관리

•

Chapter 8
스웨디시 마사지 앞면 관리

•

Chapter 9
스웨디시 마사지 안면 관리

SWEDISH MASSAGE TECHNIQUE

Chapter 7 스웨디시 마사지 뒷면 관리

1. 등 관리
2. 엉덩이 관리
3. 다리 뒷면 관리
4. 발바닥 관리

1. 등 관리(Back Massage)

등에는 표정이 있다. 적대관계가 되면 등을 돌린다고 한다. 그만큼 등이 우리에게 미용상이나 건강상으로 중요한 역할을 한다.

예전에는 나이가 들면 꼬부랑 할머니가 되는 것이 자손들에게 좋은 일이라고 생각했고 다소 자랑스럽게까지 생각했다고 한다. 노인의 허리가 너무 꼿꼿하고 등이 굽지 않으면 노인은 건강할지 몰라도 자손이 늦된다고 생각해 일부러 등을 굽히고 생활했다고 한다. 그러나 지금은 노인의 경우라 할지라도 굽은 등을 좋게 보지 않는다. 우리들의 문명화되고 도시화된 환경에서는 운동량이 부족하여 등의 근육이 쉽게 고통을 받는다.

그리고 이제는 등 근육은 일상생활에서 거의 사용되지 않은 근육이다. 그로 인해 등 근육의 힘은 점차 잃어가고 근육의 섬유질 두께가 점점 얇아진다. 운동 부족으로 인한 근육약화는 30대 이후부터 매 10년마다 3kg씩 근육이 빠져나가 주로 힘을 쓰지 못하는 지방조직으로 대체된다. 이 지방은 콜레스테롤이나 중성지방(Triglyceride)을 녹이지 못하게 된다. 가사 노동을 주로 하는 중년의 여성은 팔을 앞으로 사용하는 근육만 사용하게 되어 등상부의 근육을 경직되게 만들어 둥근 어깨(Rounded Shoulder)를 만든다.

이러한 또 다른 이유는 현대인의 좋지 못한 자세, 집집마다 폭신한 가구들을 사용하는 현대사회에서 여가시간이 길어짐에 따라 문제는 대두된다. 오랜 시간 TV보기와 독서 등은 등 근육에 무거운 짐을 지게 한다. 특히 파묻히고 웅크리고 있는 사람이 과다체중일 경우에는 이 부담이 가중된다.

이로 인하여 등 근육이 경직되어 통증을 얻는다. 숙달된 마사지사에 의한 마사지는 오늘날 많은 도시인들이 시달리고 있는 등 근육의 긴장을 해방시켜 줄 수 있다. 내 눈으로 볼 수 없는 부분이라고 해서 등 관리를 소홀히 해선 안 된다.

1) 등의 근육

등은 우리 몸의 기둥이다. 사람의 신체 가운데서도 가장 많은 일을 하면서도 가장 적게 알려진 부위이다. 등의 근육은 천층(Superficial)과 심층의 근육으로 되어있는 복잡한 조직이다. 등은 주로 3부위로 나누어지는데 등 위쪽에 있는 등 세모근(승모근 Trapezius), 등 중간에 있는 넓은 등근(광배근 Latissimus dorsi) 그리고 엉덩이 근육군(Gluteus muscle group)으로 나눈다.

2) 등의 해부도

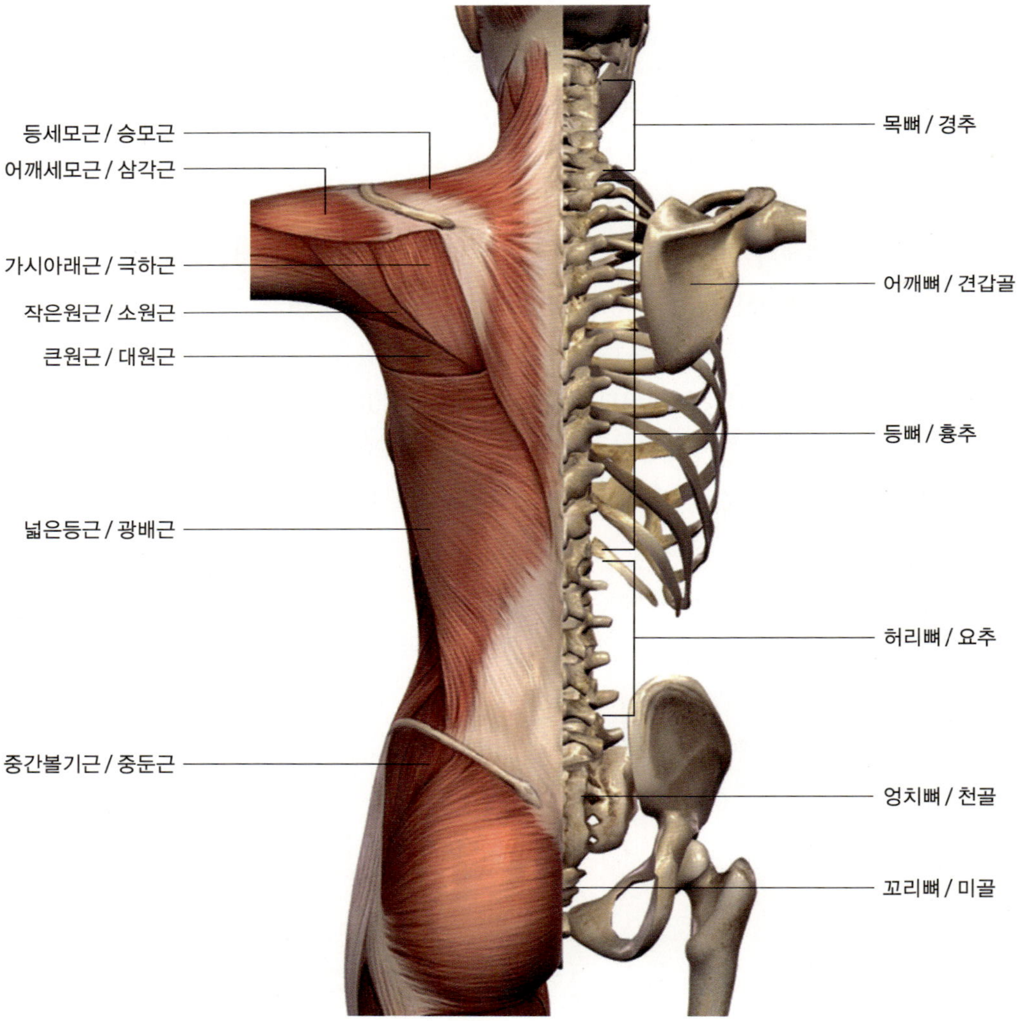

• 스웨디시 마사지 시작하기

부드러운 터칭을 통한 스웨디시 마사지의 시작은 따뜻함, 편안함을 통해 정서적인 안정감을 주고 테라피의 시작을 알리기 위함이다.

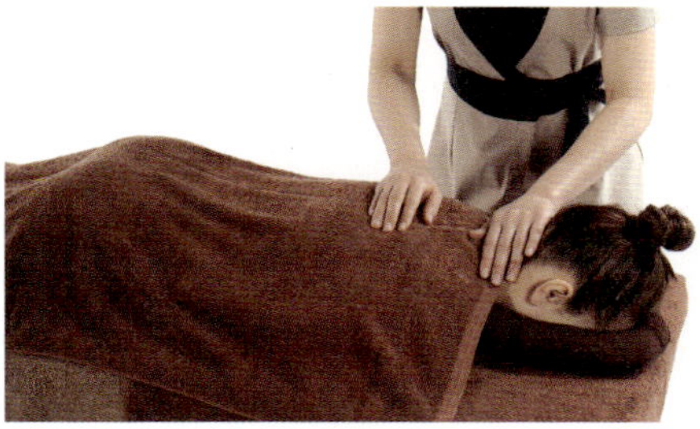

▶가슴 호흡

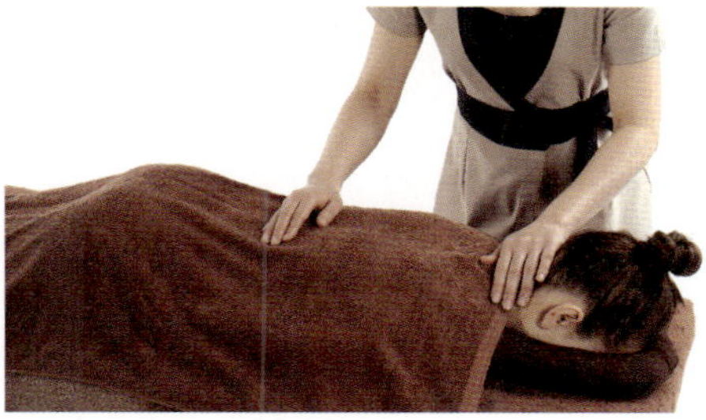

▶허리 호흡

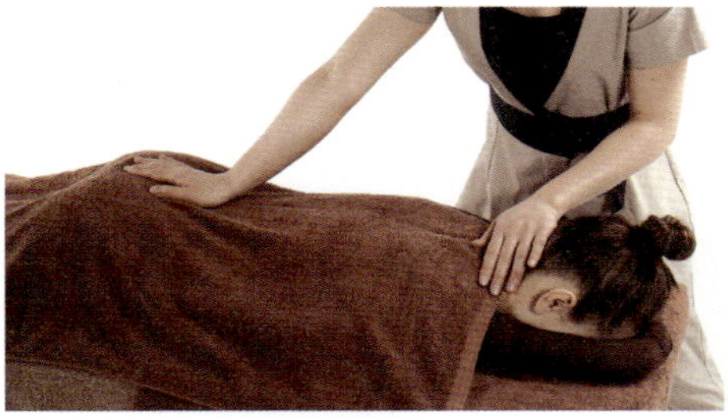

▶엉치뼈

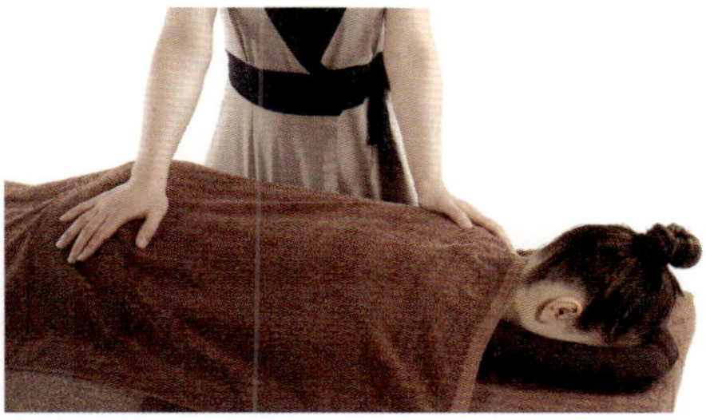

▶중간 볼기근 좌 · 우

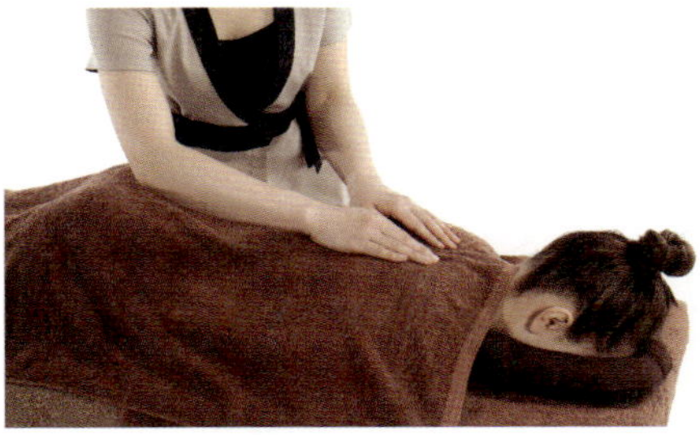

▶척추세움근 쓰다듬기

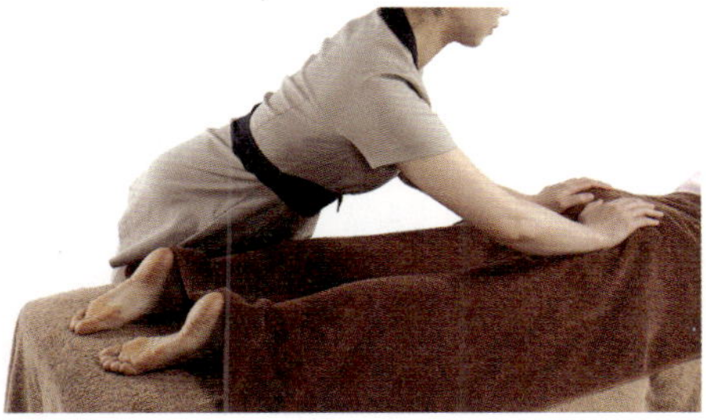

▶궁둥뼈

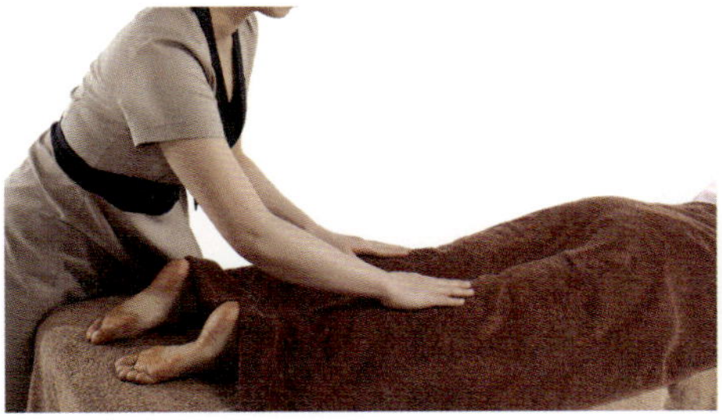

▶다리 쓰다듬기

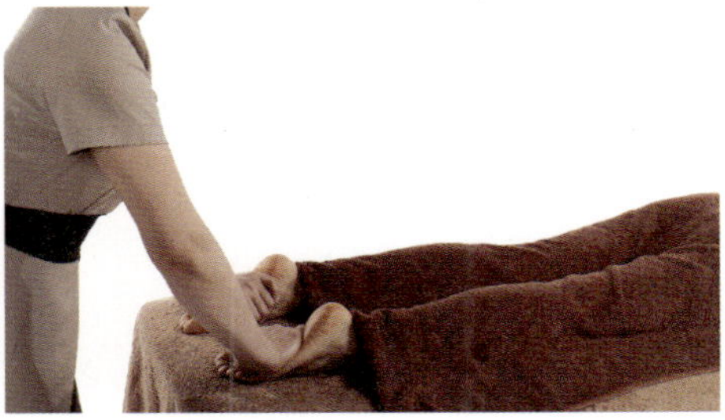

▶발바닥 밀착

3) 등 관리(Back Massage)

준 비 물

1. 큰 수건 한 장: 마사지 테이블을 덮을 수 있는 크기
2. 중간 크기의 수건 두장: 한 장은 양 다리를 수직으로 덮는다. 한 장은 고객의 등을 수평으로 덮어 마사지 준비를 한다.
3. 작은 수건: 마사지 테이블의 얼굴구멍에 사용한다.
4. 식물성 캐리어 오일(아몬드) / 에센셜 오일(선택사항)

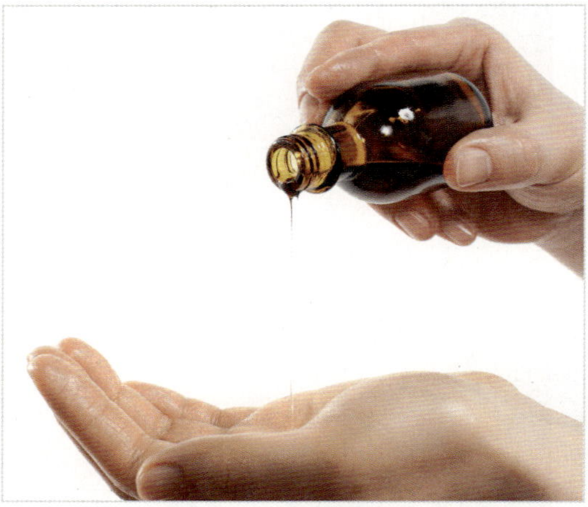

01. 오일 바르기와 일직선 에플라지

• 오일 바르기

관리사는 고객의 왼편에 선다. 양 손바닥을 사용하여 척추세움근을 따라 허리에서 어깨까지 손바닥에 발라진 오일을 도장을 찍듯이 듬성듬성 도포한다.

• 등 전체 빈번하게 바르기

양 손바닥을 번갈아가며 안쪽에서 바깥쪽으로 원을 그리듯이 오일을 고객의 등에 골고루 바른다. 관리사의 가까운 쪽 등에서 시작하여 빈번하게 오일을 발라준다.

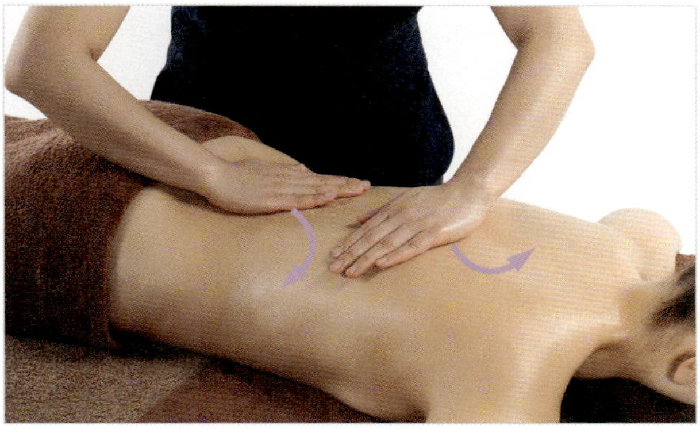

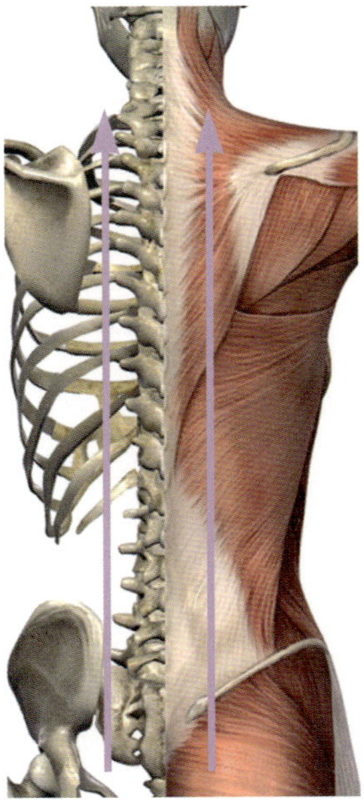

• 일직선 에플라지

양 손바닥을 허리 쪽 좌. 우에 둔다. 손바닥은 스웨디시 손 모양인 컵손(Cupped hand)을 만들어 허리에서 목까지 밀착하여 올라가며 다시 허리방향으로 왕복 에플라지를 한다.

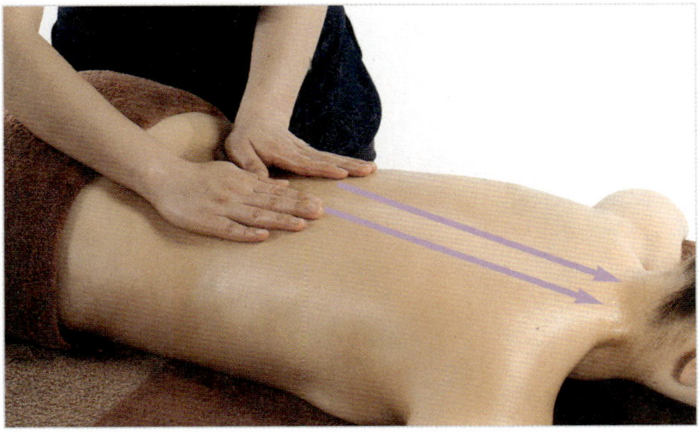

02. 등 전체 에플라지

양손을 허리뼈(요추)의 낮은 쪽의 정중앙에 두고 손바닥 면으로 *척추세움근(척추기립근)을 따라 목까지 올라간다. 손바닥 면으로 양 어깨선을 감싸듯이 누르면서 뒤쪽 삼각근을 따라 내려가 겨드랑이 부위를 가볍게 누르고 옆구리를 부드럽게 감싸 내려온다. 이때 관리사의 손바닥 면이 고객의 옆구리를 따라 나란히 내려간다.

> *척추세움근 (척추기립근 Erector Spinae Muscle)
> 엉덩이뼈 능선 뒷쪽에서 넓은 힘줄 모양으로 시작되어 엉덩이 갈비근 - 허리, 등, 목뼈의 가로돌기를 향하여 위로 진행된다.

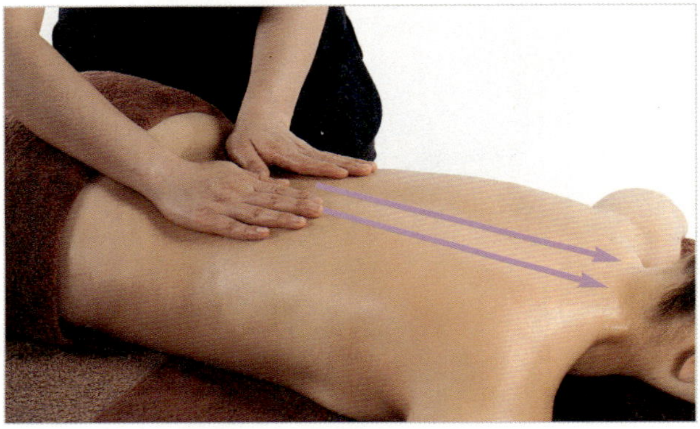

▶시작하기

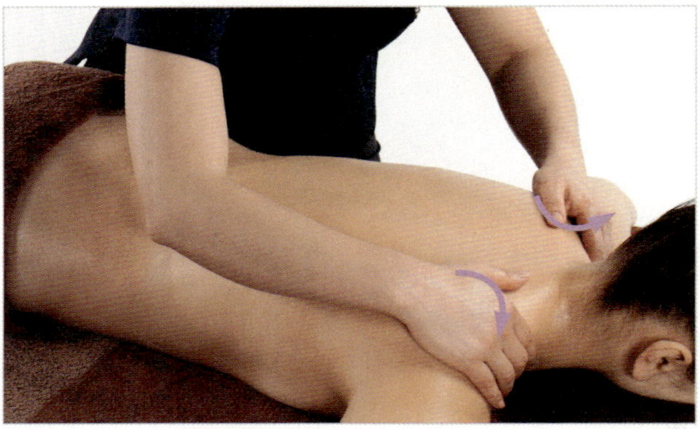

▶어깨잡기

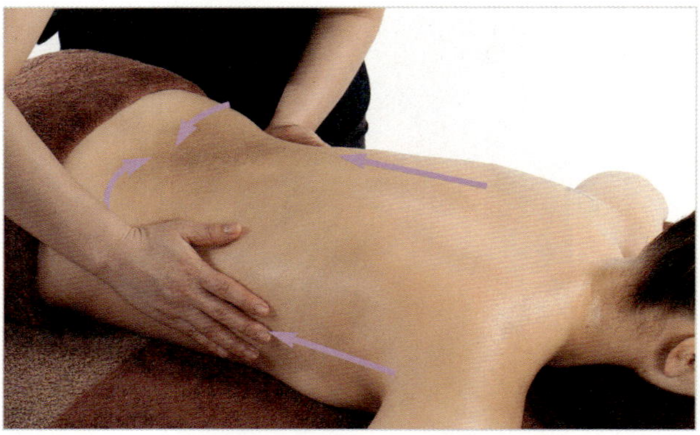

▶겨드랑이 지나기

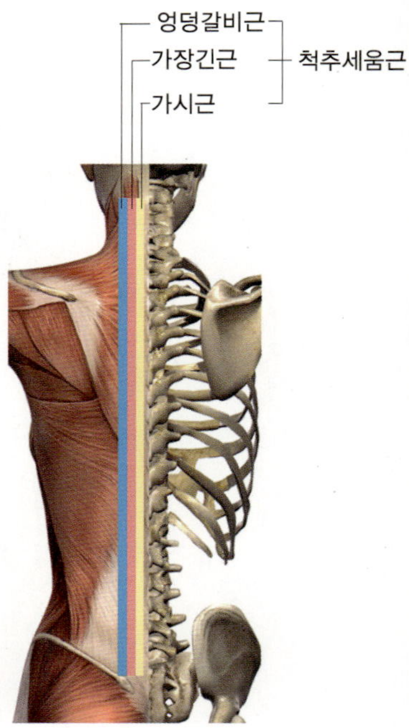

용 어 _ 극근→가시근 최장근→가장긴근 늑근→엉덩갈비근

03. 목 양손으로 주무르기

고객의 왼편에 선후 뒤쪽 목 부위를 양 손바닥 면으로 잡는다. 양 손바닥이 목 위에 놓인 모양이 다이아몬드 모양이 되게 한다. 엄지손이 근육을 밀면 다른 손의 나머지 네 손가락으로 근육을 위쪽 방향으로 당긴다. 잡은 근육을 놓치지 않고 미끄러지기, 엄지 돌리기, 근육짜기 동작을 리드미컬하게 압착한다

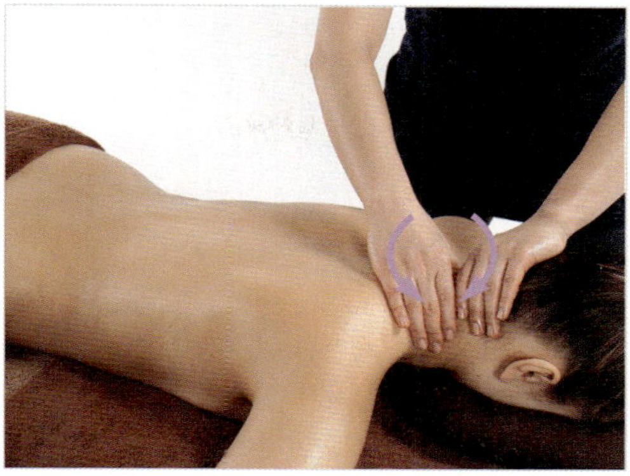

▶목 주무르기

04. 목 근육 양 손가락 당겨 올리기

관리사는 고객의 왼쪽 겨드랑에 쪽에 서서, 양 손가락을 이용해 고객의 양 목 바깥쪽에서 동시에 손가락으로 끌어 당겨 위쪽으로 올리면서 마사지한다.

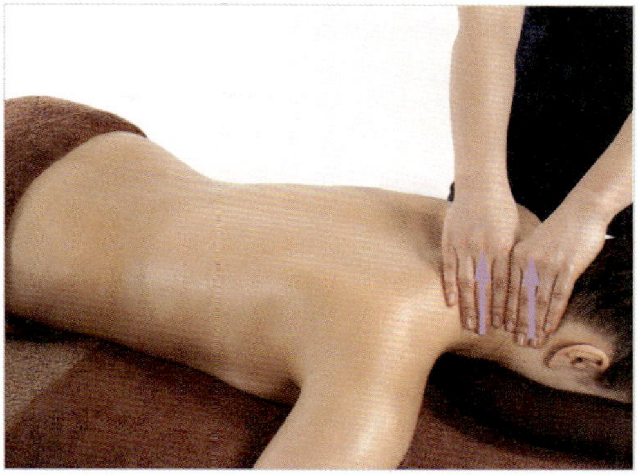

▶당겨올리기

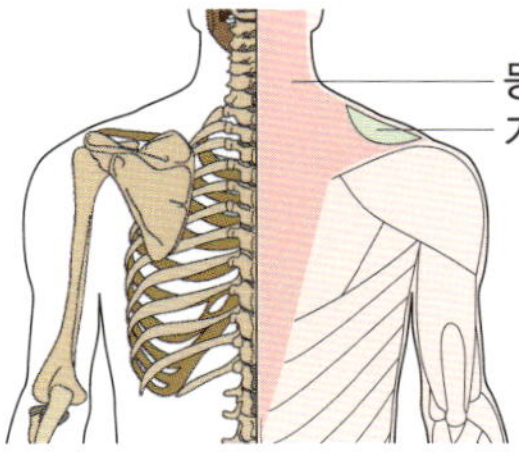

05. 상부등세모근(승모근) 양손으로 주무르기

네 손가락으로 전부 등세모근(승모근)을 잡고 이때 둘째손가락 쪽은 빗장뼈(쇄골)의 안쪽부위를 부드럽게 잡는다. 양 엄지는 90° 이상 벌리지 않게 하여 엄지에 힘을 주지 말고 전부 등세모근에 있는 손가락으로 근육을 잡아당기고 동시에 엄지로 원을 그리듯이 마사지한다.

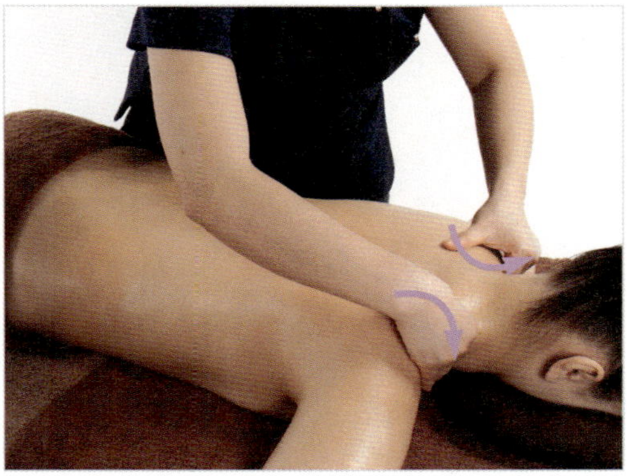

▶등세모근 주무르기

용 어 _ 승모근 → 등세모근 극상근 → 가시위근

06. 좌 · 우 상부등세모근(승모근) 양손으로 주무르기

고객의 왼쪽 편의 겨드랑이 쪽에 서서 관리사의 먼 쪽의 상부등세모근(승모근)에 양 손바닥을 둔다. 왼손의 새끼손가락을 유양돌기 밑에 두어 왼쪽의 움직임이 적게 하고 오른손은 어깨뼈(견갑골)의 어깨올림근(견갑근)과 나란이 하여 엄지가 90도 이상 벌어지지 않게 한다. 이때 주무르기 동작은 상부 승모근의 범위를 벗어나지 않게 하여 손가락의 운동범위를 최소화하여 주무른다. 반대편으로 돌아가 주무른다.

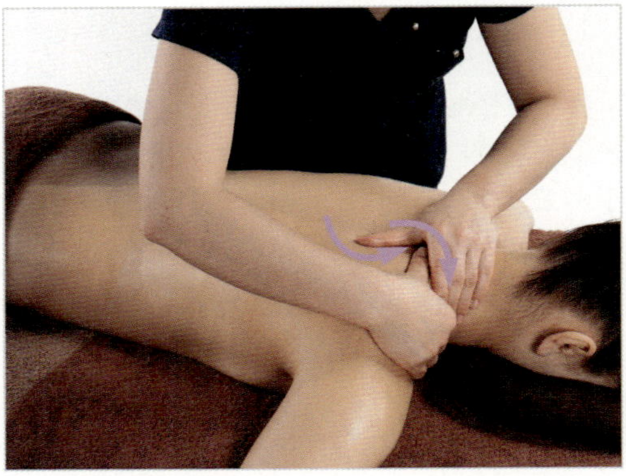

▶등세모근 양손으로 주무르기

* 가시위근 (극상근 Suparaspinatus Muscle)
어깨뼈의 가시위오목에서 시작하여 위팔뼈 큰돌기 윗면까지 닿는 근육으로 팔을 벌릴 때 어깨 세모근을 움직이게 해주거나 도와주는 기능을 한다.

07. 등 전체 양 손바닥 엇갈려 당기기

고객의 등을 허리 쪽에서 어깨까지 올라가는 방법의 마사지로, 양 손바닥을 서로 반대방향에서 척추 가시돌기(척추 극돌기)의 정중앙 방향으로 밀고 당기는 마사지를 한다. 척추 가까이 왔을 때 양 엄지 쪽으로 힘을 집중해 척추세움근의 각 양쪽 피부가 서로 반대방향으로 피부가 움직이게 한다.

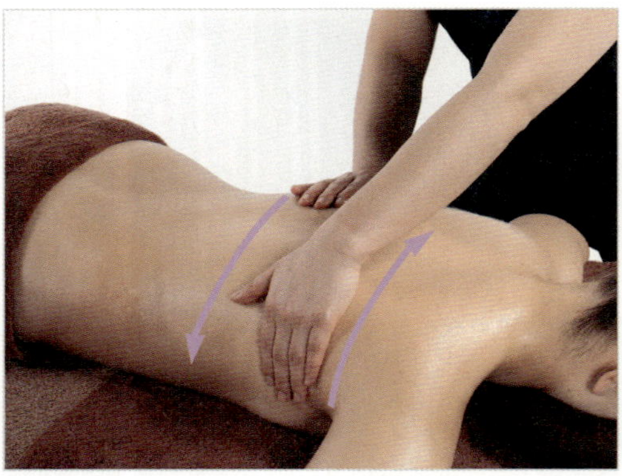

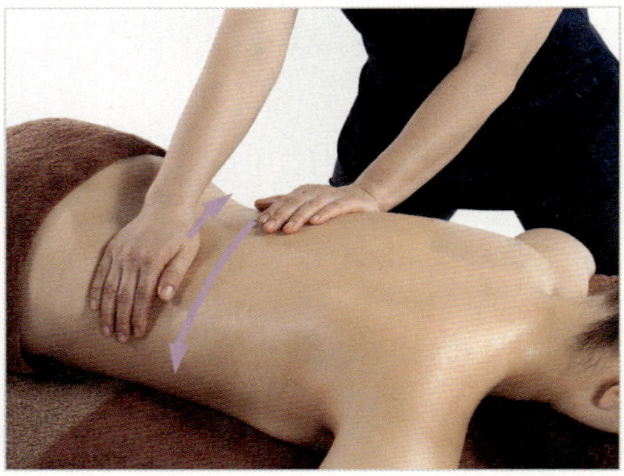

용 어 _ 승모근 → 등세모근 극상근 → 가시위근*

08. 어깨뼈(견갑골) 근육군(S.I.T) 손바닥과 아래팔로 밀고 당기기

어깨뼈(견갑골) 근육군을 어깨에서 척추의 가시돌기(극돌기)까지 바깥쪽에서 안쪽으로 3-5등분으로 나눈다. 왼손바닥으로 앞쪽 어깨 세모근(삼각근)쪽을 잡아 지지하고 오른손바닥으로 아랫방향으로 누르면서 목 쪽으로 밀고 당기면서 마사지한다. 바깥쪽에서 안쪽으로 다시 바깥쪽에서 안쪽으로 가 제자리로 돌아오는 마사지 방법이다. 올라가는 방법은 손바닥과 아래팔의 부위까지 사용하고 내려올 때는 손바닥으로 내려온다.

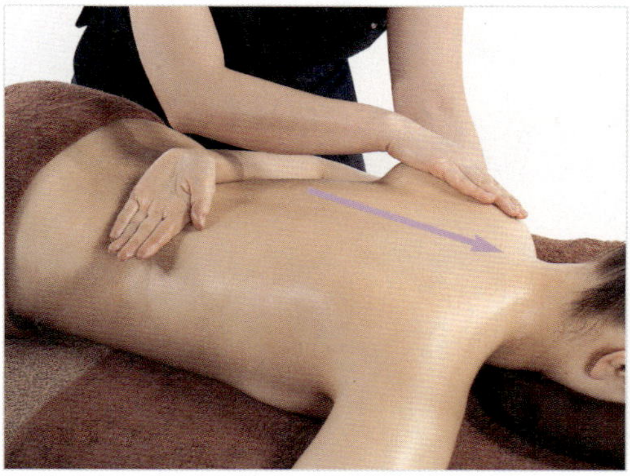

▶손바닥

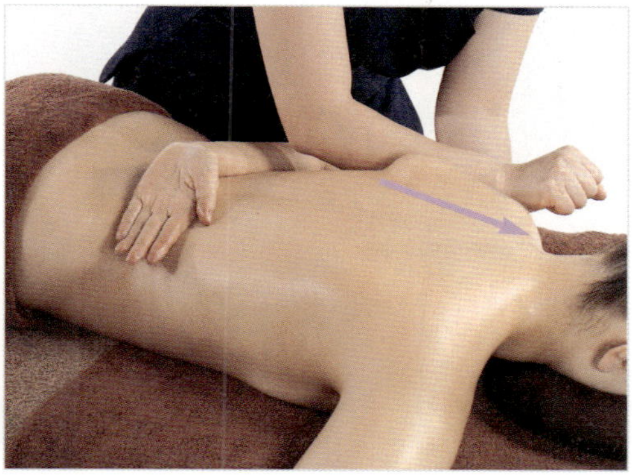

▶전완

*SIT 근육군

Supraspinatus : 극상근 → 가시위근
Infraspinatus : 극하근 → 가시아래근
Teres minor : 소원근 → 작은원근

09. 마름모근(능형근) 한 손바닥으로 8자 그리기

8번처럼 한쪽 어깨를 잡고 다른 손으로 마름모근(능형근)을 부드럽고 가볍게 8자를 그리듯이 마찰한다. 관리사가 쉬어 갈 수 있는 테크닉으로 손에 너무 강한 힘을 주지 않는다.

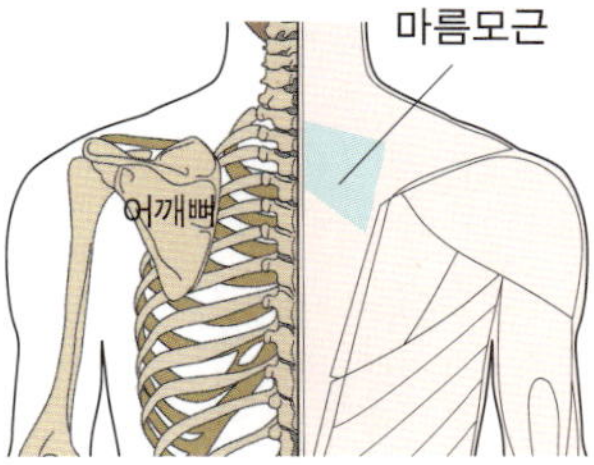

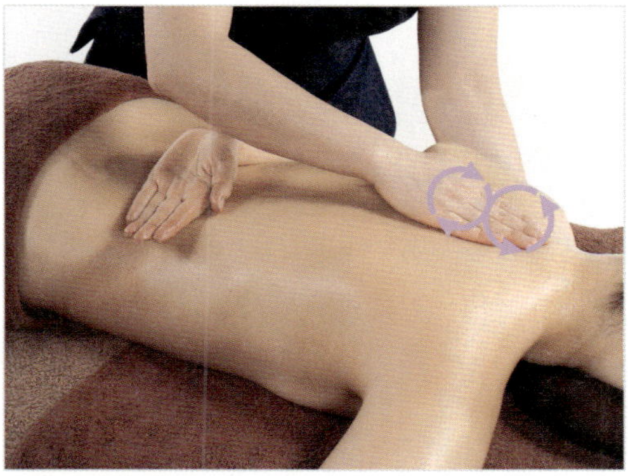

▶팔자 그리기

10. 어깨뼈(견갑골) 안쪽면 깊게 문지르기

① 자뼈(척골)면 – 어깨뼈(견갑골) 안쪽면을 손의 자뼈(척골)면을 이용하여 마찰하여 어깨까지 올라가고 상부등세모근을 잡아서 끌어 내리는 동작이다.

② 엄지면 – 1번과 같은 방법으로 어깨뼈의 안쪽면 아래 모서리(하각)를 주로 마사지하는 동작이다.

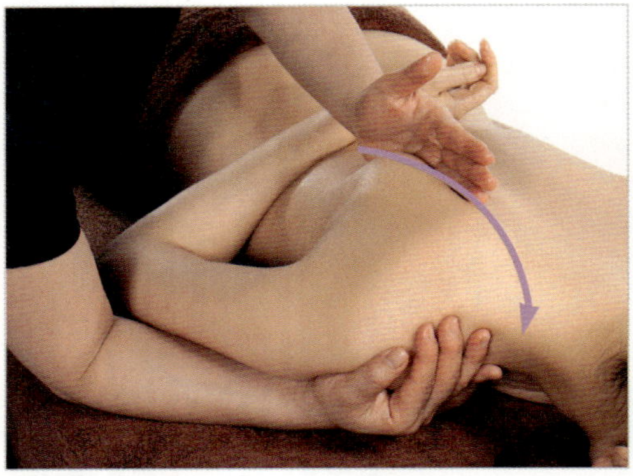

▶자뼈(척골)면

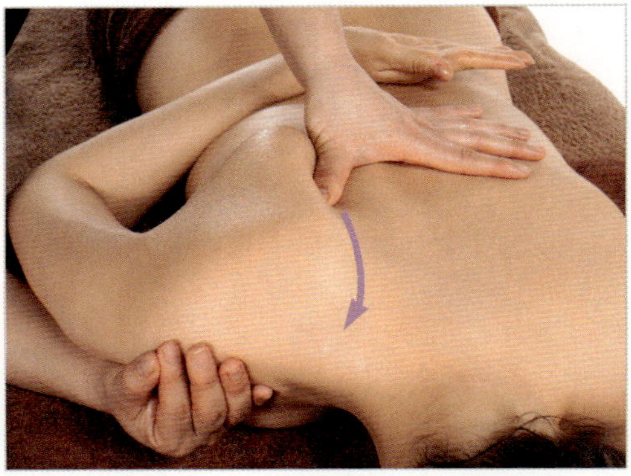

▶엄지면

11. 8 ~10번 반대쪽 반복

■ **고객의 머리쪽**

12. 등 전체 아래 방향 에플라지

고객의 머리 방향에 위치하여 손바닥을 사용하여, 등세모근 쪽에서 척추세움근을 따라 허리뼈까지 내려간 후 옆구리에서 겨드랑이를 따라 양목으로 올라와 제자리로 돌아온다. 이때 관리사의 다리는 앞, 뒤로 두어 상체와 하체의 움직임을 부드럽고 자연스럽게 한다.

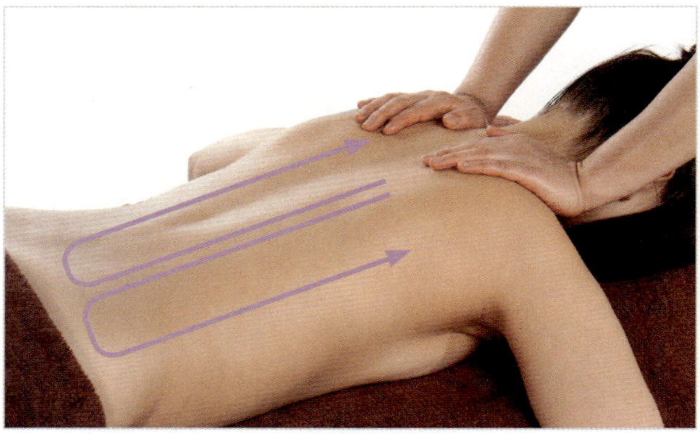

13. 상부등세모근(승모근) 양 손바닥으로 깊게 마찰

양 손바닥으로 상부등세모근을 위쪽으로 들어 올리면서 바깥쪽으로 힘을 주면서 원을 그린다. 이때 손바닥의 움직임이 하나의 원이 되게 연결한다. 관리사의 다리와 몸을 이용한다. 상체는 위쪽 방향이고 다리는 앞쪽으로 움직인다.

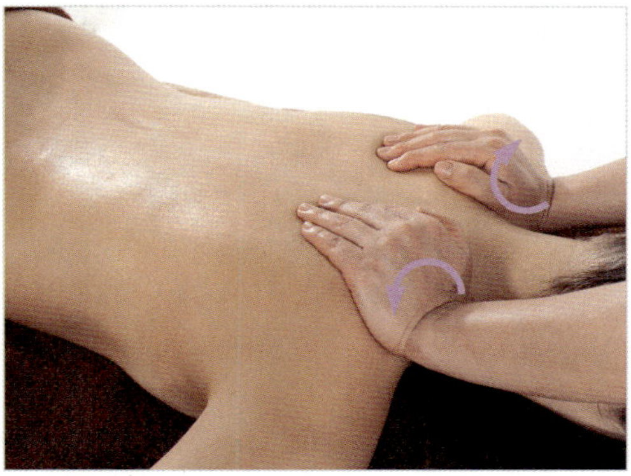

▶상부등세모근

14. 어깨뼈(견갑골) 근육군(S.I.T) 끝점 양 손바닥으로 깊게 마찰

SIT 근육군의 정지부위로 양 손바닥으로 둥글게 원을 그리면서 깊은 압착을 한다. 정지부위로 내려 갈 때는 손바닥 쪽 엄지부위로 바깥쪽으로 강한 압을 주면서 원을 그리면서 안쪽으로 돌아온다. 돌아올 때는 힘을 뺀다.

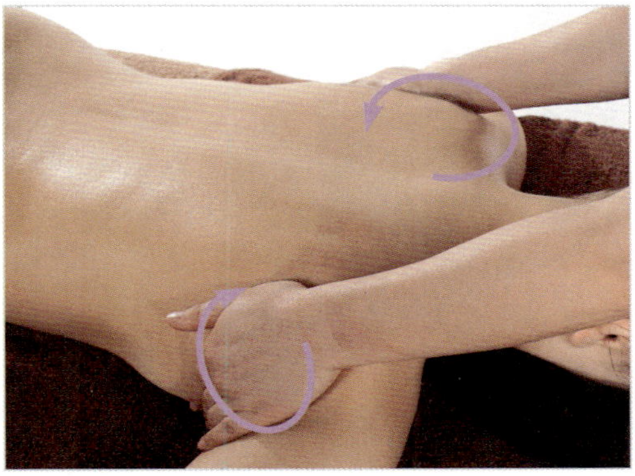

▶S.I.T

15. 어깨뼈(견갑골) 근육군 양 손바닥으로 스트로킹

어깨뼈 안쪽에서 바깥쪽으로 마사지를 하는 방법으로 양 손바닥을 이용해 어깨뼈 안쪽에서 시작하여 4부위로 나누어서 겨드랑이까지 원을 그리는 손바닥 스트로킹한다.

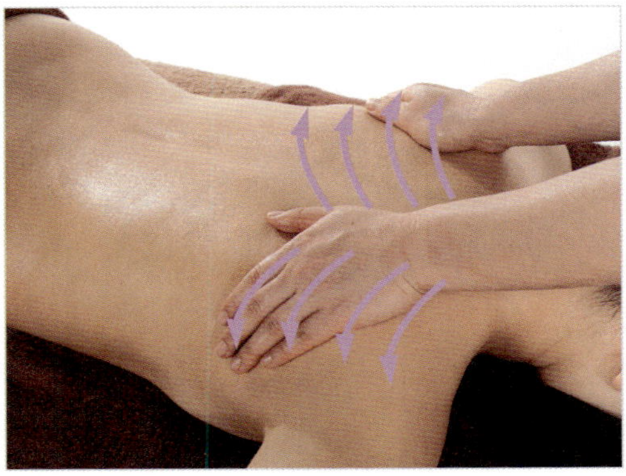

▶S.I.T

16. 척추세움근(척추기립근) 양 엄지 스트로킹

양 엄지로 목 쪽에서 척추세움근(척추기립근)을 따라 엉치뼈(천골) 부위까지 깊게 누르면서 아랫방향으로 마사지한다. 엄지를 세우거나 너무 꺾이지 않게 주의하며, 척추세움근(척추기립근)을 마사지하는 힘을 처음부터 끝까지 동일하게 하며, 관리사의 손이 갈수 있는 곳 까지만 마사지한다. 또 관리사의 배가 고객의 머리를 건드리지 않도록 주의한다.

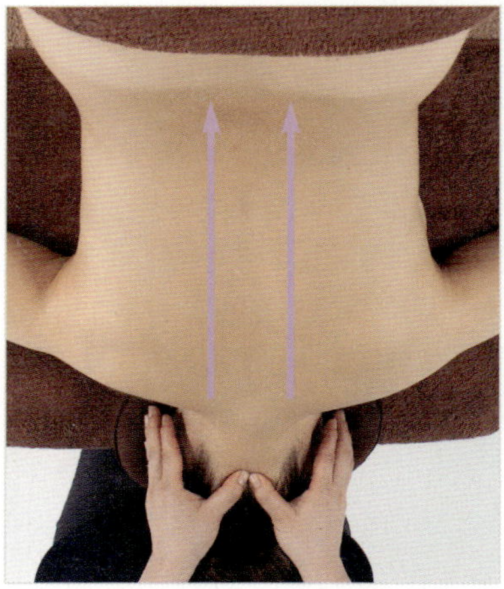

▶손바닥의 무지근이 고객의 피부에 닿게 지압

17. 척추세움근(척추기립근) 신경절 양 엄지 깊게 누르기

목 쪽에서 엉치뼈(천골)부위까지, 척추세움근(척추기립근)의 신경절을 3㎝ 정도간격을 두고 압을 주고, 압을 가한 부위에 작은 원을 그리며 양손 엄지로 깊게 누른다. 7초 누르고, 3초 쉬는 방법으로 통증을 심하게 느낄 때 시간을 더 투자한다.

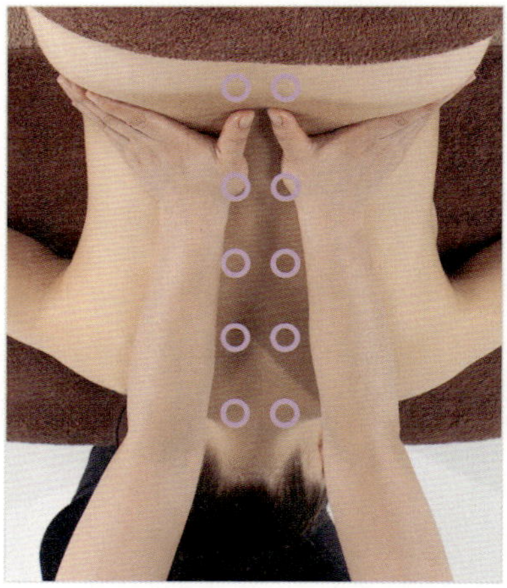

▶신경절 또는 방광경 지압

18. 등 전체 에플라지

12번과 같은 방법으로 마사지 한다.

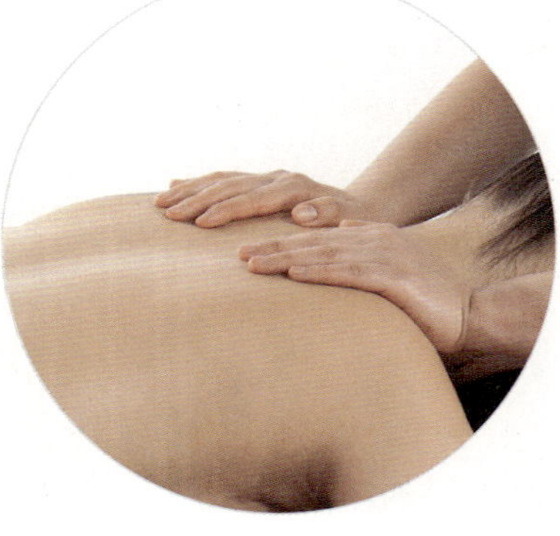

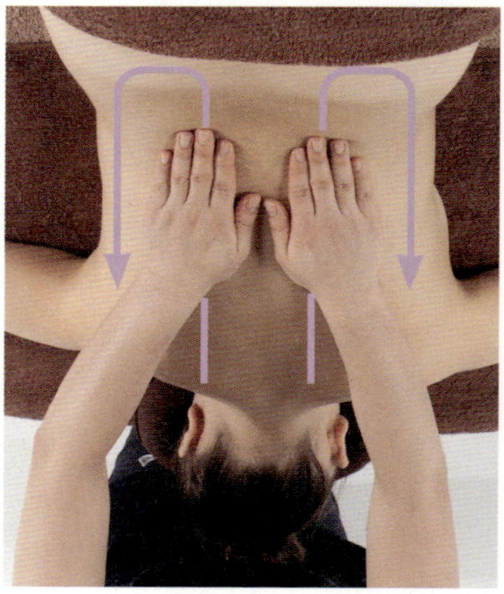

19. 콩팥(신장)방향 가볍게 에플라지

목 쪽 척추세움근(척추기립근)에서 시작하여 갈비뼈 12번, 엉덩뼈능선(장골능) 사이에서 손이 옆구리 쪽으로 나누어지면서 양 손바닥을 이용하여 양쪽 콩팥 부위를 부드럽고 가볍게 손바닥으로 마찰하면서 옆구리 선을 따라 목 쪽까지 제자리로 돌아온다. 이때 콩팥에 문제가 있을 때는 아주 가볍게 한다.

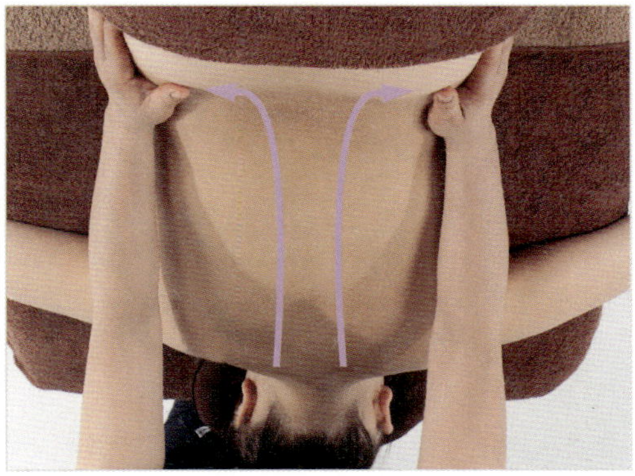

▶양 콩팥(신장) 손바닥 누르기

■ 고객의 옆쪽

20. 등 측면 손바닥 스트로킹

고객의 옆쪽으로 이동하여 한손은 관리사의 가까운 쪽 세움근(기립근)에 대고 다른 손은 먼쪽 척추세움근(척추기립근)에 나란하게 둔다. 가까운 쪽 손으로는 척추세움근(척추기립근)을 확실히 고정시키면서 먼쪽 손으로는 깊게 누르면서 척추세움근(척추기립근)에서 허리 옆선으로 스트로킹 한다. 마사지는 머리쪽에서 허리뼈(요추) 방향으로 진행한다.

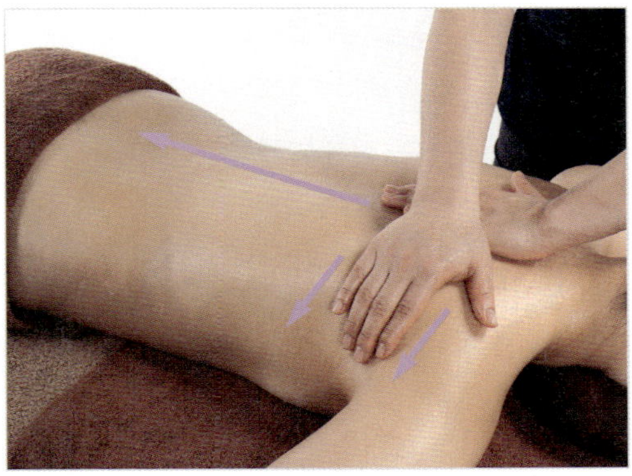

▶손바닥

21. 척추세움근(척추기립근) 양 손끝으로 스트로킹

양 손끝으로 관리사의 먼 쪽 척추세움근(척추기립근)의 횡돌기 쪽에서 시작하여 허리 옆선으로 밀어준다. 손이 올라올 때 부드럽게 터칭하며 리드미컬하게 마사지한다. 마사지는 머리 쪽에서 허리뼈(요추) 쪽으로 진행한다.

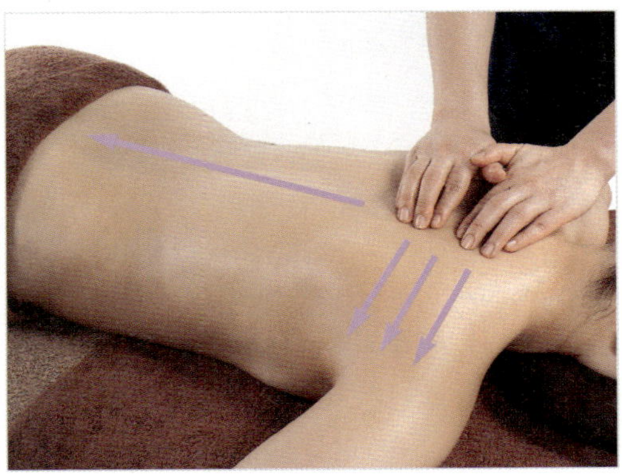

▶양 손끝

22. 옆구리 양손으로 주무르기

양 손바닥을 이용한 주무르기 방법으로 넓은 등근(광배근)의 정지점인 겨드랑이 쪽을 집중적으로 주무르고, 다음 옆구리 쪽을 따라 허리, 중간 볼기근(중둔근) 바깥쪽까지 다시 넓은 등근(광배근)의 정지부위까지 주물러 주는 왕복마사지이다. 양손바닥에 잡은 근육을 놓치지 않게 이어가고 엄지를 제외한 양 손가락으로 근육을 잡아 올린다는 느낌으로 마사지한다.

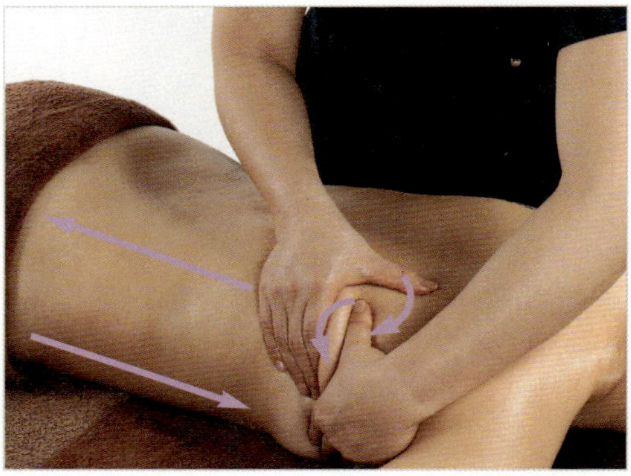

▶주무르기

23. 옆구리 양손으로 당겨 올리기

양손에 달걀을 가볍게 쥐는 듯한 모양으로 옆구리에서 등 쪽으로 근육을 끌어 당겨 올린다. 이때 손바닥이 고객의 옆구리를 때리지 않도록 주의한다. 양 손바닥이 빠르게 움직이며 손바닥을 고객의 피부에서 높이 들어 올리지 않는다. 부드럽게 실시하나 깊은 압착이 필요하다.

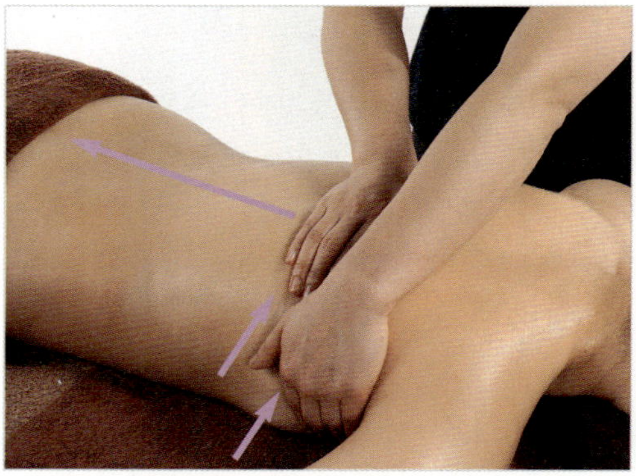

▶목쪽에서 허리로, 허리에서 목쪽으로

24. 등 전체 양손으로 짜기

양손으로 먼저 목 쪽에서 시작한다. 양 손바닥을 머리 쪽의 등 상부에 두고 양 손바닥을 삼각형 모양이 되게 한다. 아래쪽 손바닥은 움직이지 않고 위쪽에 있는 손바닥을 움직여 고객의 상부 등이 둘째손가락에서 짜주는 듯한 느낌을 들게 한다. 허리선까지 내려간 다음, 옆구리에서 겨드랑이 까지는 아래손이 위쪽 방향이 되도록 양손으로 등 전체를 짜준다.

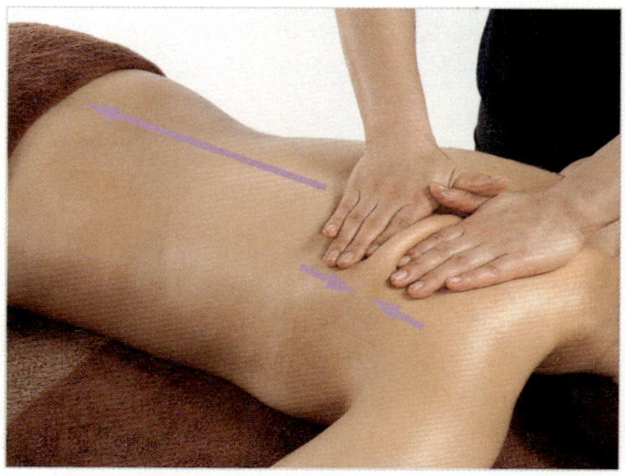

▶반대편으로 관리사 이동하여 마사지

25. 20~24번 반대 쪽 반복

26. 경타법

*주의: 콩팥(신장), 뼈가 있는 부분은 하지 말 것

어깨뼈 안쪽 마름모근을 반 주먹, 자르기, 컵 모양의 동작으로 가볍게 두드린다.

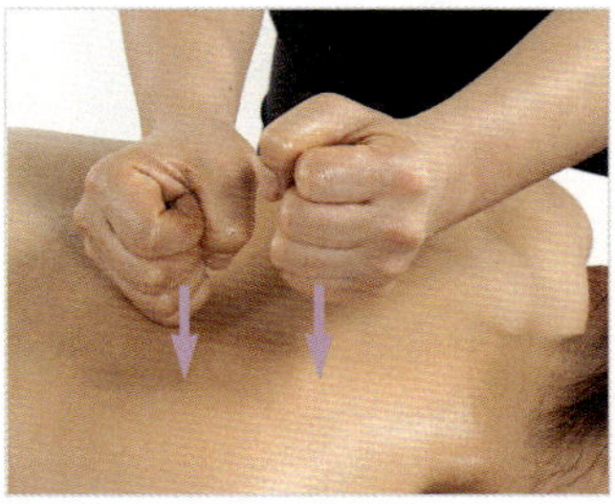

▶주먹치기(Pummeling)

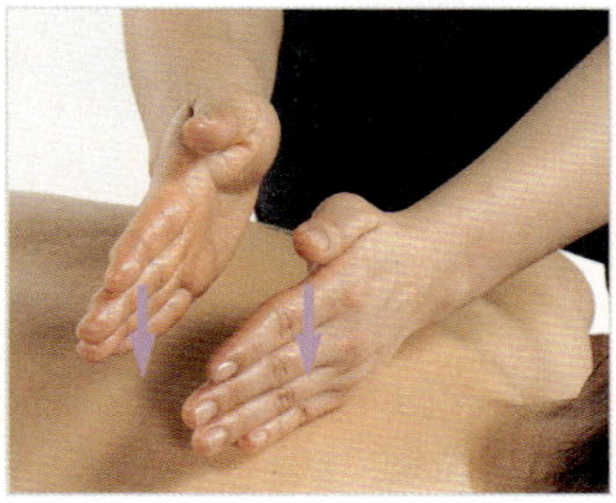

▶자르기(Hacking)

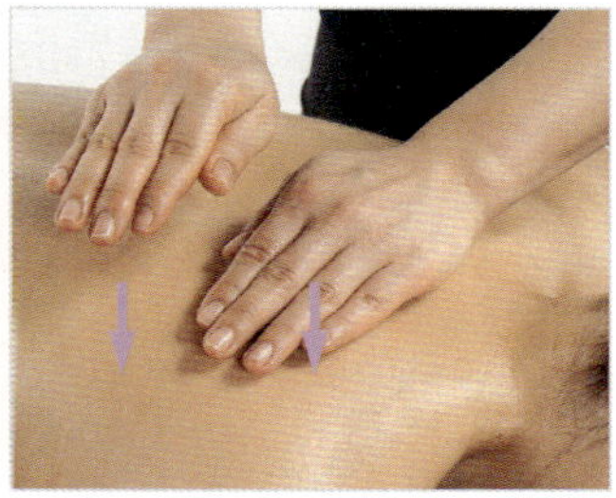

▶손바닥치기(Cupping)

27. 허리네모근(요방형근) 양 손바닥으로 마찰

*허리네모근(요방형근)과 콩팥(신장) 위를 양손으로 마사지한다.

***허리네모근 (Quardratus lumborum muscle)**
12번째 갈비뼈 아래 위치하며 척추를 펴주고 옆으로 굽혀주며, 숨을 들이마실 때 12번째 갈비뼈를 고정시키는 기능을 한다.

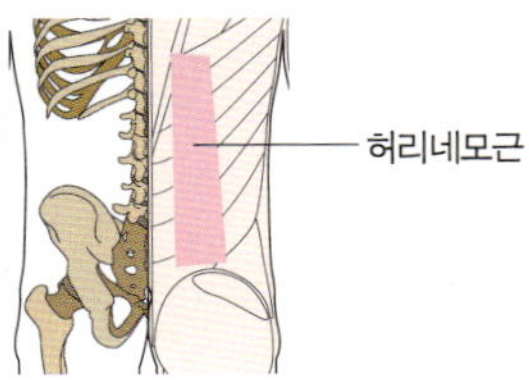

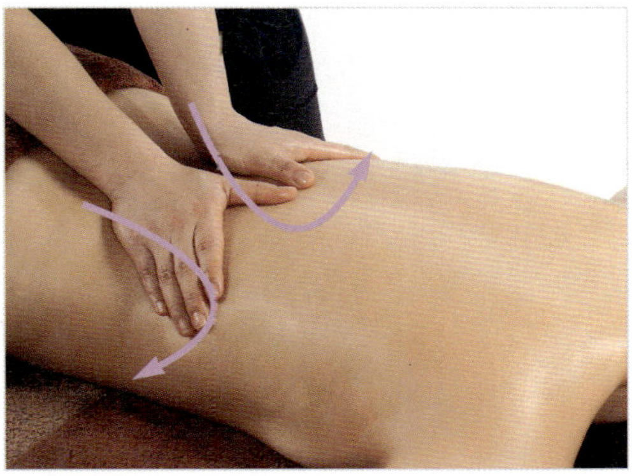

▶허리네모근 마찰

28. 등 전체 양 손바닥 8자 에플라지

양 손바닥을 나란히 하여 고객의 목쪽 극돌기의 정중앙부위에 두고, 등 전체를 8자 모양을 그리며 위로 아래로 왕복 마사지한다.

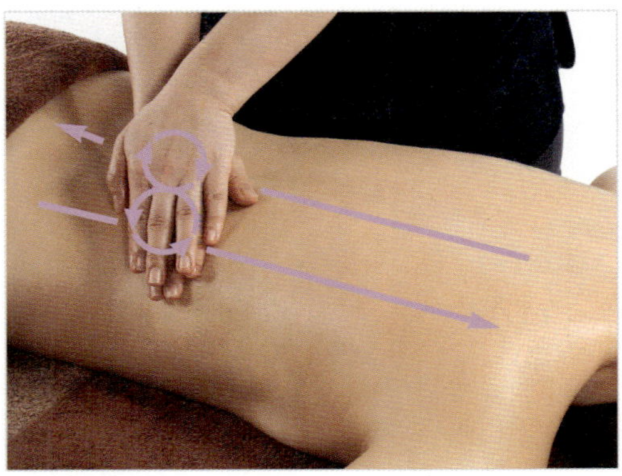

▶등 전체

29. 등 전체 양 아래팔로 늘리기

관리사의 팔꿈치를 대고 하완(엄지손가락이 위 방향)을 등과 힙의 정 가운데 놓는다. 가운데 둔 양 아래팔을 한쪽은 머리방향, 다른 쪽은 엉덩이 방향으로 동시에 마찰한다.

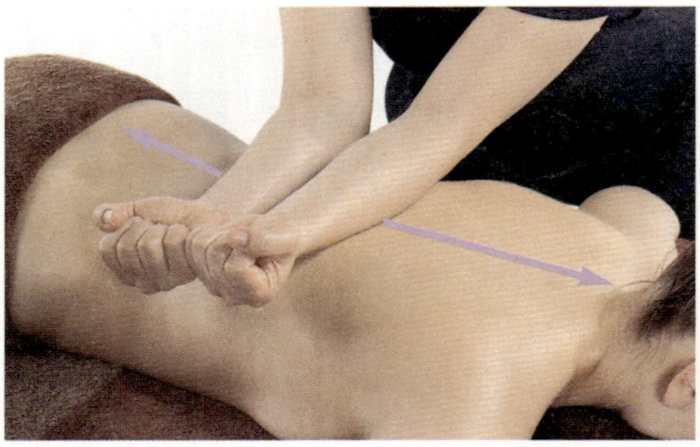
▶시작하기

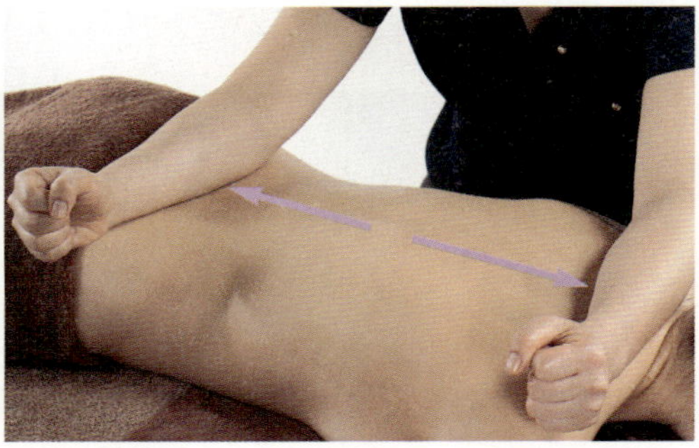
▶마무리하기

30. 등-엉덩이 전체 에플라지

양 손바닥을 허리에서 시작하여 척추세움근(척추기립근)을 어깨뼈(견갑골)의 하각에서 양 손바닥을 바깥쪽으로 따라 겨드랑이 쪽으로 올라간 후 어깨에서 목의 안쪽으로 이동하여 양 손바닥을 마찰하여 척추세움근(척추기립근)을 따라 허리의 엉덩이 뼈능선(장골능)까지 내려가 다시 엉덩이 상부의 바깥쪽으로 내려가, 엉덩이의 바깥쪽을 따라 엉덩이 밑쪽까지 내려가 다시 엉덩이의 중앙부위로 올라가 3회 정도 반복한다.

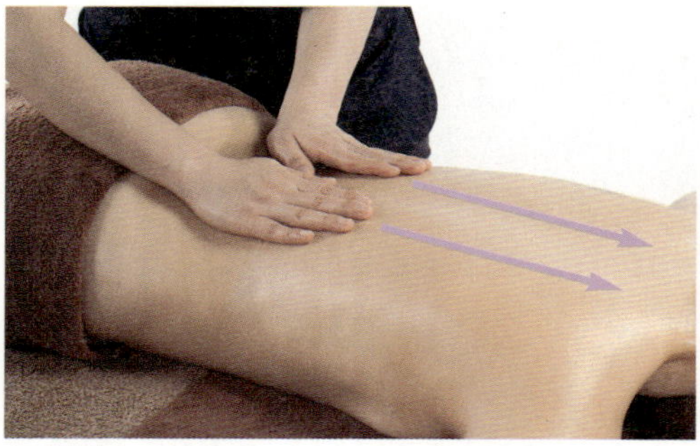
▶시작하기

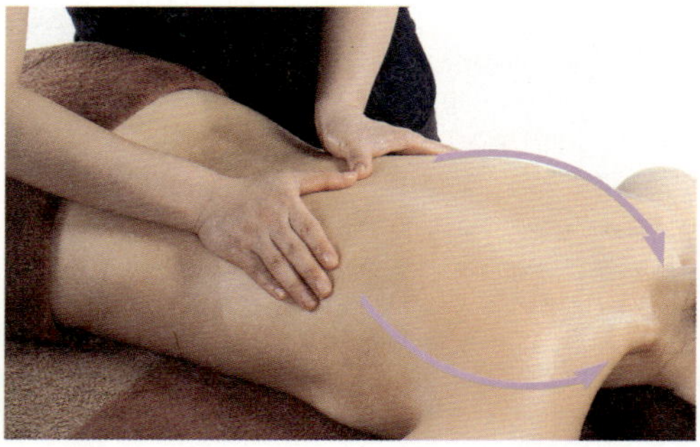
▶어깨뼈 쪽

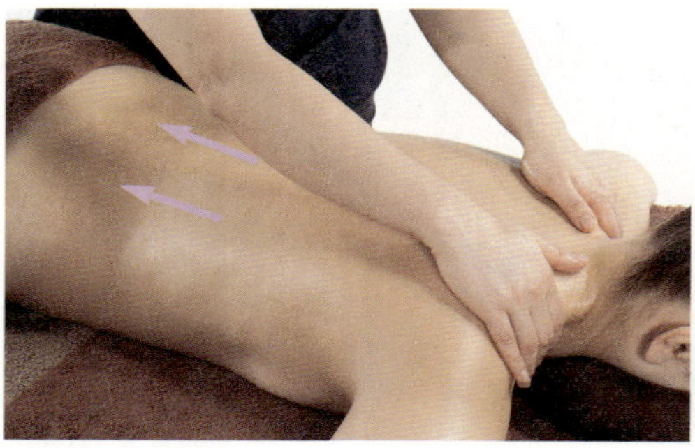
▶일자로 내려오기

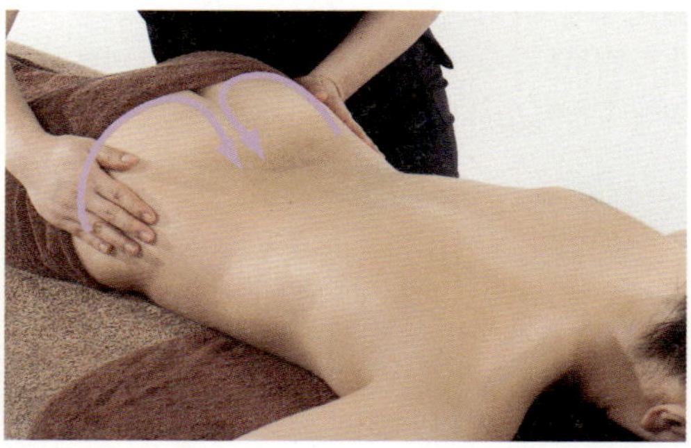
▶엉덩이 쪽 끝내기

2. 엉덩이 관리(대둔근, 중둔근, 소둔근)

엉덩이와 궁둥이는 천층근육(Superficial muscle)과 심층근육(Deep muscle)로 이루어져 있다. 엉덩이근육군(Gluteal muscle group)은 큰볼기근(대둔군 Gluetus maximus), 중간볼기근(중둔근 Gluetus medius)의 천층근육과 작은볼기근(소둔근 Gluetus minius)의 심층근육이 있다.

엉덩이는 허리의 잘록한 곳에서 허벅지까지의 옆 부분과 허리 뒤 바로 아랫부분을 말하며 중둔근이 있다. 궁둥이(Buttocks)주저앉을 때 항문 위 양쪽 즉, 주저앉을 때 바닥에 닿는 부분을 가리킨다. 엉덩이는 영어로 "Hip"이고 "팔딱뛰다(hop)"에서 유래되었다. 궁둥이는 버툭스(Buttocks)라고 하여 엉덩이와 구별이 된다. 볼기는 엉덩이와 궁둥이에 걸쳐 둥그렇게 튀어나온 부분을 궁둥짝 또는 볼기짝이라 한다.

엉덩이와 궁둥이의 지방층 깊숙이 자리잡은 골반(고관절)은 몸통과 두다리(대퇴골)를 연결해 주는 역삼각형의 뼈이다. 엉덩뼈(장골 Ilium), 두덩뼈(치골 Ischium), 궁둥뼈(좌골 Ischium)로 나누어지며 엉덩뼈(장골)과 엉치뼈(천골 Sacrum)를 잇는 관절을 *엉치엉덩관절(천장골 관절 Sacroiliac articulation)이라 하며, 어깨 관절 다음으로 운동범위가 넓다. 궁둥이에는 두툼한 지방 밑에 여러 가지 근육이 발달되어있는데 천근의 큰볼기근(대둔근) 중간볼기근(중둔근)과 이를 에워싼 지방 때문에 사람은 영장류 193종 가운데 궁둥이가 튀어나온 유일한 동물이다.

심층 소둔근의 안에 고관절 외회전을 돕는 궁둥구멍근(이상근 Piriformis)과 같은 6개의 심부근육이 있다. 멋진 궁둥이는 가슴둘레에 비해 4~5cm 크고 허리의 잘록한 부분에서 궁둥이의 튀어나온 끝까지 길이가 16~20cm 되어야 한다. 멋진 궁둥이를 가지기 위해서는 무릎이 벌어지지 않도록 걷는 습관을 들이고 계단을 오를 때는 두 계단씩 무릎을 90도 되게 올라간다. 그리고 허벅지 근육운동을 같이 한다.

* **엉치엉덩관절 (천장골관절 Sacroiliac articulation)**
엉치뼈와 엉덩뼈의 귀모양면 사이의 관절

■엉덩이 근육도(후면 Posterior)

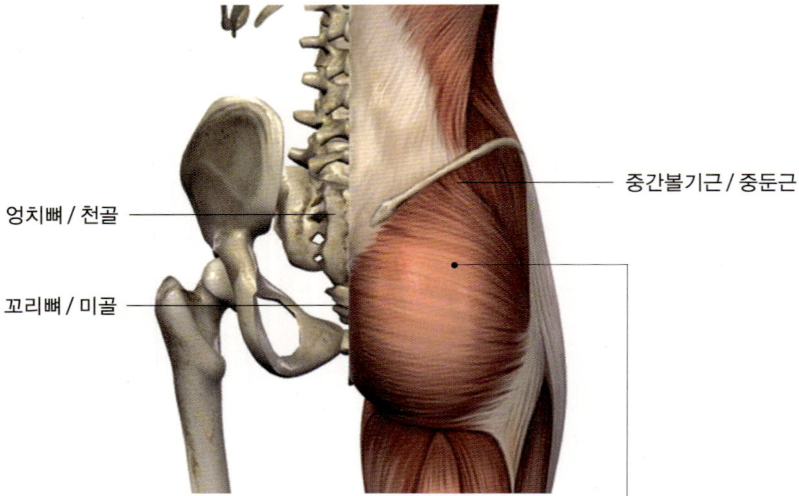

천층(Superficial)

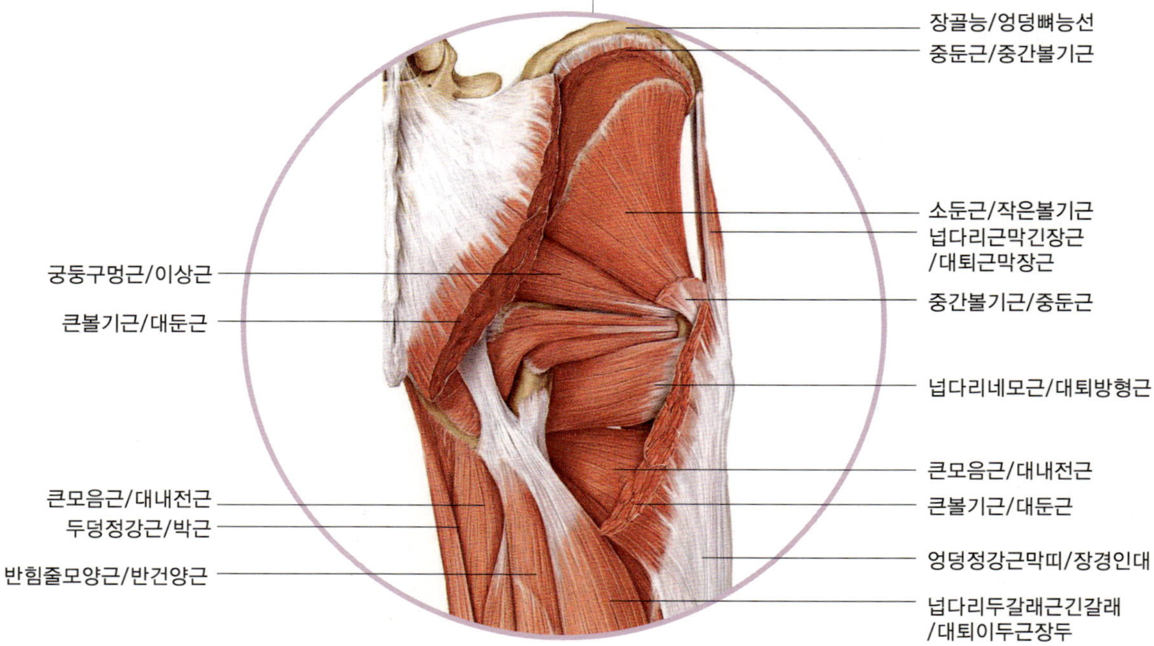

심층(Deep)

01. 엉덩이 전체 에플라지

고객의 왼쪽편에 선다. 관리사의 양손을 엉덩이 밑쪽에 두고 손바닥 면으로 엉덩이의 뒤쪽으로 올라가 엉덩뼈능선(장골릉)을 따라 양손을 원형으로 그리면서 엉덩이 옆쪽으로 내려가 엉덩이 밑쪽에서 올라와 처음 위치로 돌아온다.

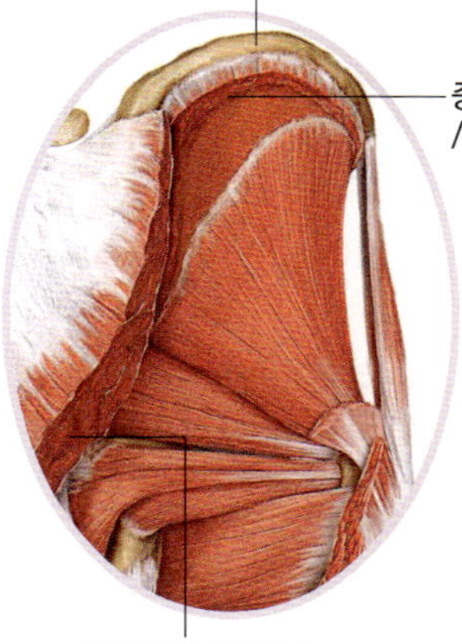

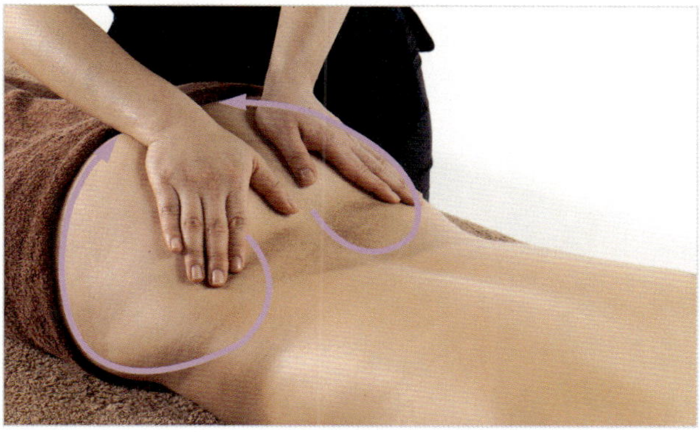

▶시작하기

02. 중간볼기근(중둔근) 양손바닥으로 깊게 마찰

중간볼기근(중둔근) 안쪽 즉 엉덩이 위쪽 부위에 양 손바닥을 두고 무지근(엄지의 볼록한 곳) 쪽으로 중간볼기근의 밑쪽으로 누르면서 내려갔다 다시 밑쪽에서 올라올 때도 무지근으로 압착하면서 중간볼기근을 위쪽으로 올린다는 느낌으로 마사지한다. 이러한 동작을 리드미컬하게 실시한다.

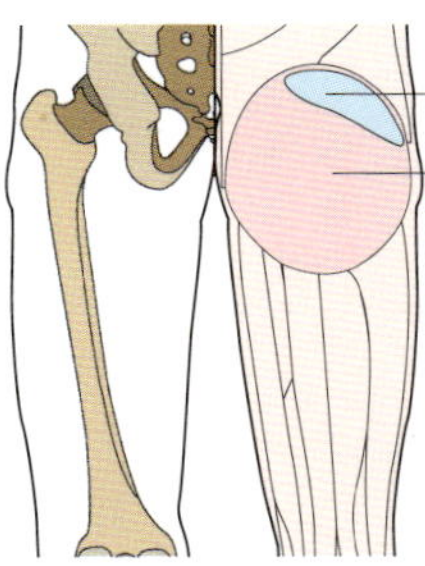

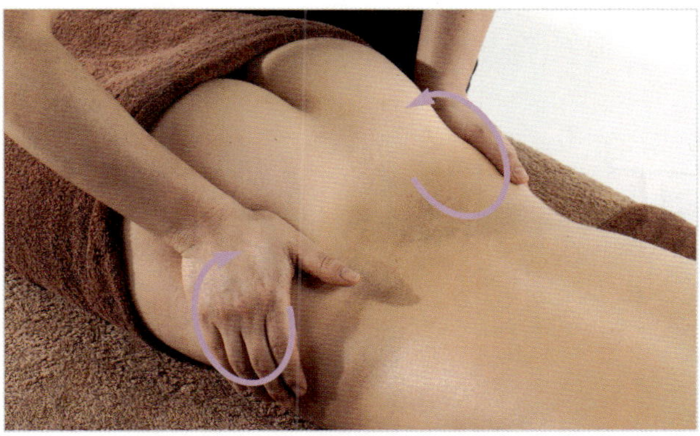

▶손바닥 엄지의 볼록한 곳으로 중간볼기근(중둔근) 압착하기

03. 한쪽 엉덩이 양손으로 주무르기

중간볼기근 안쪽 즉, 엉덩이 위쪽 부위에 양 손바닥을 두고 무지근(엄지의 볼록한 곳) 쪽으로 중간볼기근의 밑쪽으로 누르면서 내려갔다 다시 밑쪽에서 올라 올 때도 무지근으로 압착하면서 중간볼기근을 위쪽으로 올린다는 느낌으로 마사지한다. 이러한 동작을 리드미컬하게 실시한다.

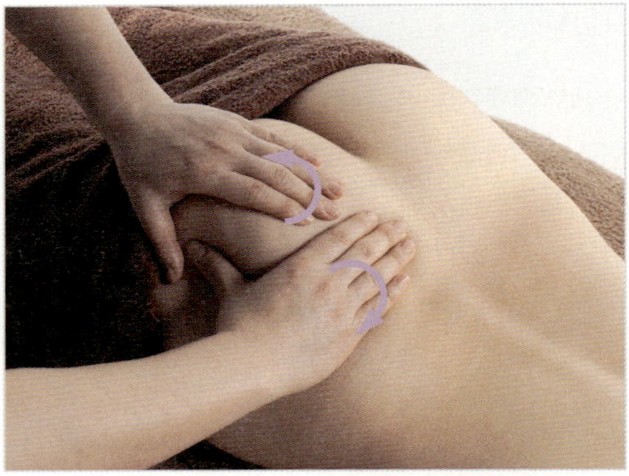

04. 엉덩이라인 양 엄지손가락 튕기기(Flicking)

큰볼기근을 밑쪽에서 위쪽으로 양 엄지손가락으로 근육을 튕기듯이 사용한다. 손가락 끝은 힘을 주지 말고, 엄지손가락은 크게 벌리지 말며 큰볼기근의 표면을 스치듯이 손가락을 튕기면서 근육을 이완시킨다.

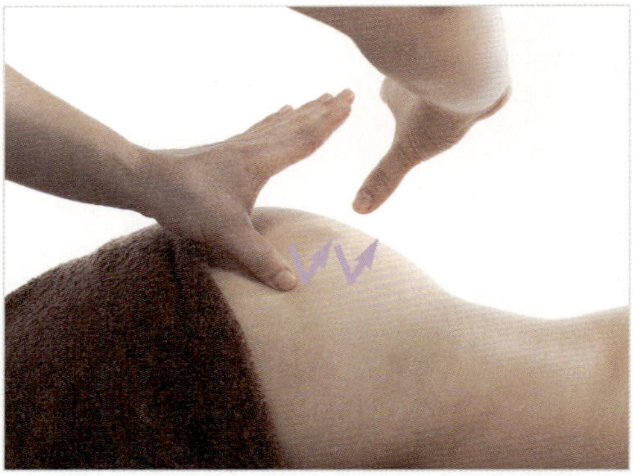

05. 경타법(Tapotment)

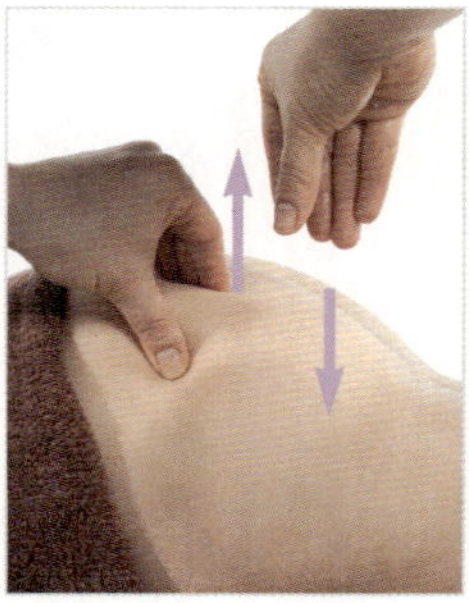

▶양손잡아 뽑기(Plucking)

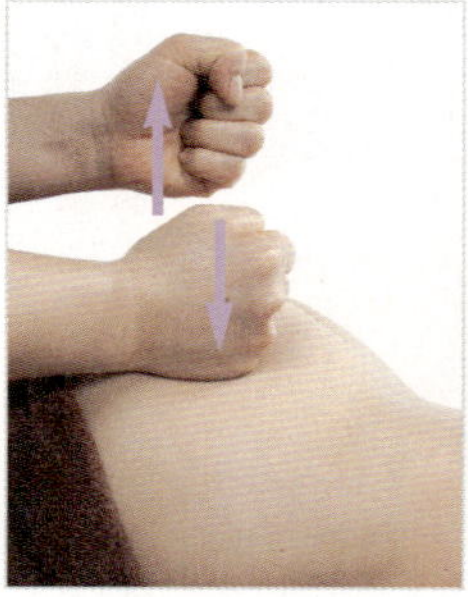

▶주먹 치기(Pummelling)

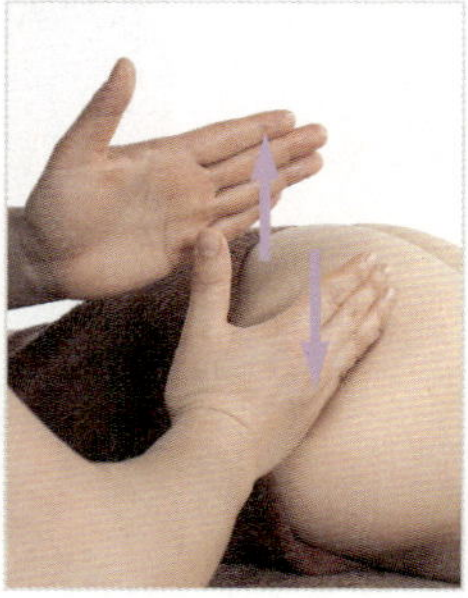

▶자르기(Hacking)

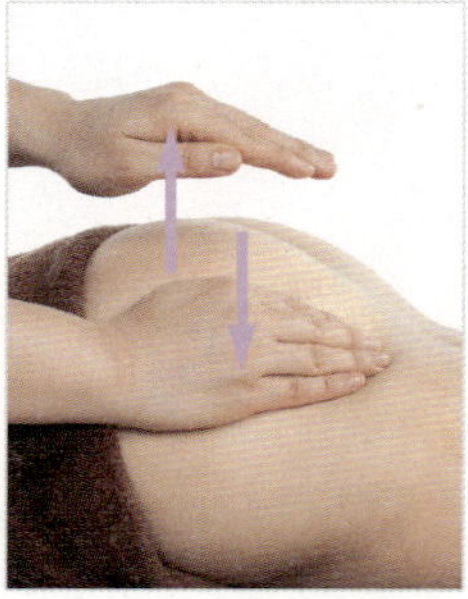

▶손바닥 치기(Cupping)

06. 엉덩이 전체 에플라지

1번과 같은 방법으로 마사지 한다.

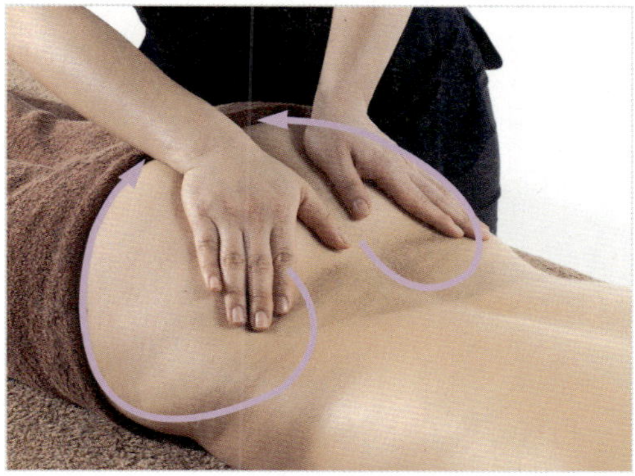

▶손바닥 무지근의 고객의 피부에 닿게 지압한다.

07. 2 - 6번 반대 반복

08. 엉치뼈(천골)부위 양 엄지 깊게 누르기

양 엄지를 사용하여 엉치뼈(천골)부위의 밑쪽에서 위쪽 부위를 차례로 3군데 정도 올라간다. 양 엄지를 누르고 동시에 원을 작게 그리면서 올라간다. 3-5회 반복한다.

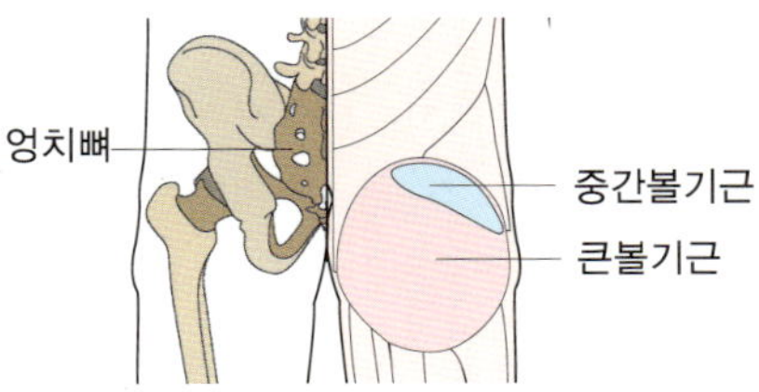

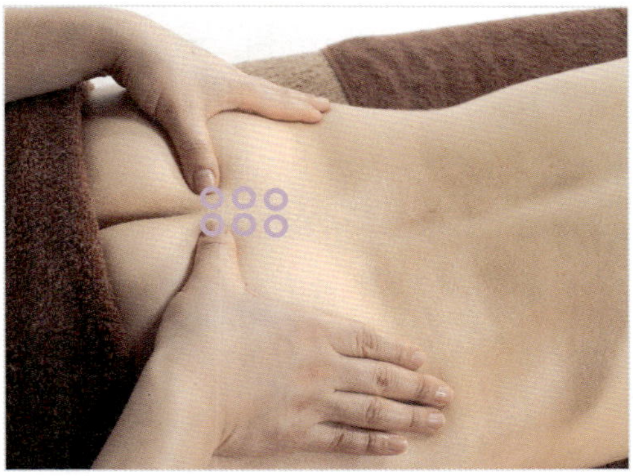

▶양 엄지로 천골의 3부위 누른다.

09. 엉덩이 전체 에플라지

1번과 같은 방법으로 마사지 한다.

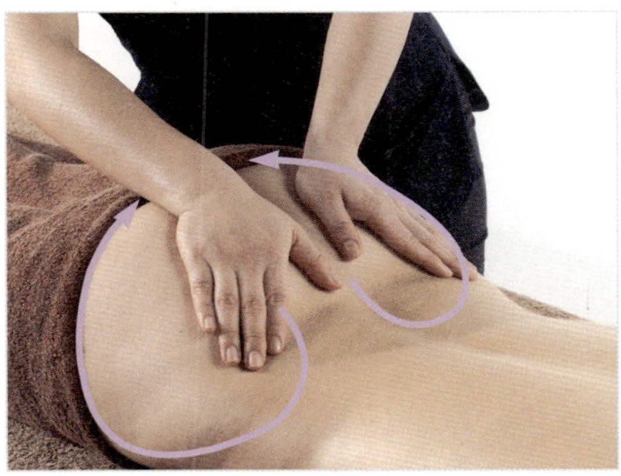

3. 다리 뒷면 관리

■다리(The leg)

길고 곧은 인간의 다리는 키의 절반을 차지한다. 앞에서 봤을 때 *살굴부위(서혜부 Groin) 경계로 배와 붙어있고 뒤쪽은 엉덩이가 있다. 다리의 뼈대는 4개로 이루어진다. 인체에서 가장 긴뼈인 넙다리뼈(대퇴골 Thigh bone)가 있는데 대퇴골(Femur)이라 부른다.

이 뼈에는 *넙다리네갈래근(대퇴사두근 Quadriceps femoris)과 넙다리빗근(봉공근 Satorius)이 얇은 층(Superficial layer)에 있고 깊은 층에는 모음근(내전근)이라는 근육군이 이 뼈의 앞쪽에 위치하고 있다. 반면에 넙다리뼈(대퇴골) 뒤쪽에는 넙다리두갈래근(대퇴이두근 Biceps fermoris), 반힘줄모양근(반건양근 Semitendinosus) 반막모양근(반막양근 Semi-membranosus)라고 하는 뒤넙다리근(슬괵근 Hamstring)이 있어 넙다리뼈(대퇴골)의 앞쪽의 근육과 뒤쪽의 근육이 우리 몸의 중심을 잡아준다. 무릎 덮개뼈(Knee-cap)는 무릎뼈(슬개골 Patella)이라 하고 넙다리뼈(대퇴골)과 관절로 이어지는 정강이뼈(Shin bone)는 경골(Tibia)이다. 그리고 경골과 나란히 있는 종아리뼈(Splint bone)는 비골(Fibula)이라고 부른다.

미학적으로 가장 아름다운 몸매는 얼굴 길이가 키의 8분의 1보다 약간 작고 음부가 몸의 중심에 있으며 종아리 길이를 대퇴골 길이로 나눴을 때 84%인 상태다. 현대의 전형적인 도시인들은 원시시대에 사냥을 하던 조상들에 비해 다리가 가냘프지만 규칙적으로 운동을 하면 힘과 지구력을 낼 수 있는 근육형 다리로 만들 수 있다. 인체 근육의 4분의 3이 다리에 모여 있어 이곳을 움직이는 유산소 운동을 해야만 비만도 해결된다.

* **살굴부위 (서혜부 Groin)**
넓적다리 부분과 복부의 맞닿는 부위

* **넙다리네갈래근 (대퇴사두근 Musculus Quadriceps femoris)**
넙적다리곧은근(대퇴직근), 가쪽넓은근(외측광근), 중간넓은근(중간광근), 안쪽넓은근(내측광근)등 4개로 이루어져 있다.

■ 다리 뒷면의 근육도

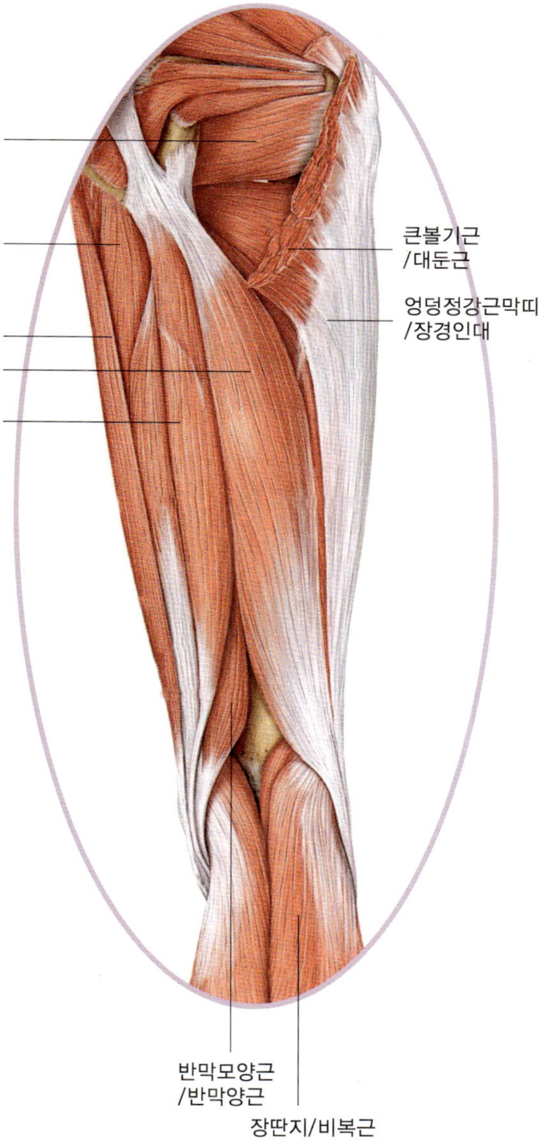

넙다리네모근/대퇴방형근
큰모음근/대내전근
두덩정강근/박근
넙다리두갈래근긴갈래
/대퇴이두근장두
반힘줄모양근/반건양근
큰볼기근
/대둔근
엉덩정강근막띠
/장경인대
반막모양근
/반막양근
장딴지/비복근

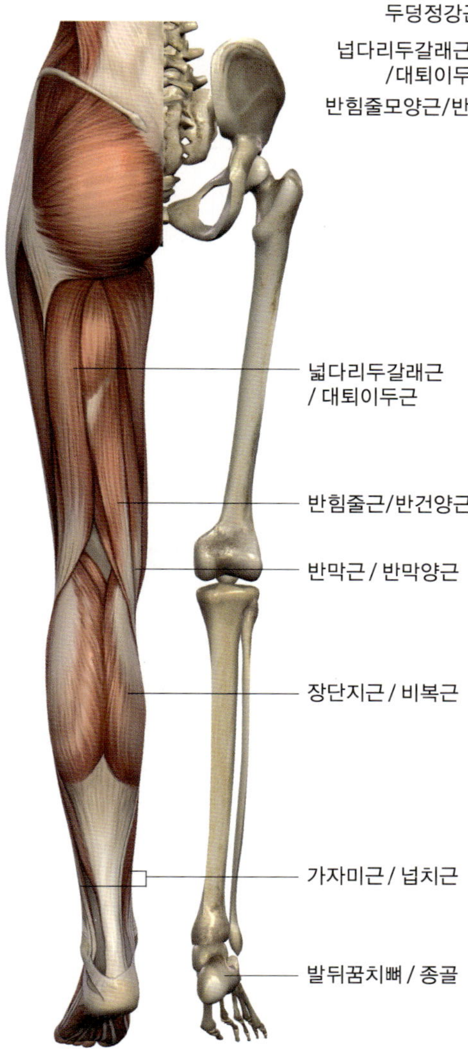

넓다리두갈래근
/ 대퇴이두근
반힘줄근/반건양근
반막근 / 반막양근
장단지근 / 비복근
가자미근 / 넙치근
발뒤꿈치뼈 / 종골

• 윗부분(상부)다리 뒷면 관리

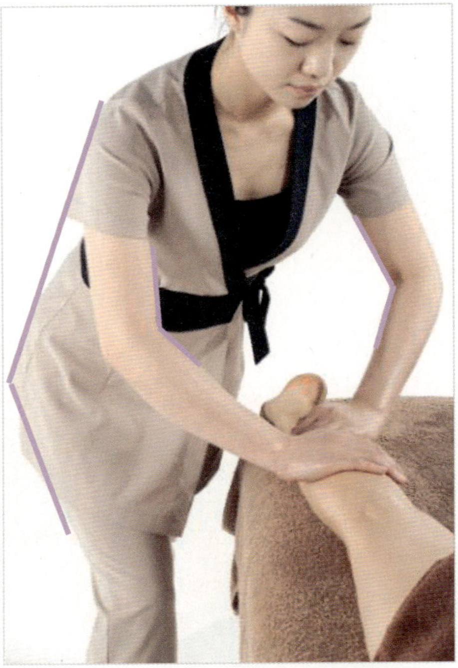

다리 자세보기 _ 팔꿈치는 45도 유지하고, 발은 45도로 방향으로 두고 뒷다리는 발 안쪽이 정면쪽으로 둔다.

01. 다리 전체에 오일 바르기

양 손바닥을 사용하여 다리 전체에 오일을 바른다. 손바닥에 발라진 오일을 발목에서 엉덩이 밑쪽까지 손바닥 도장을 찍듯이 듬성듬성 바른다.

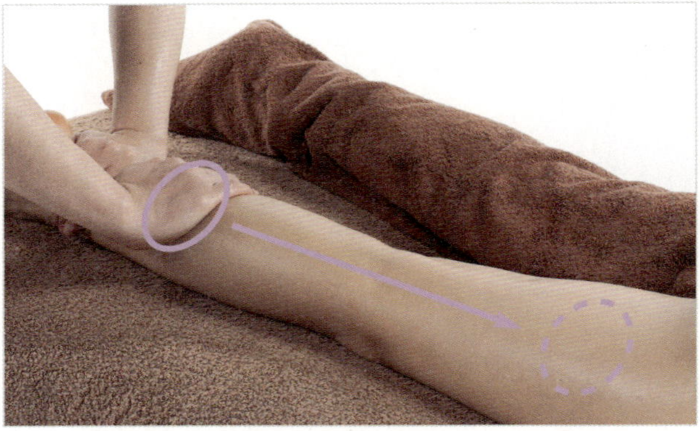

▶오일도포

02. 다리 전체 에플라지(Effleurage)

양 손바닥을 고객의 발목 쪽에 둔다. 손바닥 전체로 다리를 누르면서 골반쪽 까지 올라간 후 고객의 다리 옆쪽을 감싸면서 내려간다. 무릎을 지나면서 한 손은 장딴지근(비복근)을 따라 한 손은 앞전강근(전경골근)을 감싸고 발목 쪽을 향한 후 발등과 발바닥까지 마사지한다. 전체 다리를 5회 반복하며 처음에는 가볍게, 점차 강하게 에플라지 한다.

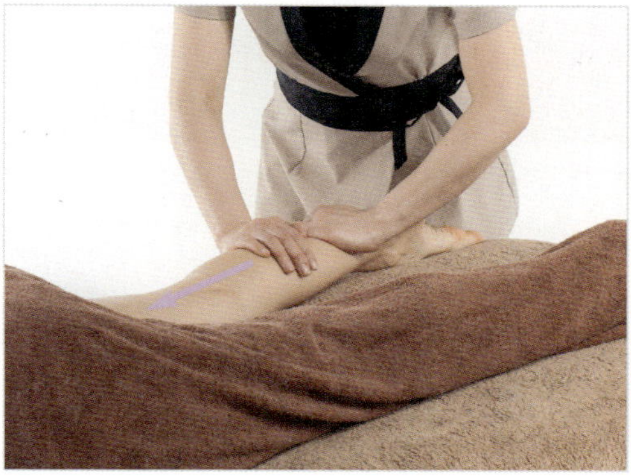

▶시작하기

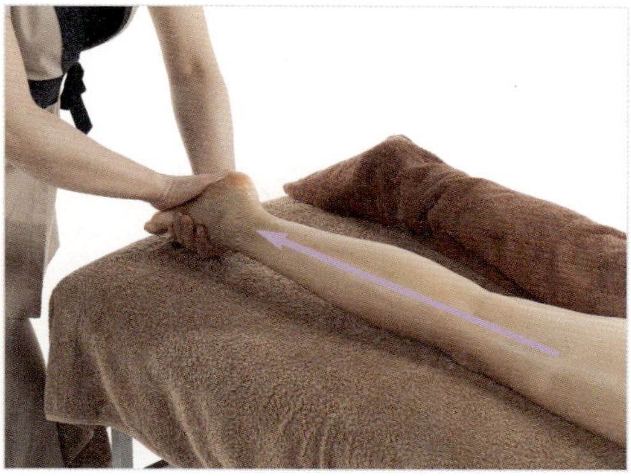

▶끝내기

03. 다리 전체 손바닥 긴 스트로킹

한 손은 손바닥이 수평이 되게 하여 발목 쪽에 두고(손가락이 안쪽으로 가게 한다), 다른 손바닥은 수직이 되게 한다.(손가락이 위쪽 방향이 되게 한다) 발목에서 심장으로 부드럽고 깊은 스트로킹을 한다. 엉덩이 바로 아래까지 올라갔다 내려온다. 내려올 때는 관리사의 양손이 안쪽과 바깥쪽 다리를 터칭하면서 발목까지 내려온다. 3회–5회 정도 반복한다.

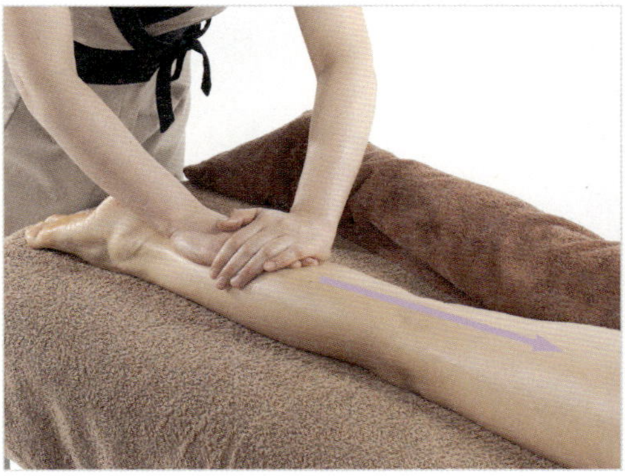

▶올라가기

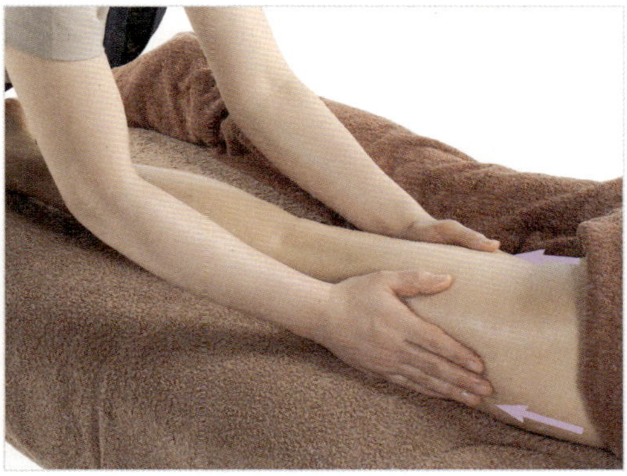

▶내려가기

04. 다리 자뼈면(척골면) 빈번한 스토로킹

양손의 자뼈(척골)면을 45도 정도 눕혀서 발목에서 골반 쪽까지 양손을 번갈아 가며 올라간다. 그리고 다시 같은 방법으로 내려온다. 리듬을 타면서 처음에는 가볍게, 점차 강하게 마사지한다.

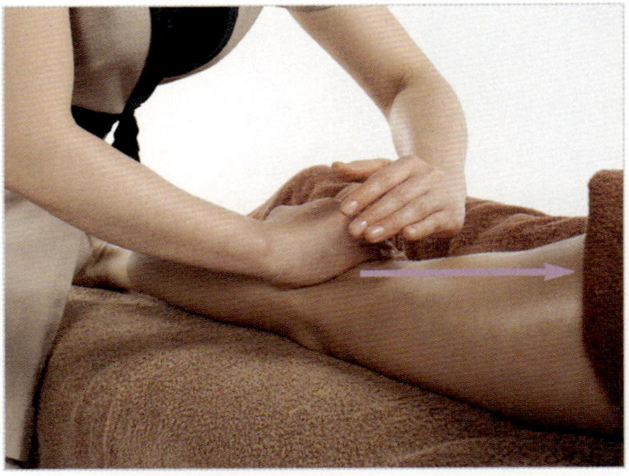

▶양손 번갈아 올라가기

05. 뒤넙다리근(Hamstring) 자뼈면(척골면) 빈번한 스토로킹

04번과 같은 방법으로 뒤쪽다리, 넙다리 뒤 인대(상부, Hamstring)를 아래서 위 방향으로 뒤쪽 다리를 집중적으로 마찰한다.

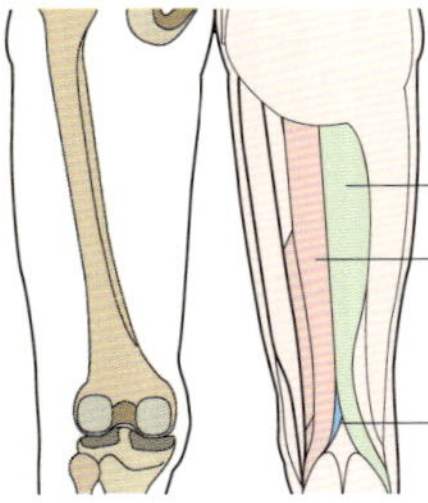

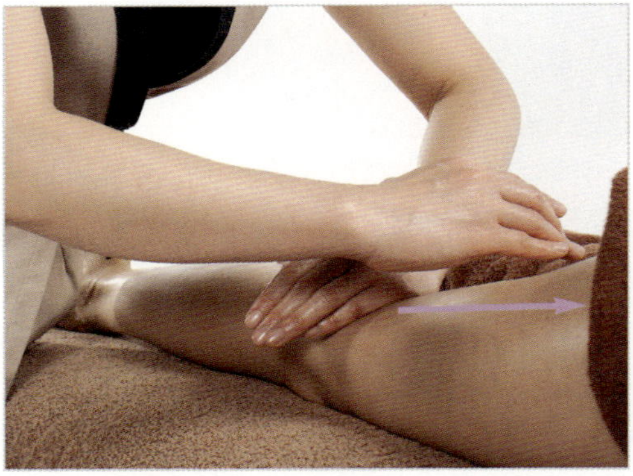

▶양손 번갈아 올라가기

06. 뒤넙다리근(Hamstring) 양 엄지 깊게 마찰

양손을 오금 바로 위에 둔다. 양 손바닥의 손가락이 V자 모양이 되게 하여 엉덩이까지 스트로킹한다.

> * Hamstring muscle
> 넓적다리 뒷쪽의 근육으로서 넙다리두갈래근(대퇴이두근)반 힘줄모양근(반건양근), 반막모양근(반막양근)으로 되어있다.

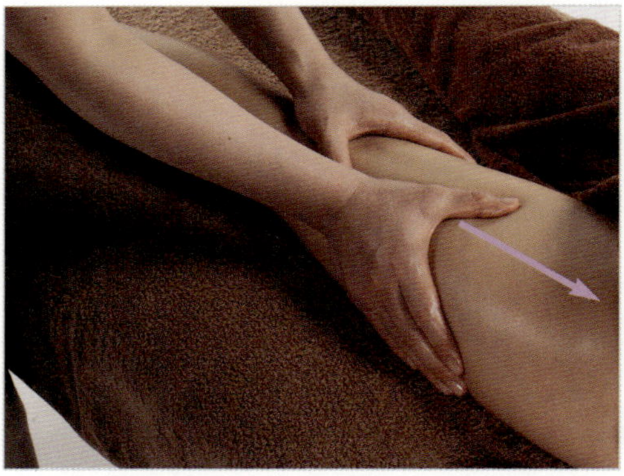

▶양손 V 올라가기

07. 뒤넙다리근(Hamstring) 양 엄지 스트로킹

뒤넙다리근을 3등분하고, 양손 엄지를 모아 중간, 안쪽, 바깥쪽을 깊은 스트르킹 한다. 중간쪽 엄지 스트로킹을 할 때는 좌골결절을 3초 정도 누르고, 안쪽과 바깥쪽을 할 때 한손은 엄지로 다른 손은 엄지를 제외한 네 손가락으로 스트로킹한다.

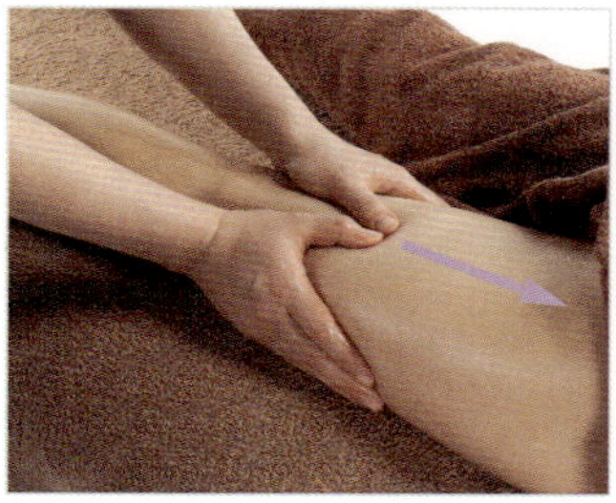

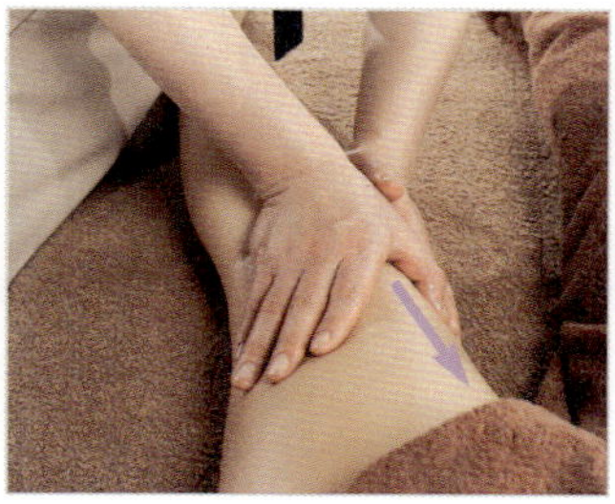

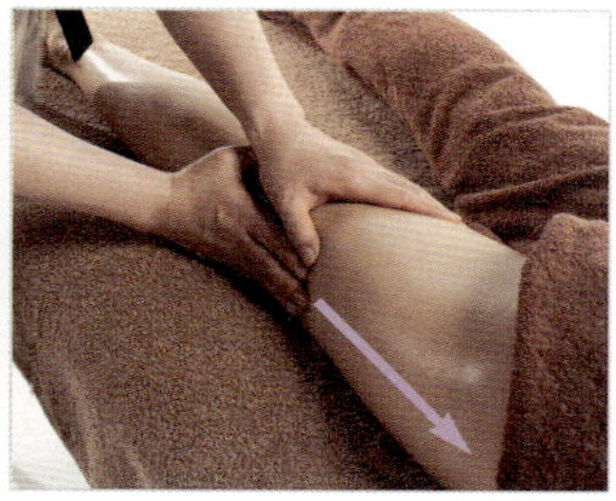

08. 뒤넙다리근(Hamstring) 안쪽, 중앙, 바깥쪽 주무르기

뒤넙다리근을 안쪽, 중간, 바깥쪽 3등분으로 나누어서 마사지한다. 주무르기를 할 때는 특정 부위의 근육을 잡고 엄지와 손가락으로 원을 그리면서 짜주는 동작을 동시에 이루어지게 마사지한다. 모음근(내전근)에 더욱 중점을 두어 마사지한다.

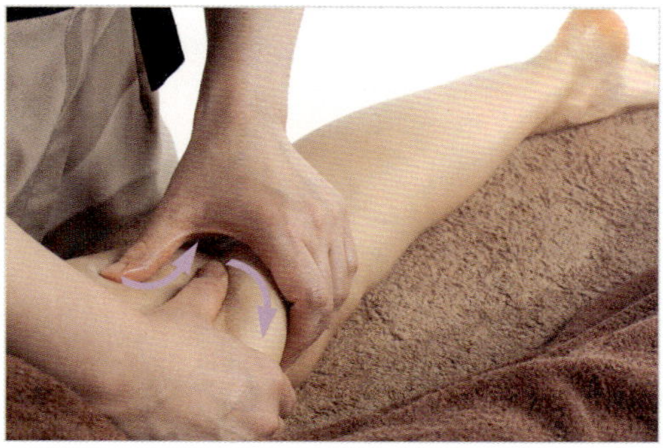

▶안쪽

09. 뒤넙다리근(Hamstring) 바이브레이션

뒤넙다리근을 위쪽에서 아래쪽으로 빠르고 활발하게 바이브레이션 한다. 한 손은 고객의 엉덩이를 잡고 다른 손가락을 가지고 뒤넙다리근의 위쪽에 손을 벌려 오금 위쪽까지 좌 · 우로 바이브레이션 하면서 내려간다.

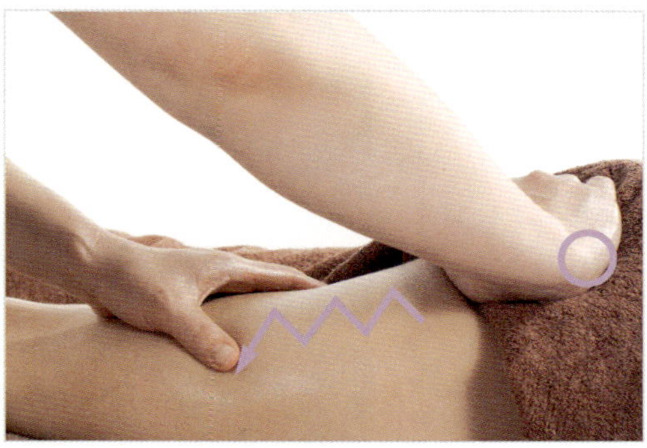

▶좌 · 우로 흔들며 내려가기

10. 경타법

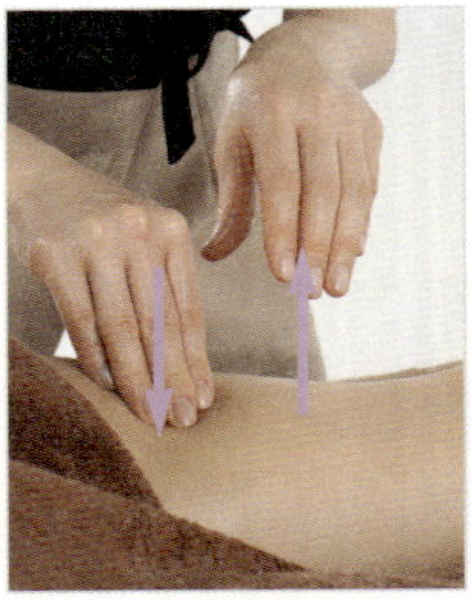

▶양손잡아 뽑기(Plucking)

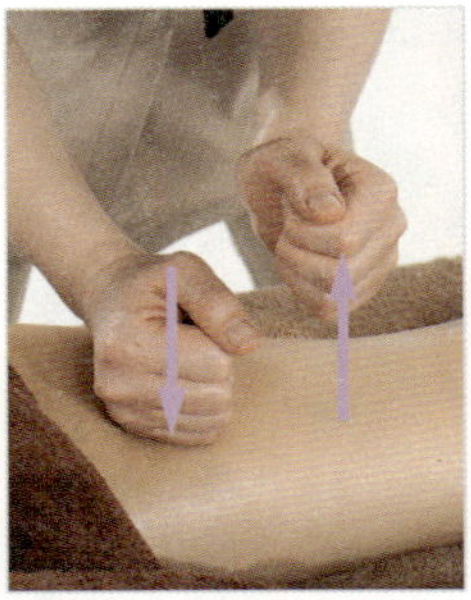

▶주먹 치기(Pummelling)

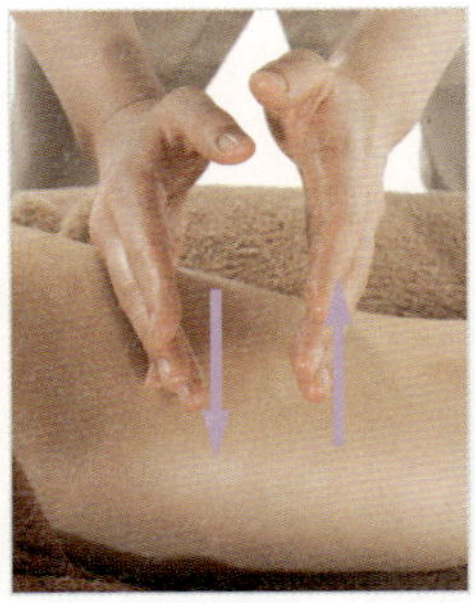

▶자르기(Hacking)

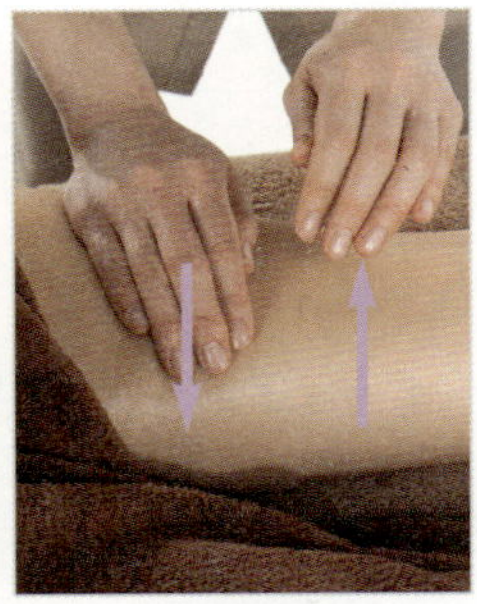

▶손바닥치기

11. 오금부위(슬와근) 양 엄지 마찰

양 엄지손가락으로 오금을 원을 그리듯이 부드럽고 가볍게 마찰한다. 다음 양 엄지가 수평방향으로 교차되게 문지른다.

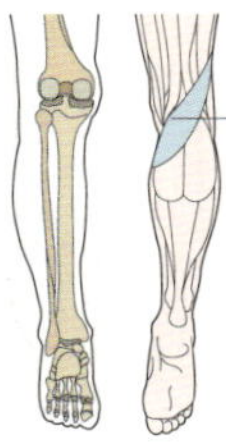

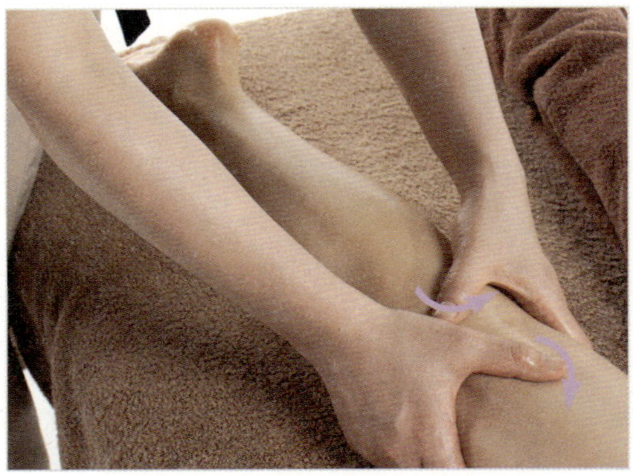

▶엄지 원 그리기

12. 하부 다리 에플라지

하부 다리 전체를 에플라지한다.

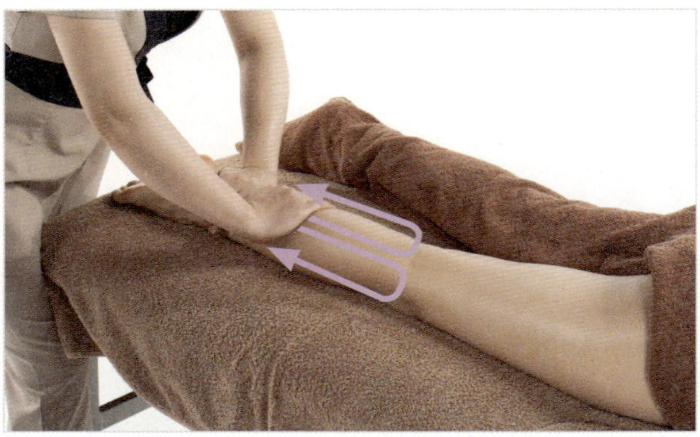

▶에플라지

13. 장딴지근(비복근) 양 엄지 스트로킹

양 엄지로 장딴지(비복근)과 가자미근의 중앙 부위를 발목에서 오금 쪽으로 스트로킹 한다.

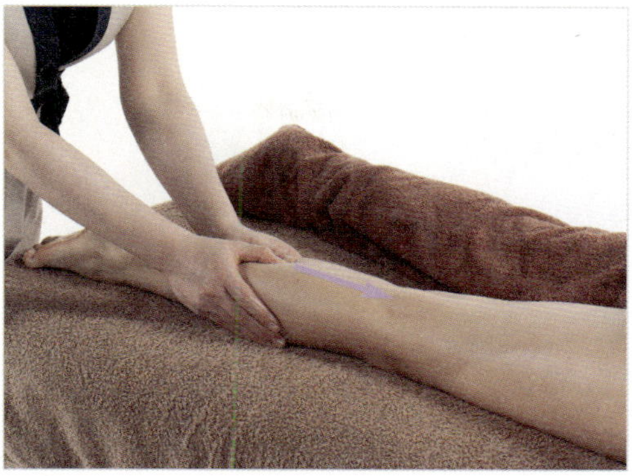

▶엄지로 중앙부위 올라가기

14. 가자미근 양 엄지 스트로킹

양 손가락 끝을 바깥쪽, 안쪽경계에 세워 장딴지(비복근)의 양쪽 부위를 스트로킹 한다. 처음에는 가볍게, 점차 강하게 3회 반복한다.

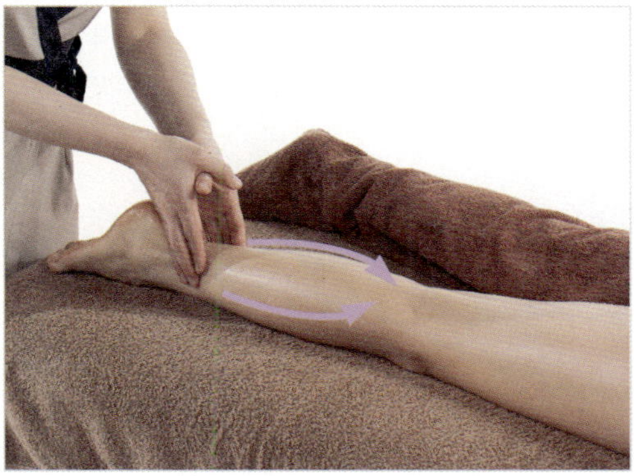

▶안쪽, 바깥쪽 동시자극

15. 종아리 주무르기

장딴지근(비복근)과 가자미근을 전체적으로 주무른다.

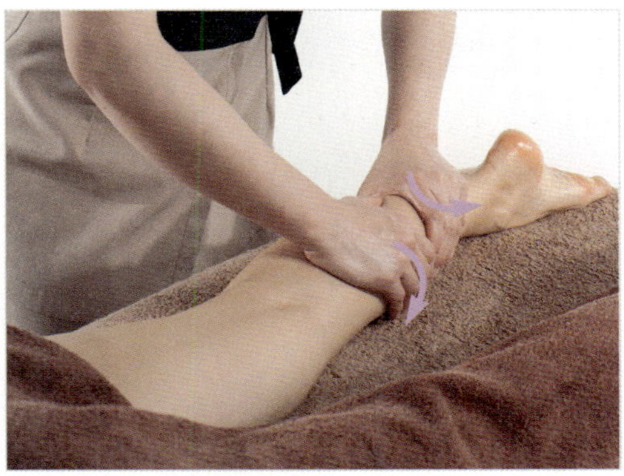

▶전체근육을 주무른다(오른손 힘주기)

용 어 _ 비복근 → 장딴지근

16. 경타법

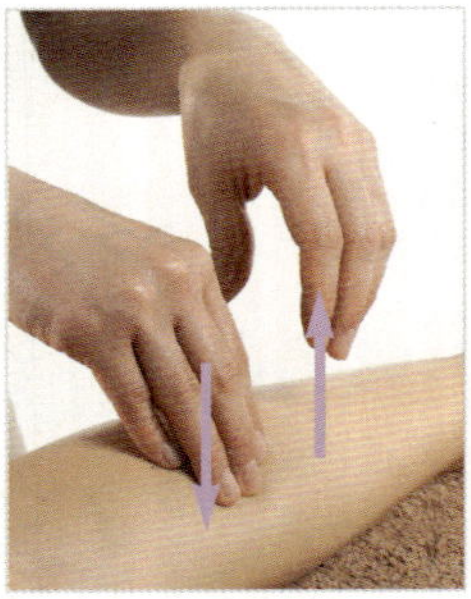

▶양손 잡아 뽑기(Plucking)

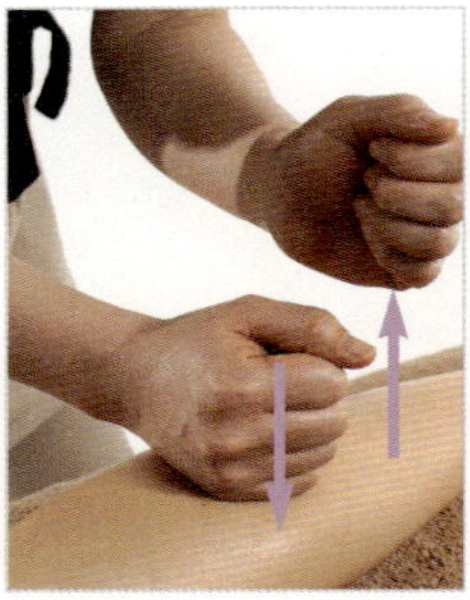

▶주먹 치기(Pummelling)

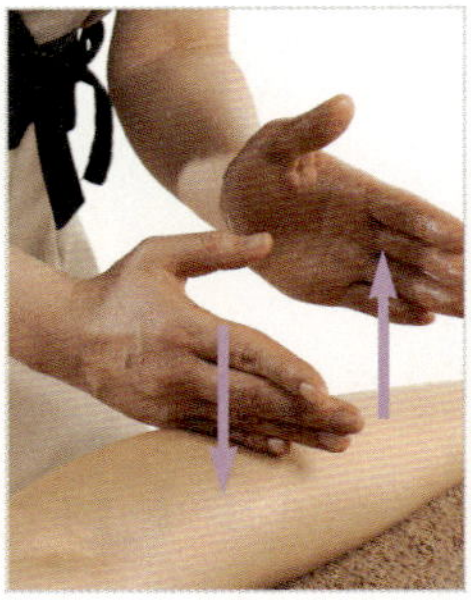

▶자르기(Hacking)

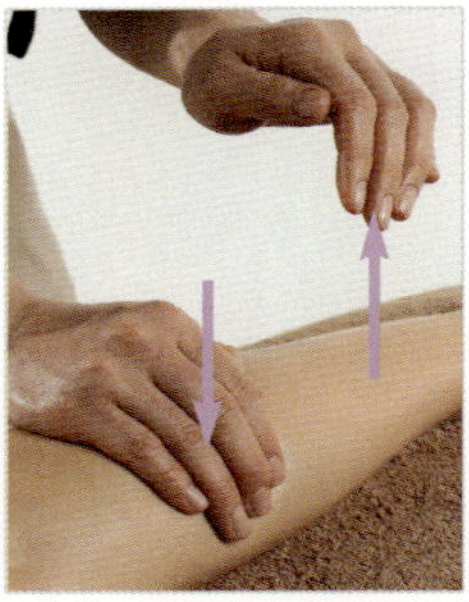

▶손바닥 치기(Cupping)

17. 다리 전체 자뼈면(척골면) 빈번하게 올리기

관리사의 양손 자뼈면을 45도 정도 눕혀서 발목에서 골반쪽까지 양손을 번갈아가며 올라간다. 그리고 다시 같은 방법으로 내려온다. 리듬을 타면서 처음에는 가볍게, 점차 강하게 마사지한다.

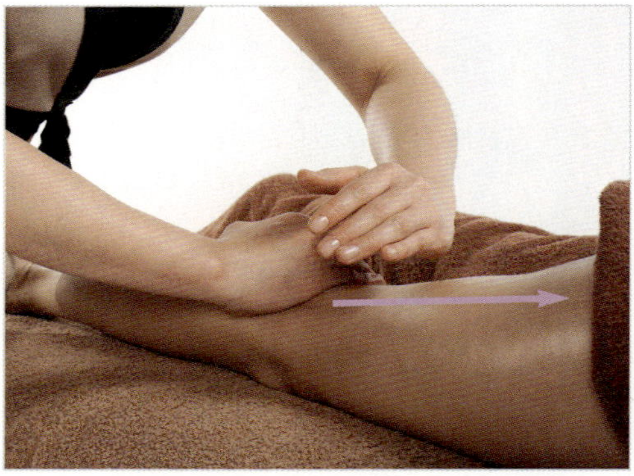

▶자뼈면 사용하여 올라가기

18. 다리 전체 에플라지

전체 다리 에플라지를 3회 반복한다.

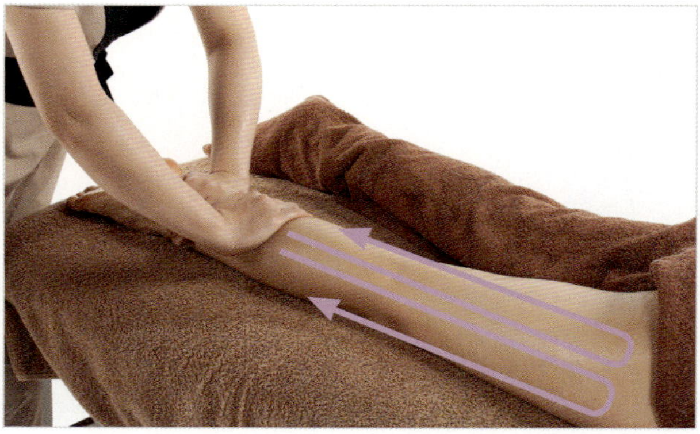

19. 반대다리 반복

4. 발바닥 관리

발은 어떤 구조로 되어 있는가?

인체는 약 206개의 뼈로 구성되어 있는데 그 중에 발의 뼈가 약 1/4을 차지하고 있다. 한발에 26개씩 모두 52개의 뼈로 이루어져 있는데 발뒤꿈치뼈가 한발에 7개씩 양발 모두 14개이며 발 허리뼈는 14개 모두 28개로 되어 있다. 그리고 112개의 인대로 구성되어 있으며, 근육과 더불어 외부압력으로부터의 완충작용을 한다.

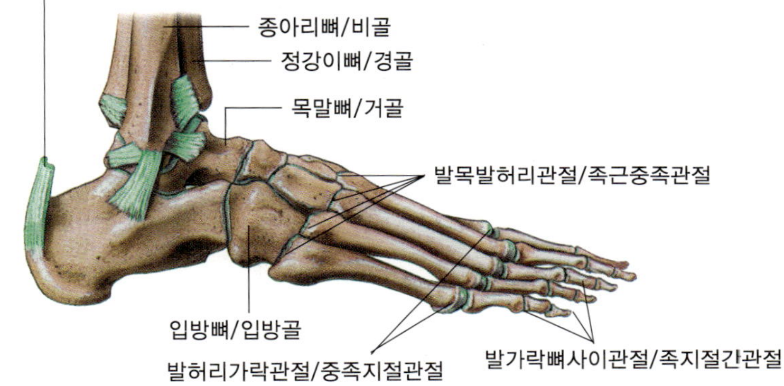

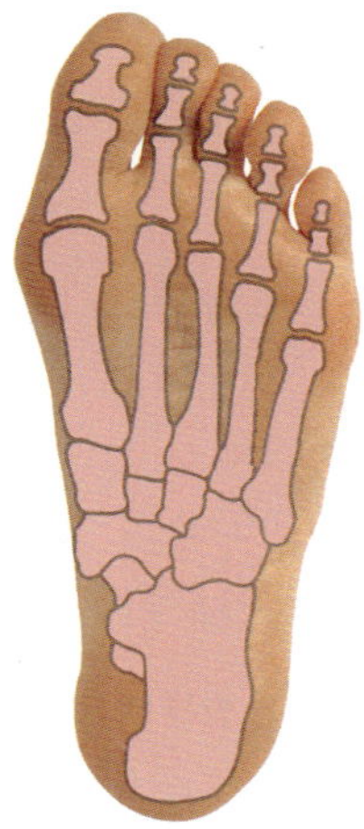

01. 아킬레스건 마찰

고객의 옆쪽에서 한 손은 발바닥 쪽 발허리뼈(중족골) 쪽을 잡고 아래쪽으로 약간 눌러주어 아킬레스건이 약간 수축되게 한다. 다른 손 둘째손가락 안쪽면을 사용하여 아킬레스건을 깊게 아래, 위로 마찰한다.

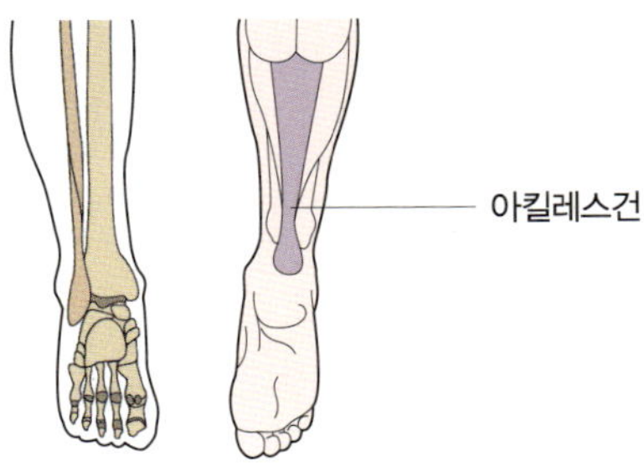

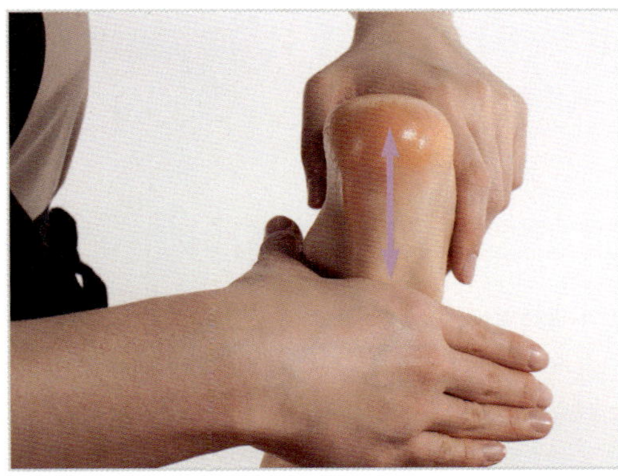

▶둘째 손으로 자극하기

02. 발뒤꿈치 3면 써클

발뒤꿈치 안쪽, 바깥쪽, 중앙 부위를 엄지와 손가락, 손바닥으로 마찰한다. 발꿈치 안쪽은 엄지손가락을 제외한 네 손가락으로 복사뼈 밑을 원을 그리고 중앙부위는 손바닥 부분으로 둥글게 원을 그리며 마찰한다. 그리고 바깥 면은 엄지로 복사뼈 밑쪽을 원을 그리며 마찰한다.

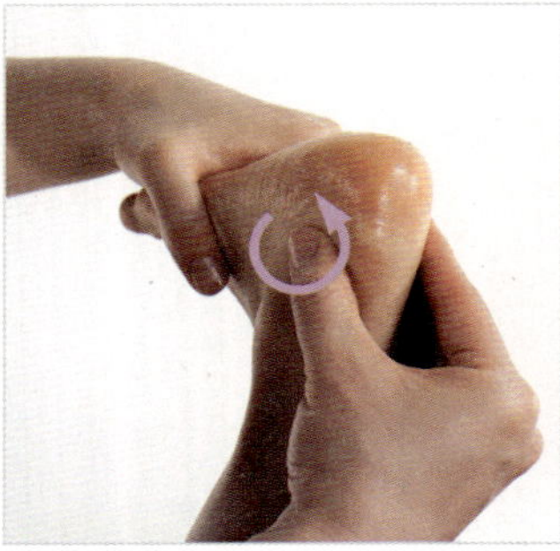

▶바깥쪽

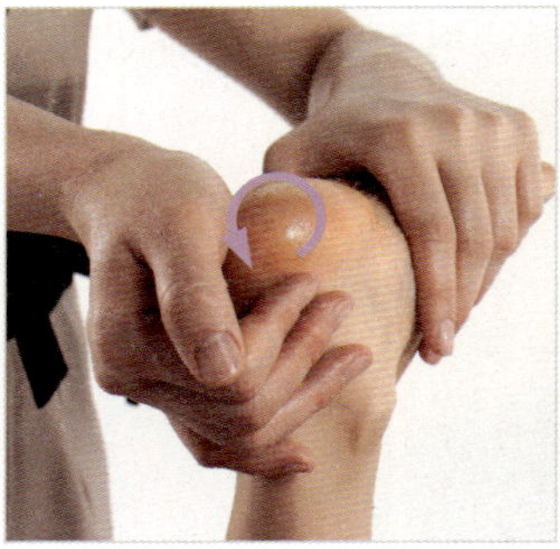

▶중앙

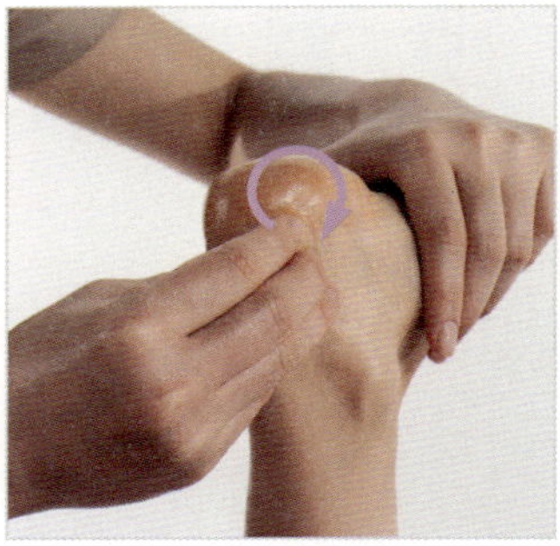

▶안쪽

03. 발바닥 힘줄(건막) 너클링(주먹 쥐기)

한 손으로 발등 쪽을 잡아 발을 고정시킨 후 발바닥 힘줄 너클링을 주먹 쥔(Knuckles) 손으로 발바닥을 아래에서 위로 깊게 마찰한다.

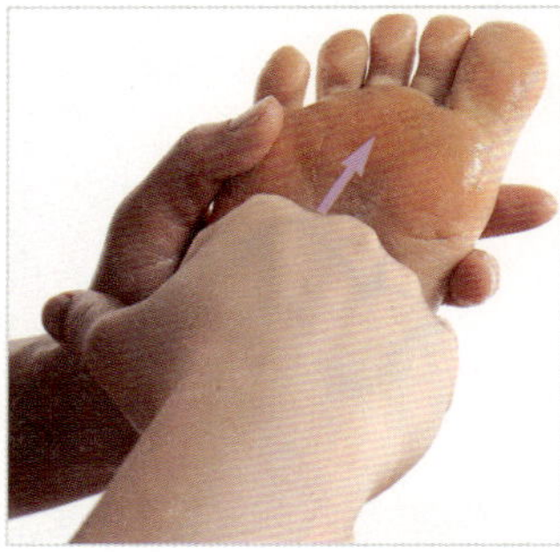

▶주먹 사용하기

04. 발가락 마디 마디 엄지 마찰

발바닥과 발가락 사이의 오목 들어간 부위를 강하게 압착한다. 이때 한 손은 발가락 관절부 위를 차례로 잡아가면서 이동한다. 엄지와 모든 발가락을 마찰한다.

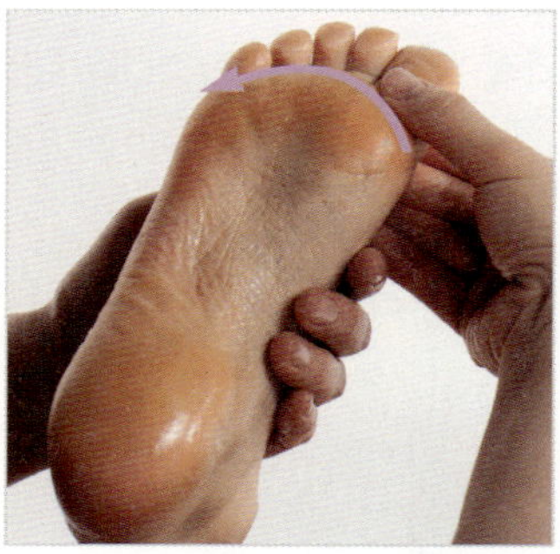

▶발의 오목 들어간 부위 엄지에서 새끼까지 자극하기

05. 발가락 잡아당기기 & 원회전

한 손으로 발가락 관절을 잡아 고정시키고 다른 손으로 발가락을 가볍게 잡아, 위로 3회 정도 잡아당긴다. 다음 발가락을 깊게 잡고 시계 방향과 시계 반대 방향으로 회전한다. 각 관절마다 3회, 5회 반복한다.

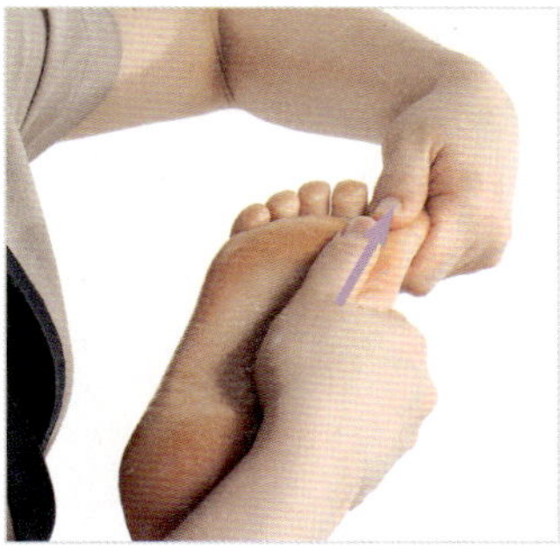
▶가볍게 잡아 당기기

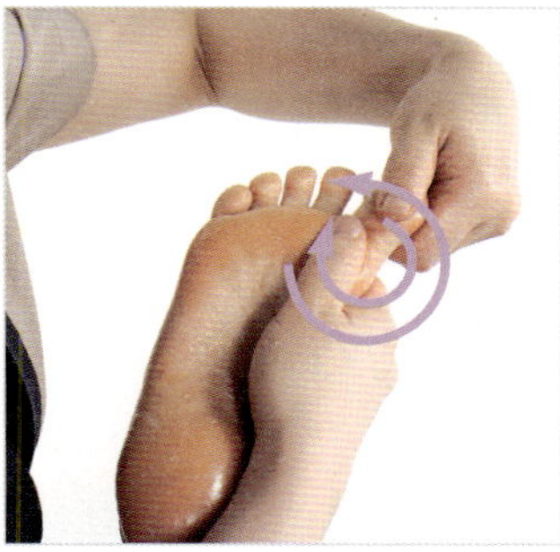
▶원회전

06. 발바닥 양 엄지 깊게 스트로킹

고객의 발을 마사지 테이블에 다시 놓는다. 양손 엄지로 발바닥 중앙 부위, 측면부위를 발꿈치에서 발가락을 향해 수직방향으로 깊게 마찰한다.

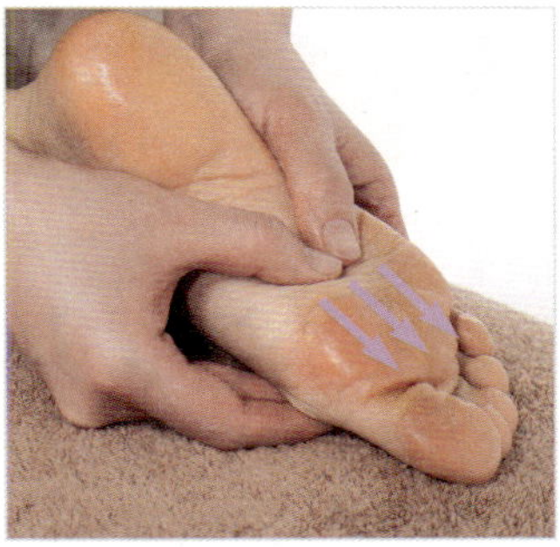
▶중앙 안쪽 바깥쪽 엄지 스트로킹

07. 발등 손바닥 마찰하기

한 손은 고객의 발바닥을 잡는다. 이 때 관리사의 엄지는 고객의 발가락 쪽을 잡아 발목이 안쪽으로 접히게 한다. 다른 손바닥으로 발등의 새끼 발가락 부위를 원을 그리면서 발뒤꿈치에서 발가락까지 손바닥으로 문지르고, 다시 발뒤꿈치로 돌아온다. 3회 정도 반복한다.

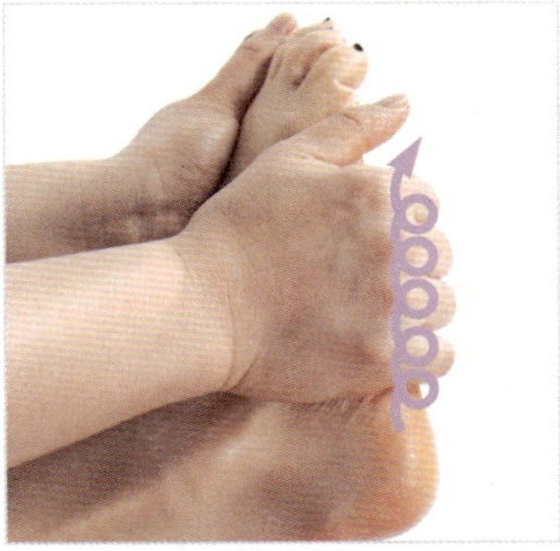
▶반대 손으로 원을 그리기(왕복)

08. 등쪽(배측)굴곡(Dorsal Flexion)과 발바닥(저측)굴곡(Plantar Flexion)

등쪽굽힘(배측굴곡)은 뒤쪽 발목을 한 손으로 잡고 다른 손 고객의 발바닥 정중앙을 잡아 아래 방향으로 약 3-5초 정도 누른다. 장딴지근(비복근)과 가자미근이 최대한 스트레칭이 되게 한다. 발바닥굽힘(저측굴곡)은 한 손은 고객의 발뒤꿈치를 잡고 다른 손으로 고객의 발등 정중앙을 잡아 위쪽 방향으로 약 3-5초 정도 든다. 최대한으로 발목이 펴지게 한다. 앞 정강이근(전경골근)이 최대한 스트레칭이 되게 한다.

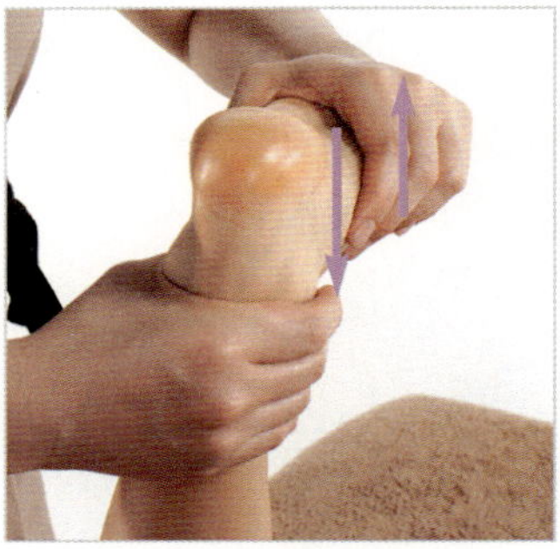

▶발바닥굽힘(위로들기)

09. 발목 원회전(Circumduction)

한 손은 고객의 발목을 잡고 다른 손은 고객의 발바닥 쪽의 발허리뼈을 잡아, 발목 관절이 360도 회전이 되게 최대한의 범위 내에서 최대한 큰 원을 그리면서 시계방향과 시계 반대방향으로 실시한다.

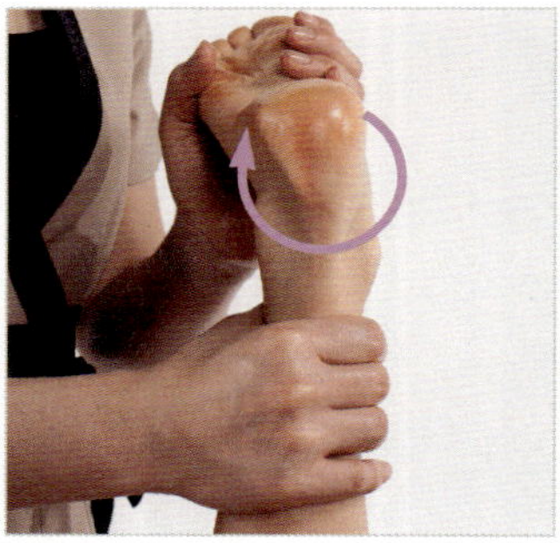

▶시계 방향

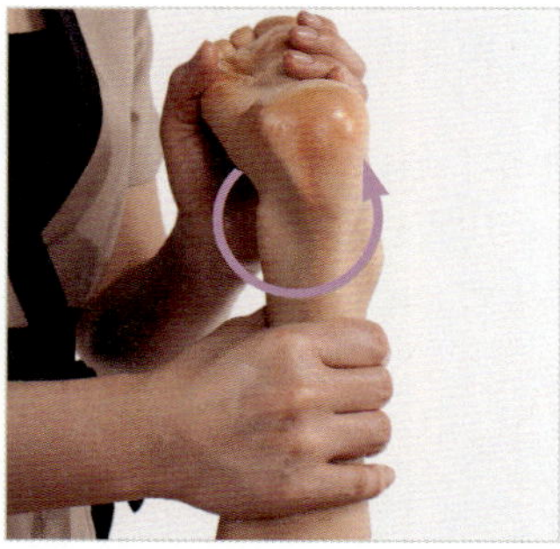

▶시계 반대 방향

10. 다리 에플라지

다리 전체를 부드럽게 에플라지 한다.

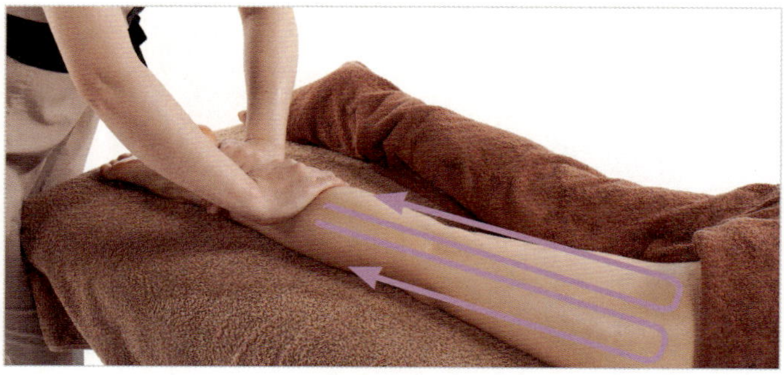

SWEDISH MASSAGE TECHNIQUE

Chapter 8 스웨디시 마사지 앞면 관리

1. 발등 관리
2. 다리 앞면 관리
3. 복부 관리
4. 가슴 관리
5. 팔 관리
6. 손 관리

1. 발등 관리

발이 없다면 아무것도 할 수 없다. 활동의 기본이고 가장 큰 역학적 힘이 작용하는 곳이기도 하다. 발은 대략 뼈 26개, 관절 33개, 근육 20개와 인대 100여개로 이루어졌고 평생 1000만 번 이상 땅과 부딪힌다. 발은 1km를 걸을 때마다 16ton의 무게가 실린다. 몸에 흐르는 '경락(Meridian) 12개중' 간장, 비장, 담낭(쓸개), 위장, 방광, 신장(콩팥)을 관장하는 6개가 발에 흐른다. 그 결과 발이 손상되면 그 영향은 몸 전체에 미친다. 무릎에 통증, 간혹 사타구니와 등 그리고 아킬레스건에 염증이 생길수도 있다. 심하면 두통이 수반되기도 한다. 발은 레오나르도다빈치가 "예술작품"으로 격찬한 만큼 소중한 기관이지만 신발과 양말 속에 갇혀 푸대접을 받는다.

■ 발등의 근육도

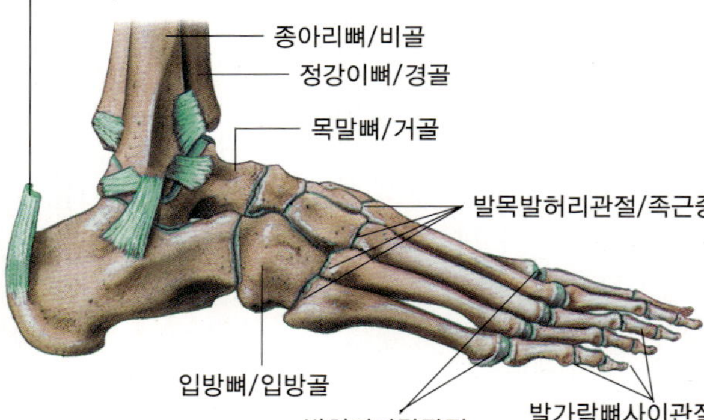

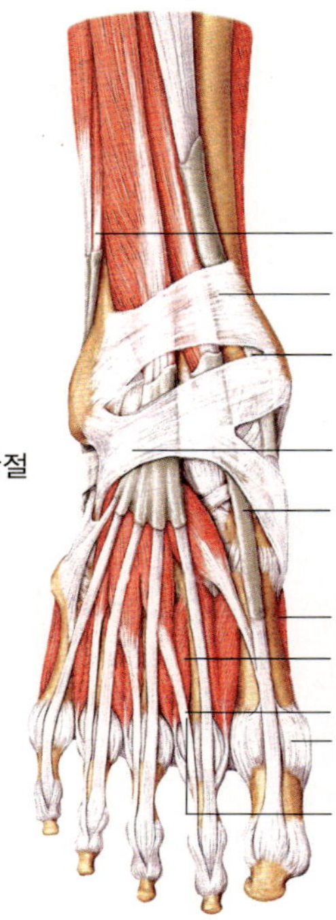

01. 다리 전체 에플라지

양손을 발목에 두고 X 자 모양이 되게 한다. 고객의 앞쪽 발목에서 넙다리네갈래근(대퇴사두근)의 위쪽인 샅굴부위(서혜부)까지 올라가 X자 모양이 된 양손을 서로 바꾸어 다리의 옆쪽과 안쪽으로 내려온다. 무릎을 지나면서 다리의 안쪽의 손바닥 면이 장딴지근(비복근) 쪽으로 내려오고 바깥쪽 손바닥은 하지의 앞정강이근(전경골근)을 감싸 내려가 고객의 발등과 발바닥을 터칭하면서 마무리한다.

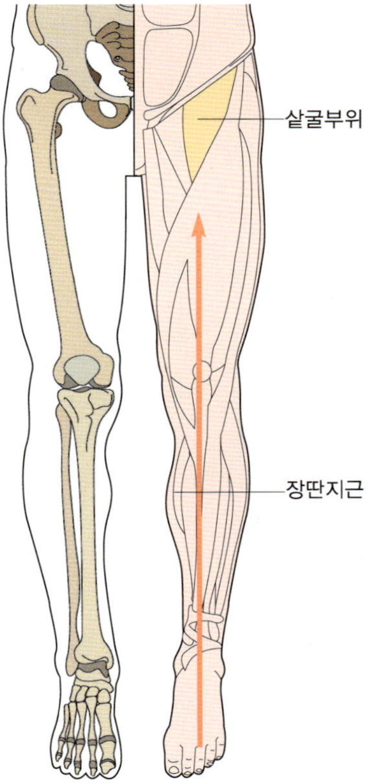

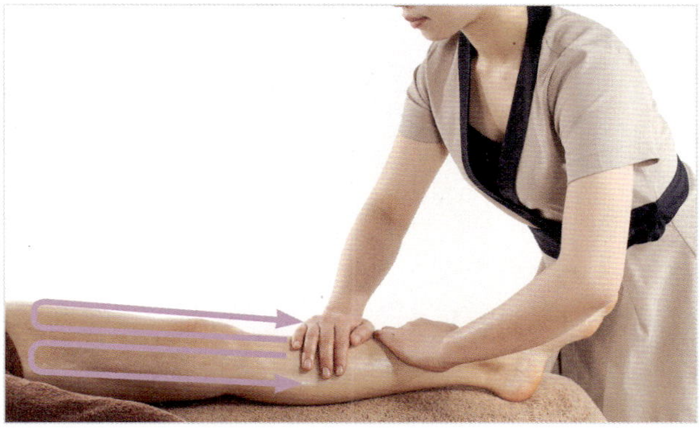

▶시작하기

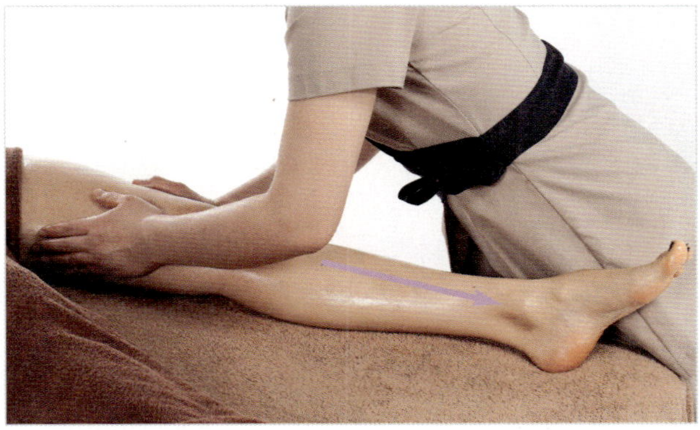

▶측면따라 내려오기

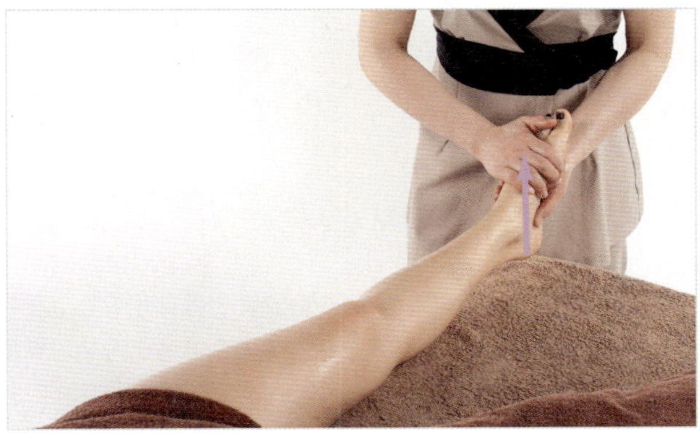

▶끝내기

02. 발등 발바닥 양 손바닥으로 동시 마찰

고객의 옆쪽에 서서 한손은 발바닥, 한 손은 발등에 놓고 서로 엇갈리도록 빈번하게 마찰한다. 다음 발바닥 쪽의 손은 주먹을 쥐고 발등의 손바닥 면으로 동시에 발가락 쪽에서 발목 쪽으로 빠르고 빈번하게 아래 방향 쪽으로만 스트로킹한다

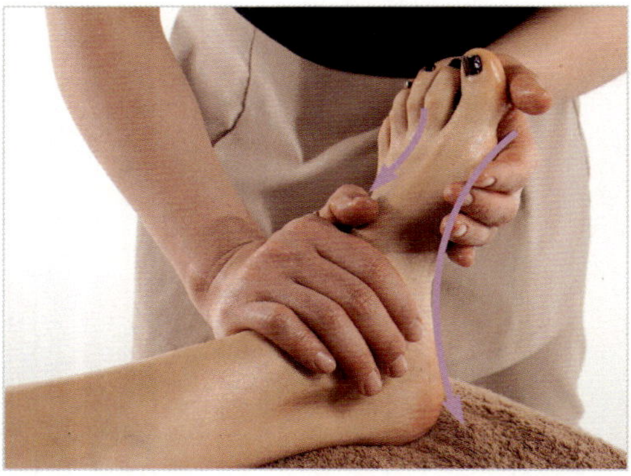

▶손바닥 마찰하기

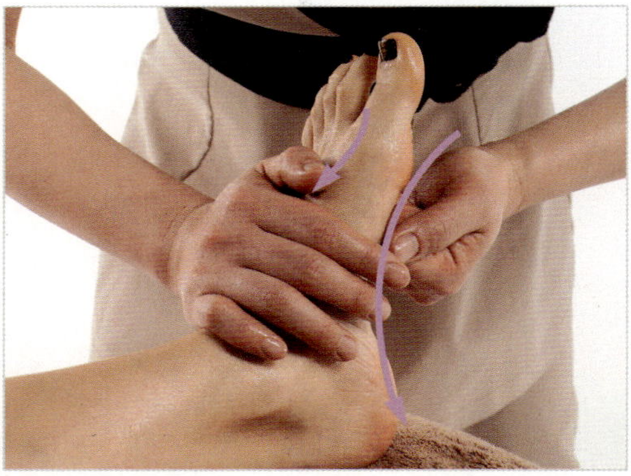

▶주먹으로 마찰하기

03. 발목 좌 · 우 양손으로 흔들기

양 손바닥을 고객의 엄지발가락과 새끼발가락 쪽에 두고 손바닥을 컵 모양으로 만들어 앞쪽과 뒤쪽으로 움직여 고객의 발 모양이 내번과 외번(엄지와 새끼발가락이 앞과 뒤로 움직이게 한다)이 되게 한다.

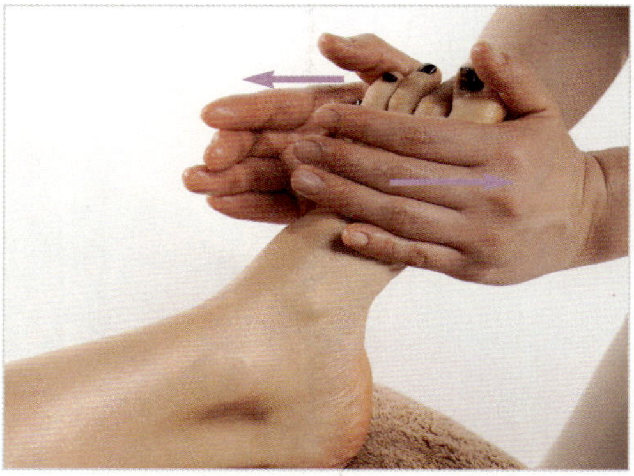

▶양 손바닥 엇갈려 흔들기

04. 발등 발바닥 양 엄지 동시 당기기

관리사의 양 엄지를 고객의 발목 위쪽 발등 안쪽과 바깥쪽 상부에 두고 2, 3, 4, 5 손가락들을 고객의 발바닥에 둔다. 발목 쪽에서 발가락 쪽으로 엄지와 2, 3, 4, 5째 손가락을 당기면서 마사지한다. 발가락의 말절골 부위가 충분히 폄이 되게 한다. 하이힐을 신는 여성에게 적합한 마사지 방법이다.

05. 발등 양 엄지 스트로킹

양 엄지를 고객의 발등의 위쪽에 두고 나머지 손가락을 고객의 발등 쪽에 두어 고객의 발목이 약간 등쪽굽힘이 되게 한다.

❶ **수직 내려가기** 양 엄지로 발가락사이 피막(web space)을 스트로킹한다.

❷ **수평가기** 다음 양 엄지손가락이 수평방향으로 엇갈리게 스트로킹한다.

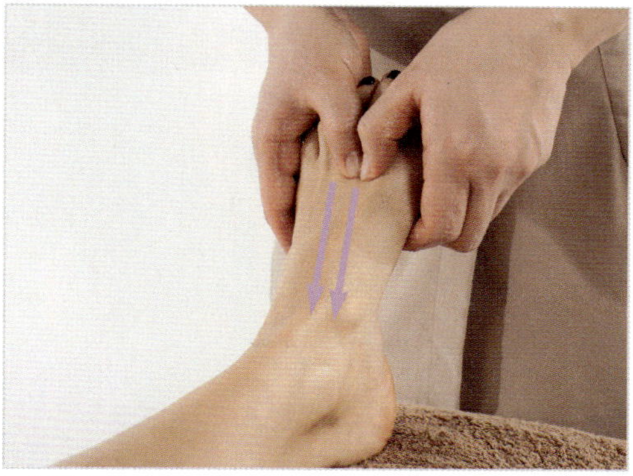

▶수직 내려가기

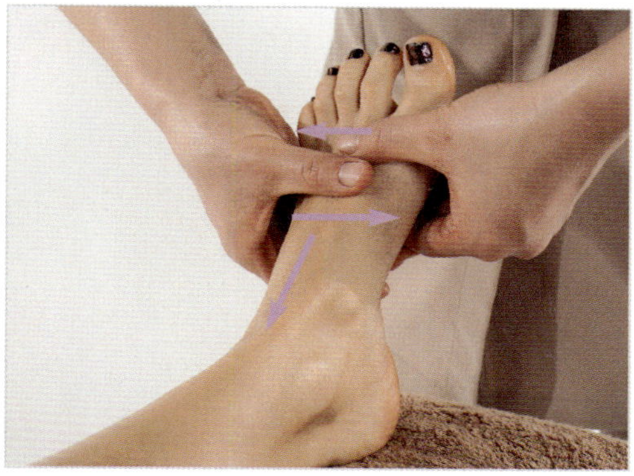

▶수평가기

06. 발목 3부위 자극하기

양 네손가락을 뒤쪽 발목 복사뼈 밑쪽에 두고 양 엄지는 발목 위쪽에 둔다. 이때 양 손바닥의 척골면으로 측면을 감싸 아킬레스와 발목 위쪽, 측면과 발등 전체를 감싸 쥐고 서로 교차하게 마찰하며 동시에 마사지한다. 다음 동작은 위쪽 발목 쪽을 양 엄지로 엇갈리게 마찰한다.

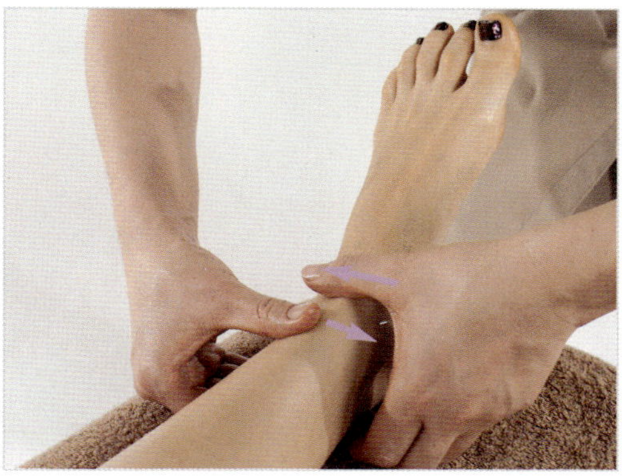

▶발목 위쪽 양엄지 수평 스트로킹

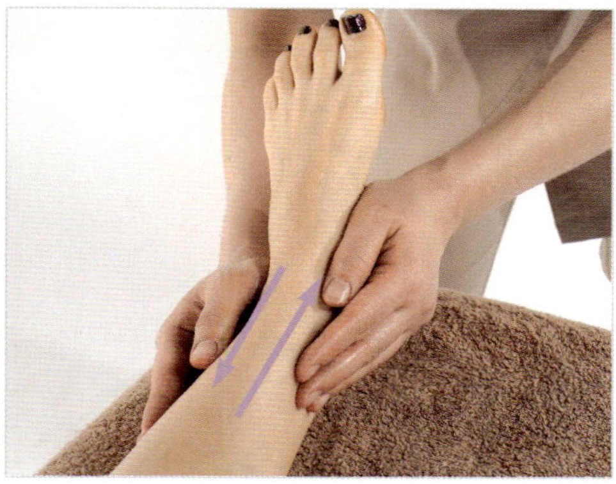

▶아킬레스건 양손으로 마찰

07. 발등 양 손가락으로 드레나지

양 엄지는 고객의 발바닥의 위쪽에 두고, 양 네손가락은 고객 발등의 위쪽에 두어 발등 중앙과 복사뼈 정중앙 마지막으로 복사뼈 밑쪽을 발등의 위쪽에서 발목 방향으로 손가락 끝을 이용한 스트로킹을 한다.

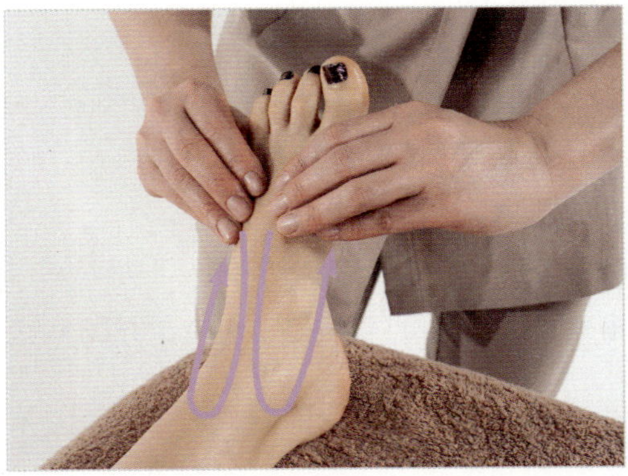

08. 발등 바깥쪽 안쪽 발등 손바닥으로 마찰

오른손으로 고객의 엄지발가락 쪽 발뒤꿈치를 감싸 쥐어 고객의 발목이 안쪽으로 가는 외번이 되게 한다. 왼 손바닥으로 발등의 바깥쪽을 복사뼈 위쪽, 복사뼈 정중앙, 복사뼈 밑의 3부위로 나누어 손바닥 스트로킹을 한다. 왼손으로 고객의 발뒤꿈치 쪽을 감싸 쥐어 고객의 발목이 내번되게 한다. 오른손바닥으로 복사뼈 밑쪽, 복사뼈 중앙, 복사뼈 위를 손바닥으로 스트로킹한다.

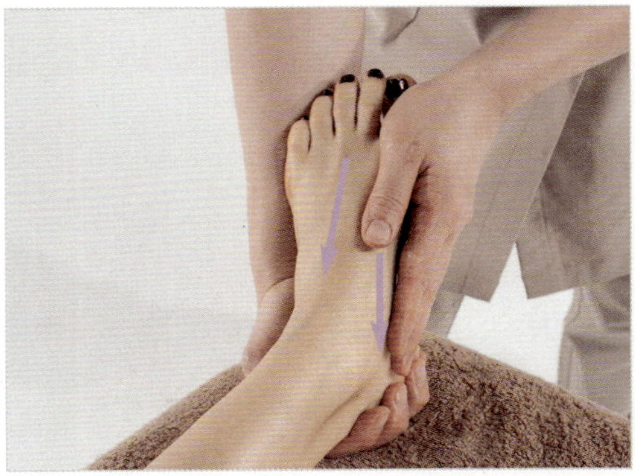

▶안쪽 손바닥 마찰

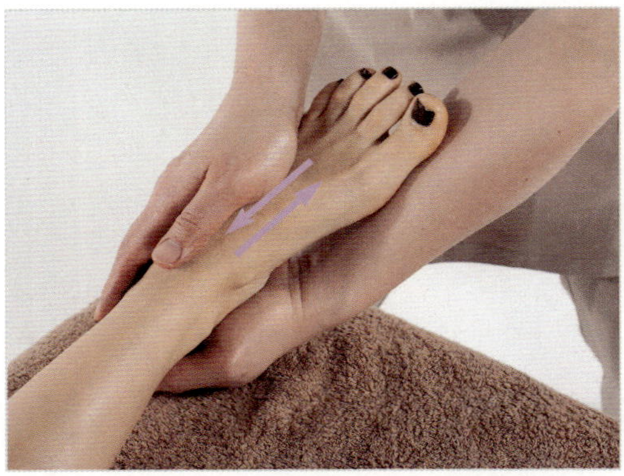

▶바깥쪽 손바닥 마찰

09. 발바닥 너클링(주먹 쥐기)

한 손으로 발가락과 발허리뼈 쪽을 감싸 쥐어서 고객의 발등이 굽힘 되게 유지한다. 다른 한 손은 주먹을 쥐고 발가락 쪽에서 발꿈치 쪽으로 위에서 아래로 주먹을 너클링한다. 고객의 발바닥 전체 마사지하며 관리사의 손목이 꺾이지 않게 한다.

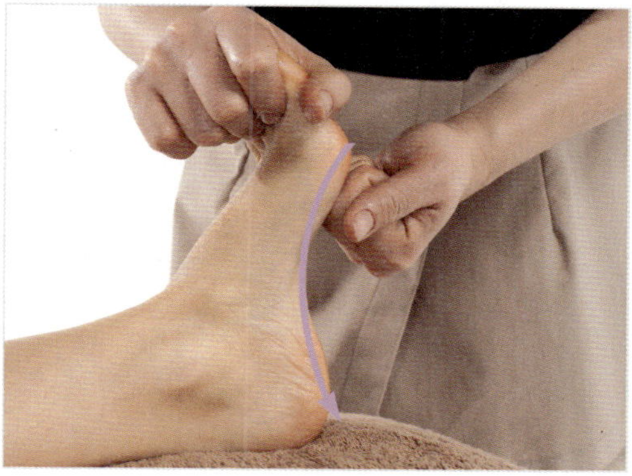

▶한손 말절골 다른손 주먹 위 아래

10. 등쪽(배측)굽힘, 족척(저측)굽힘 스트레칭

한 손은 고객의 발목을 잡고 한 손은 고객의 발가락 쪽을 잡는다. 처음에는 발바닥 쪽으로 3회 누르고, 발등 쪽으로 누른다. 모든 동작은 고객의 무릎이 들려질 정도로 행한다.

*주의: 발목이 약한 사람의 경우 주의를 요한다.

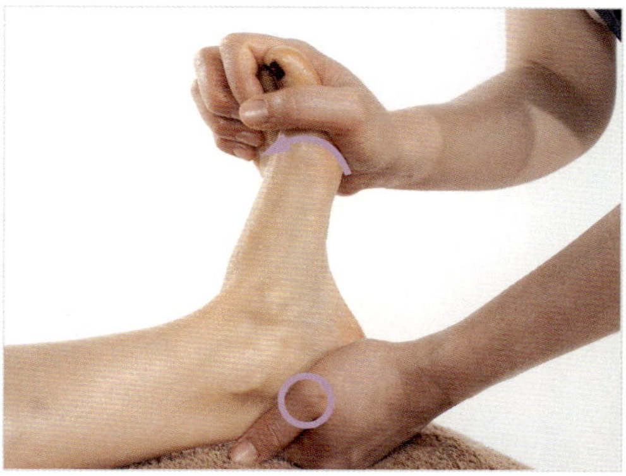

▶발의 등쪽 굽힘 스트레칭

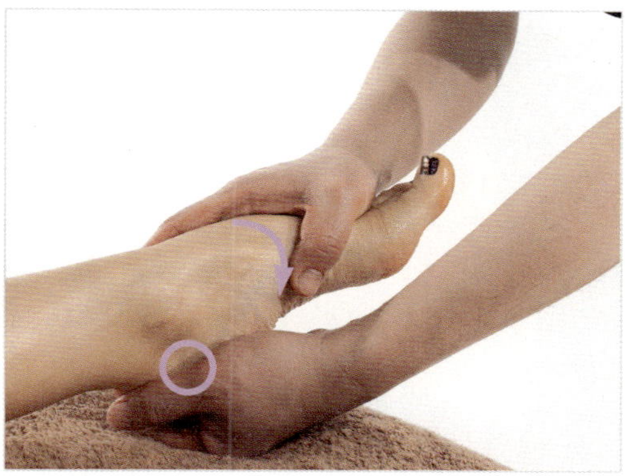

▶발의 저측 굽힘 스트레칭

2. 다리 앞면 관리

하지의 근육은 일반적으로 발가락과 발목의 운동에 관여하는 근육으로 전 하지근 외측 하지근 및 후 하지근으로 구분된다. 전 하지근은 앞정강근(전경골근 Tibialis Anterior), 긴발가락폄근(장지신근 Extensor Digitorum Longus), 제3비골근(Peroneus Tertius)으로 주로 발목의 등쪽굽힘(배측굴곡) 및 발가락 폄 운동에 관여한다. 반면에 외측하지 근육은 종아리뼈(비골조)에서 시작하는 긴종아리근(장비골근 peroneus longus)와 짧은 종아리근(단비골근 Peroneus Brevis)로 주로 발의 외번 운동에 관여한다.

■ 다리 앞면의 근육도

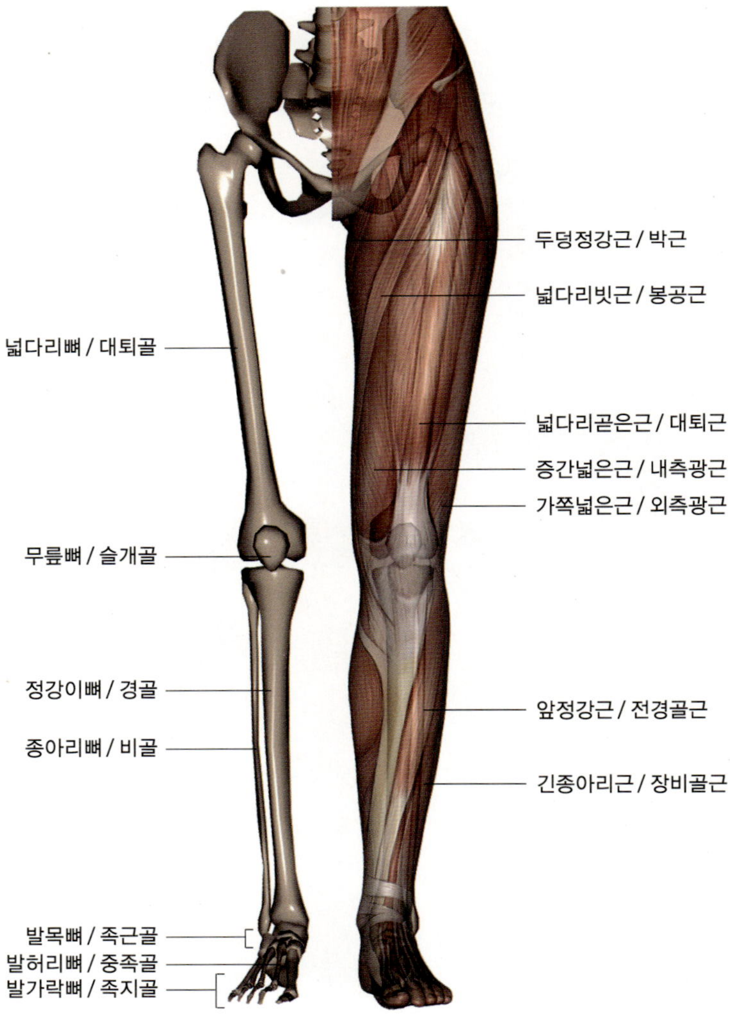

01. 다리 전체 에플라지

전체 다리를 에플라지 한다.

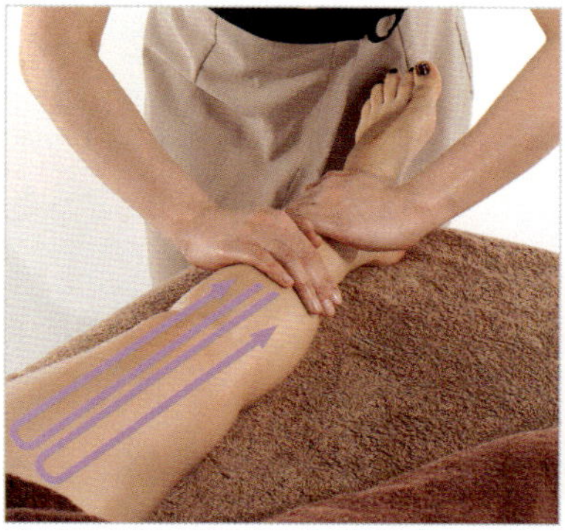

▶시작하기

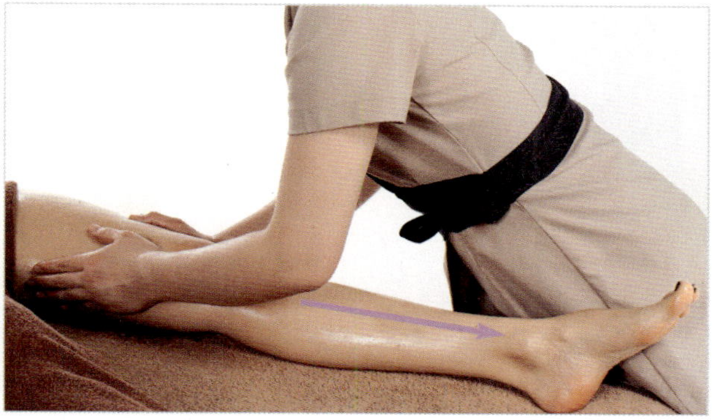

▶측면따라 내려오기

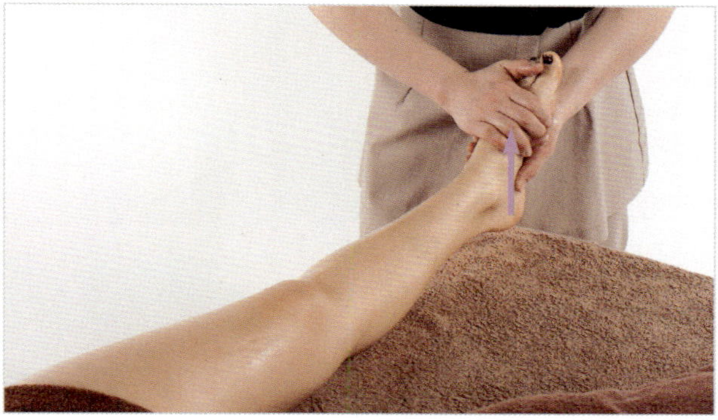

▶끝내기

02. 앞정강근(전경골근) 양 엄지 스트로킹

양 엄지손가락을 나란히 놓는다. (엄지 방향이 무릎 쪽으로)발목 쪽에서 무릎 바로 아래까지 앞정강근(전경골근)을 세 부분으로 나누어 깊게 압착한다.

① 정강이뼈(경골)의 바로 옆

② 정강이뼈(경골)과 종아리근(비골근)의 중간

③ 앞정강근(전경골근)과 종아리근(비골근)의 접합부위

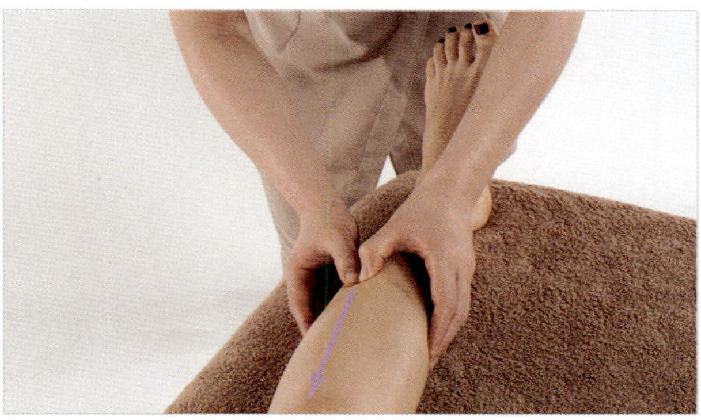

▶앞정강근 세부위 나누어 스트로킹

03. 앞정강근(전경골근) 측면으로 양 엄지 스트로킹

양 엄지손가락을 정강이뼈(경골) 쪽에서 종아리뼈(비골) 쪽으로 강하게 스트로킹을 한다. 무릎에서 발목 쪽으로 마사지 하며, 이때 엄지손가락 끝으로만 하지 말고 엄지손가락 전체가 고객의 앞정강근(전경골근)에 닿게 하여 내려간다.

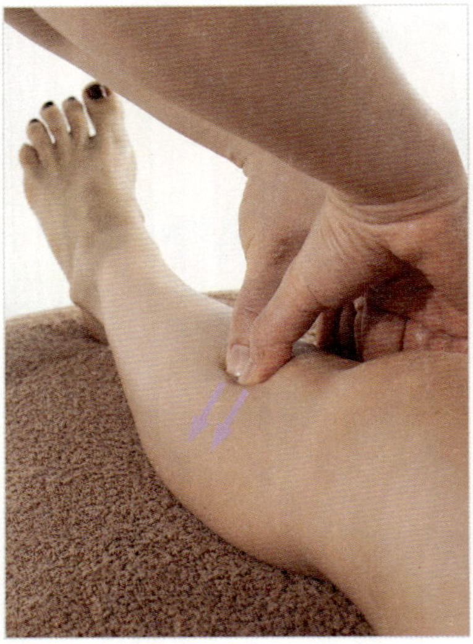

▶시작하기

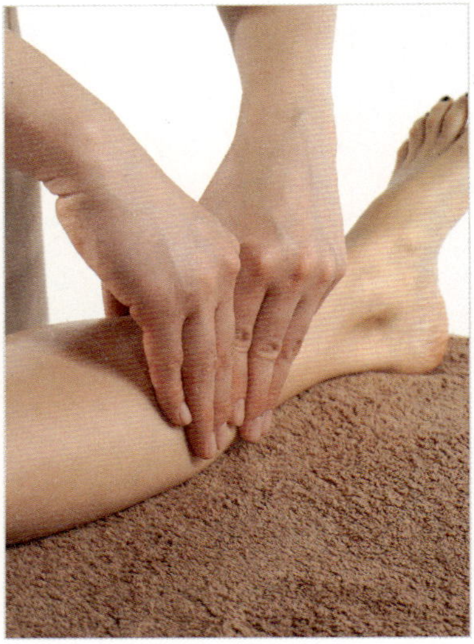

▶끝내기

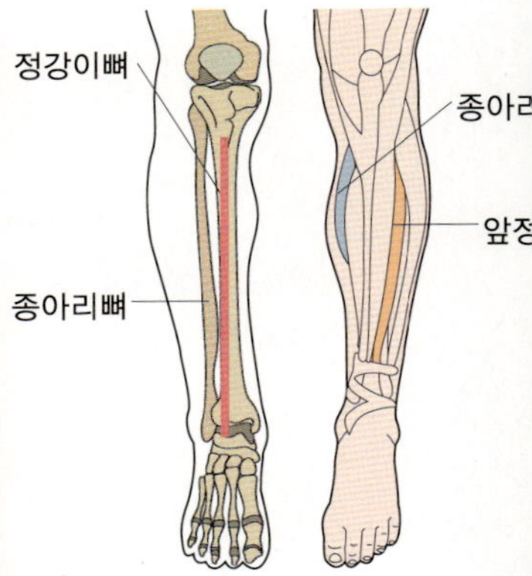

04. 앞정강근(전경골근) 손바닥 스트로킹

한 손으로 고객의 바깥쪽의 발뒤꿈치를 안쪽으로 눌러 엄지발가락의 면이 마사지 테이블 바닥에 닿게 한다. 다른 손바닥으로 바깥쪽 발목에서 무릎 아래까지 손바닥 스트로킹을 한다.

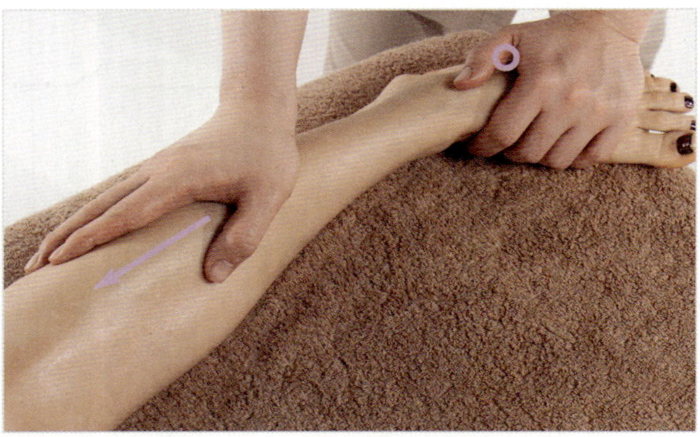

05. 하부 다리 전체 양 손바닥 써클

양 손바닥을 발목의 안쪽과 바깥쪽에 두고 원을 그리면서 발목에서 무릎까지 원을 그리면서 올라간 다음, 되돌아오는 왕복마사지를 한다. 3회에서 5회 정도 반복한다.

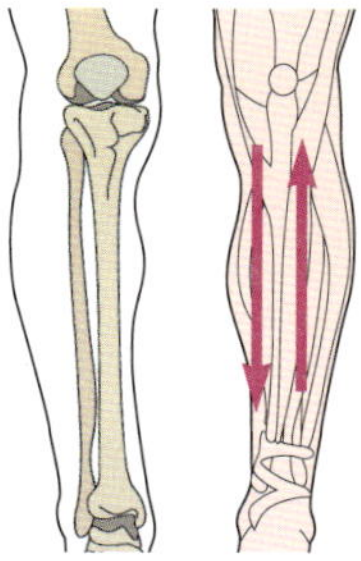

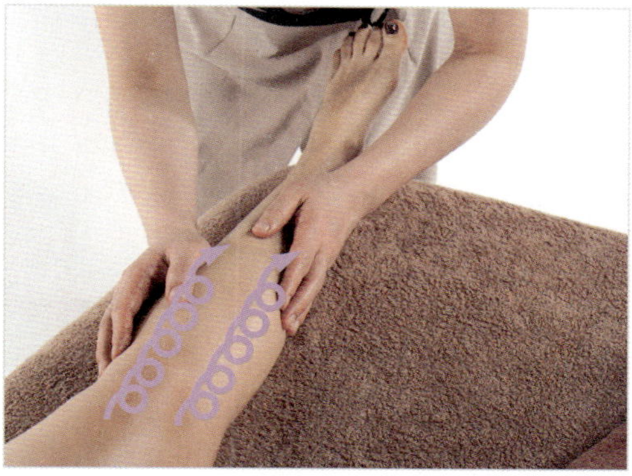

▶양손바닥 엇갈려 올라가기

06. 하부 다리 에플라지

하부 다리를 3-5회 반복한다.

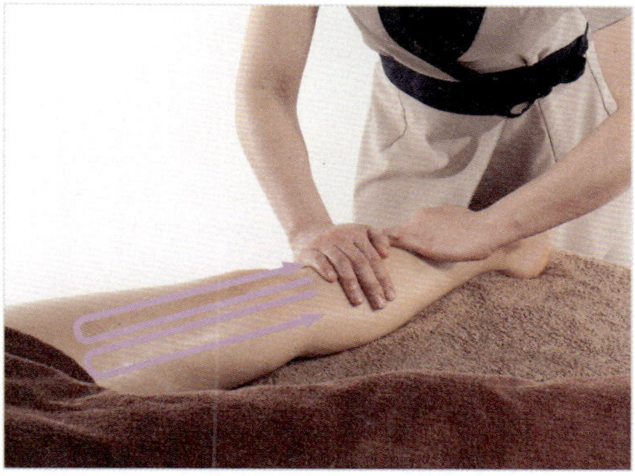

▶하부 다리 에플라지

07. 종아리 전체 양 손바닥 마찰

고객의 다리를 90도로 세우고 고객의 발에 타월을 덮고 그 위에 앉는다.

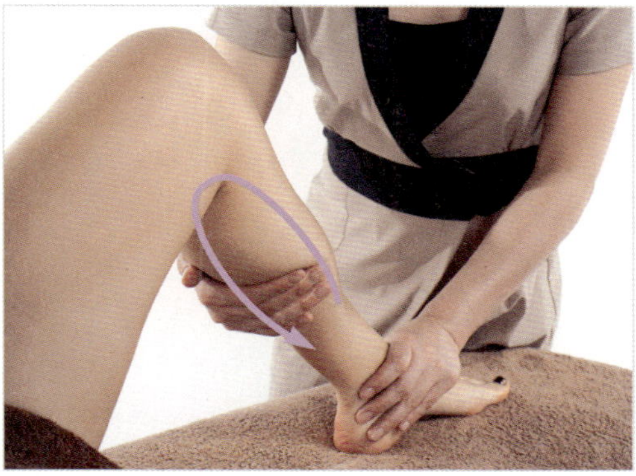

08. 장딴지근(비복근) 양손가락 끝으로 깊게 스트로킹

양쪽 네 손가락을 발목 위쪽에 놓고 양 손가락 끝으로 장딴지근(비복근) 중앙을 위 아래로 리드미컬하게 깊은 스트로킹한다.

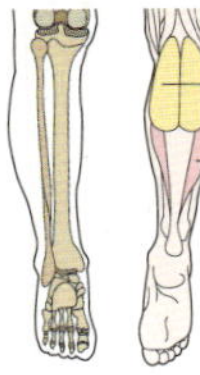

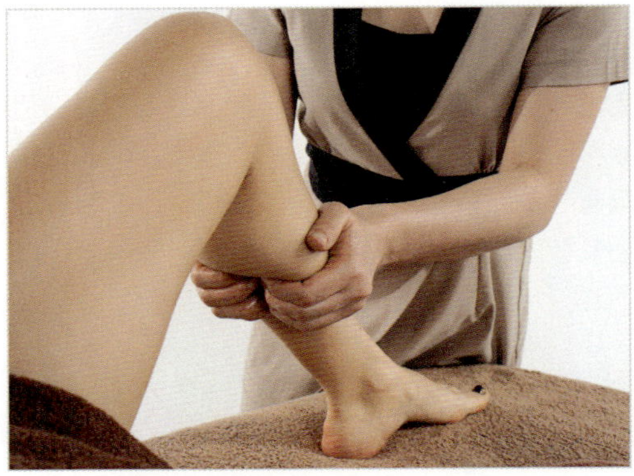

▶양손가락으로 엇갈려 오르내리기

09. 넙치근(Soleus muscle) 하완으로 깊게 마찰

한 손은 고객의 바깥쪽 무릎을 잡고 다른 쪽 팔의 하완으로 장딴지근을 아래서 위로 원을 그리면서 빈번하게 깊게 마찰한다.

* **넙치근(가자미근, Soleus muscle)**
비복근과 더불어 하퇴 삼두근을 구성하고 있는 근육. 비복근의 하층에 있다. 모양이 물고기 넙치와 같이 생겨 이런 이름이 붙었다.

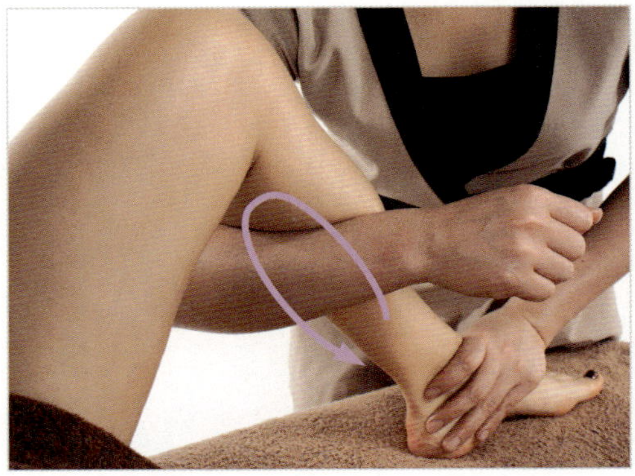

▶팔뚝으로 자극하기

10. 종아리 전체 손바닥 번갈아 마찰

관리사의 바깥쪽의 손바닥으로 고객의 무릎 위쪽의 바깥쪽을 감싸듯이 지지하고 다른 손바닥으로 발목에서 오금까지 올라갔다 똑같은 동작으로 내려간다. 다음 한손은 고객의 무릎 위쪽의 안쪽을 지지하며 관리사의 다른 손바닥으로 같은 방법으로 위 아래로 마사지한다.

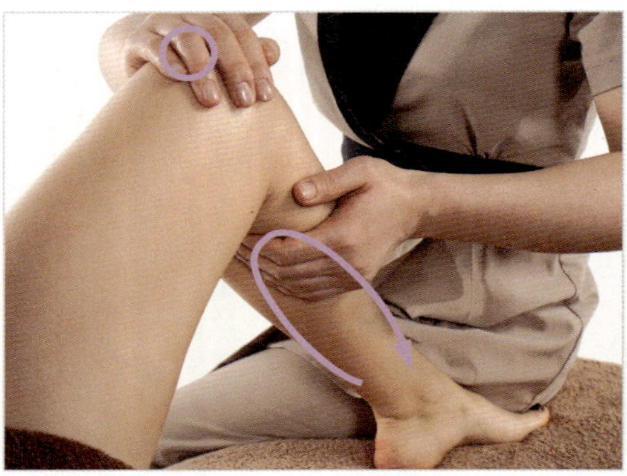

▶바깥쪽 무릎지지하기

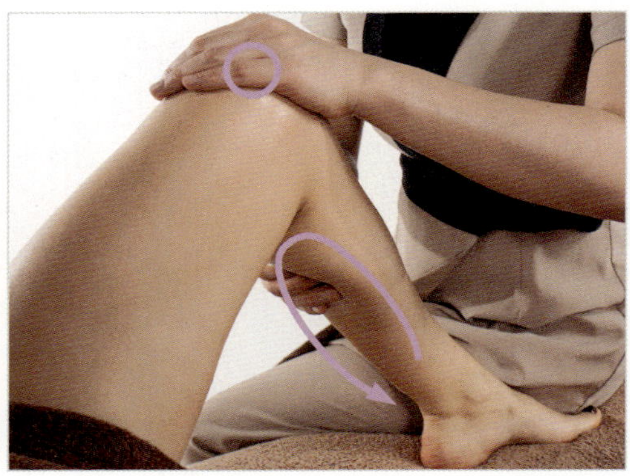

▶안쪽 무릎지지하기

11. 무릎 양 엄지 써클

양 손 엄지로 무릎 밑쪽에서 무릎뼈(슬개골)의 바깥쪽을 따라 올라가 무릎 위쪽까지 간다. 다음 무릎뼈(슬개골)의 바깥쪽을 따라 원위치로 돌아온다. 3회에서 5회 정도 반복한다.

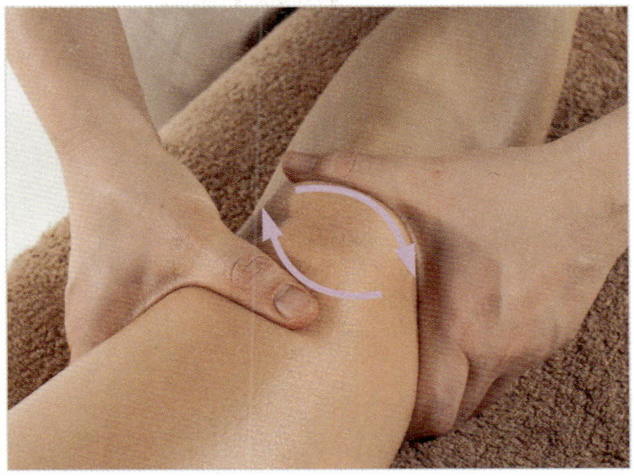

12. 상부 다리 에플라지

상부 다리를 3-5회 정도 에플라지한다.

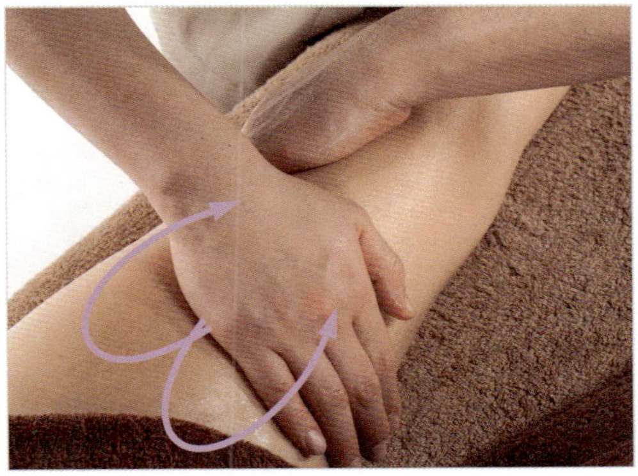

13. 상부 다리 양 손바닥 깊게 써클

한 손은 무릎 안쪽 모음근(내전근) 쪽에 다른 손은 가쪽회전근(외전근) 윗부분에 두고, 처음에는 모음근(내전근)에 중점을 두고 상부 다리를 원을 그리며 에플라지하고, 다음에는 손이 반대방향으로 원을 그리며 가쪽회전근(외전근)에 중점을 두어 에플라지한다.

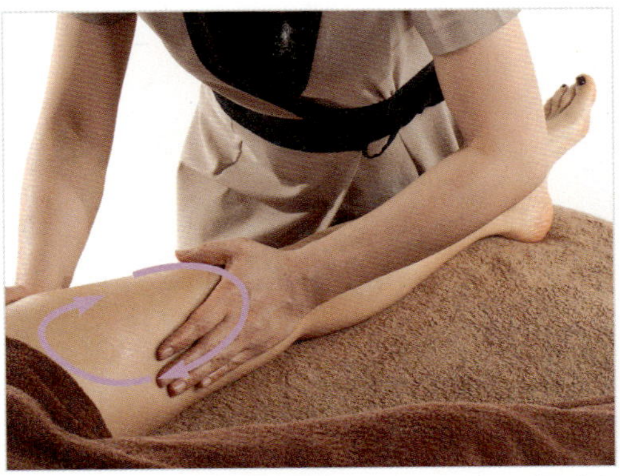

▶시작 바깥쪽 상부에 왼손을 둔다. 오른손은 안쪽 밑쪽에 오른손을 둔다.

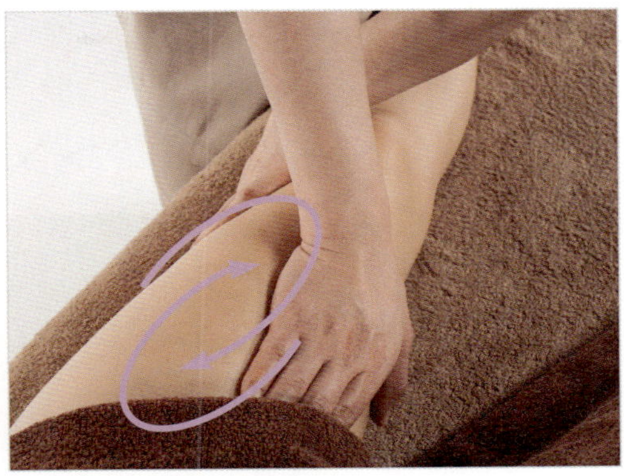

▶손 바꾸기: 오른손 바깥쪽 하부, 왼손 안쪽 하부

14. 넙다리네갈래근(대퇴사두근) 양 엄지 스트로킹

넙다리빗근(봉공근)을 기준으로 중앙, 안쪽, 바깥쪽으로 3등분한다. 양 엄지로 무릎쪽에서 사타구니 방향으로 스트로킹한다. 림프절을 자극하여 림프의 노폐물을 제거한다.

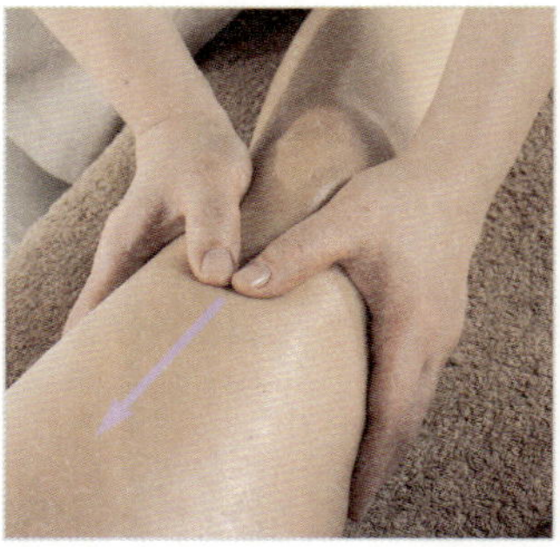

▶중앙 엄지

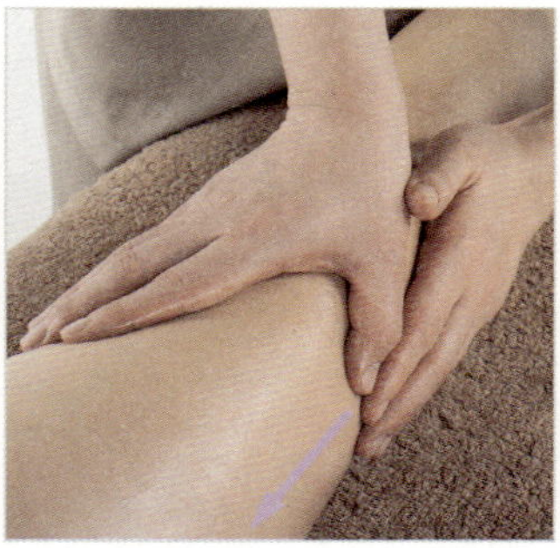

▶안쪽

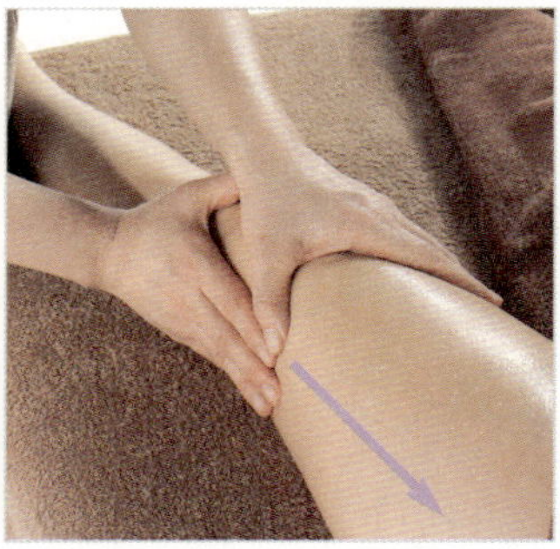

▶바깥쪽

15. 상부 다리 주무르기

상부 다리를 3등분으로 나누어 주무르기를 한다.
특히 안쪽의 근육에 시간을 투자한다.

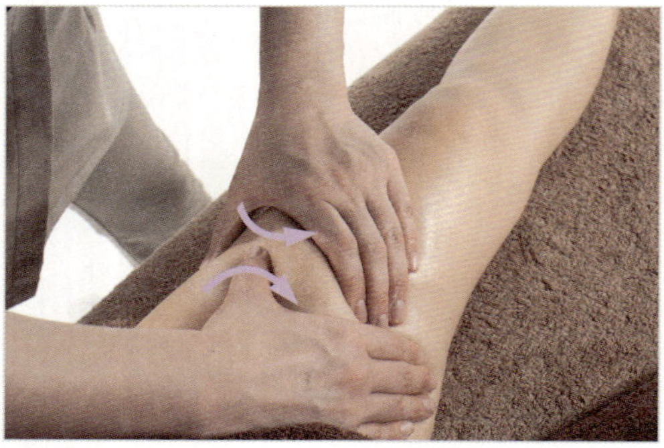

▶안쪽에서 중앙

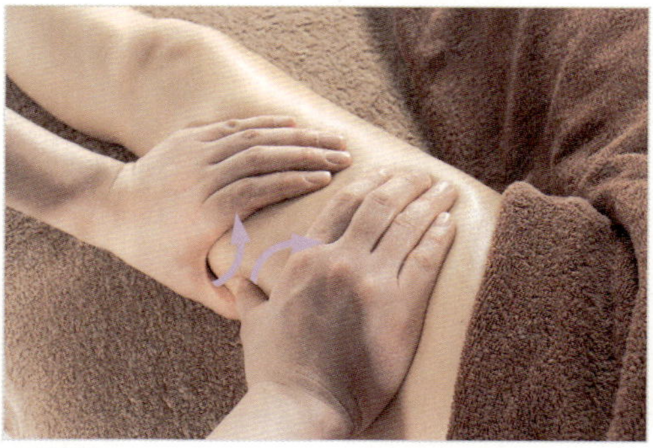

▶바깥쪽

* **넓다리 네갈래근(대퇴사두근)**
넙다리곧은근(대퇴직근), 중간넙은근(중간광근), 가쪽넙은근(외측광근), 안쪽넙은근(내측광근) 4가지 근육들을 칭한다. 중간 넙은근은 넙다리 곧은근 아래 숨겨져있다.

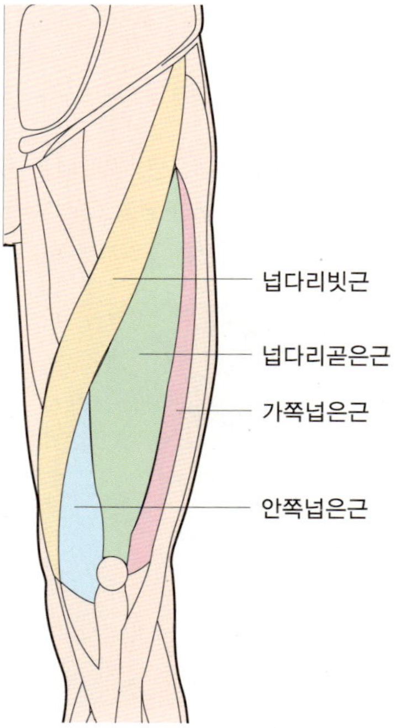

16. 경타법

앞쪽 다리와 같은 방법으로 안쪽 근육이 경직되었다면 시간을 더 투자한다.

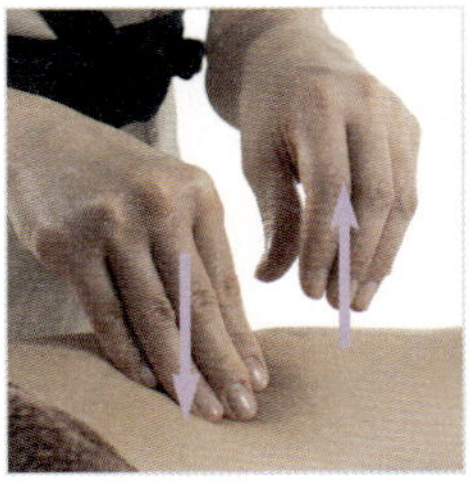

▶양손잡아 뽑기

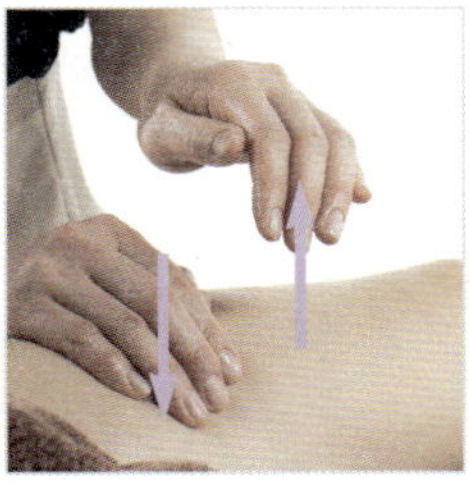

▶손바닥치기

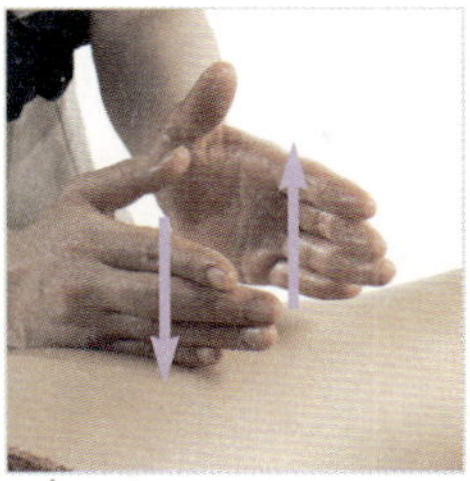

▶자르기

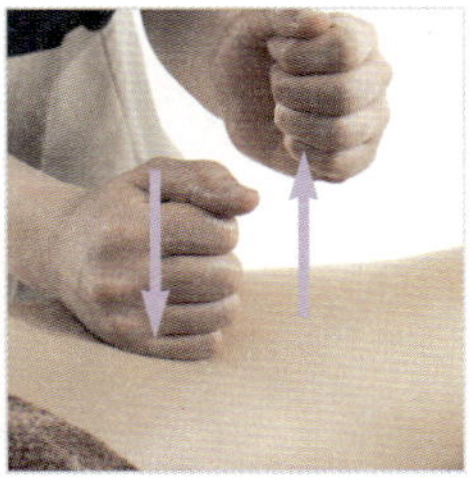

▶주먹치기

17. 상부 다리 양 손바닥으로 엇갈려 짜기

고객의 옆 방향에서 한 손바닥은 넙다리근(대퇴근)의 안쪽 무릎위에 두고 반대 손바닥은 바깥쪽에 둔다. 안쪽에 있는 손바닥은 바깥쪽으로 근육을 잡아당기고 바깥쪽 손바닥은 안쪽으로 민다. 이러한 동작을 무릎에서 샅굴부위(서혜부 Groin)까지 왕복 운동을 한다.

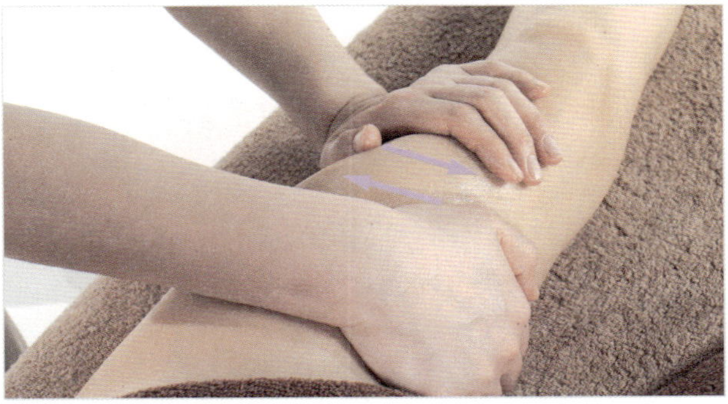

18. 다리 전체 에플라지

다리 전체를 3회정도 에플라지를 한다.

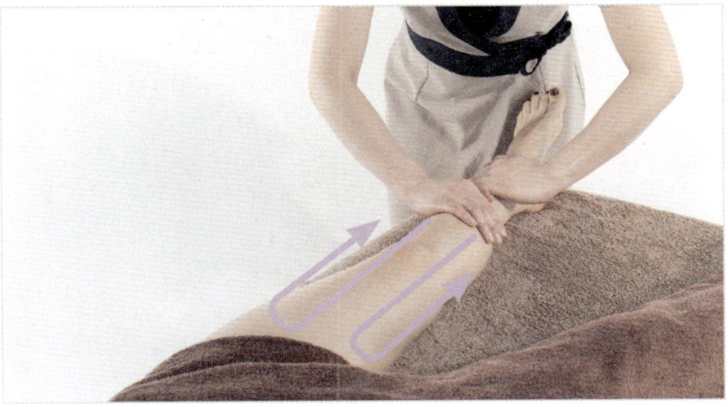

19. 엉덩이관절(고관절) 스트레칭

고객의 무릎을 들고 가볍게 시계 방향, 반대 방향으로 가볍게 돌려 고객의 관절의 유연성을 평가한다. 고객의 고관절이 유연하다면 스트레칭의 범위를 더 확장한다. 다음 고객의 어느 한쪽 다리를 고객의 가슴에 닿게 하고 관리사의 손으로 누르고 한손으로 고객의 다른 다리를 관리사의 다른 손으로 눌러 다리의 움직임을 제한시킨다.

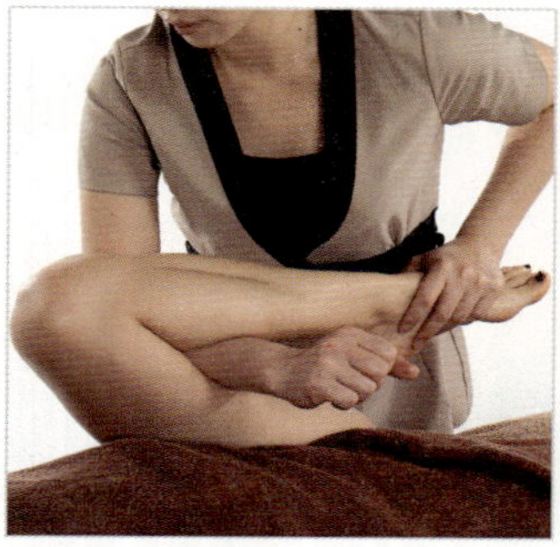
(1) 엉덩이 관절 일직선 누르기

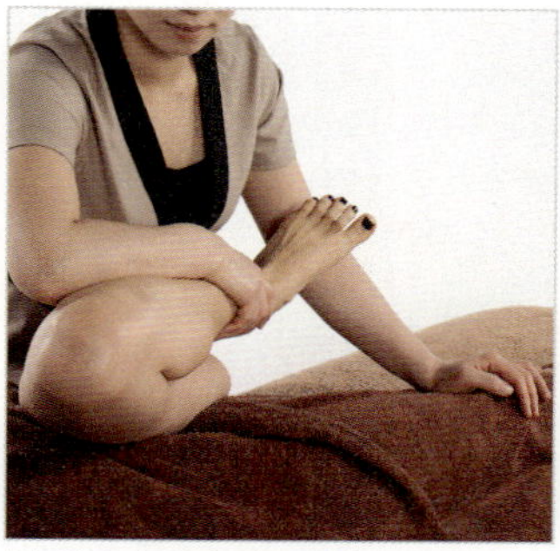
(2) 엉덩이 관절 안쪽 방향 누르기

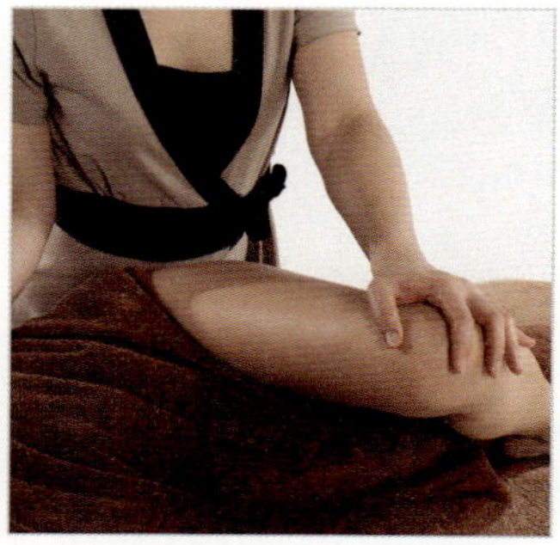
(3) 어깨 무릎 누르기

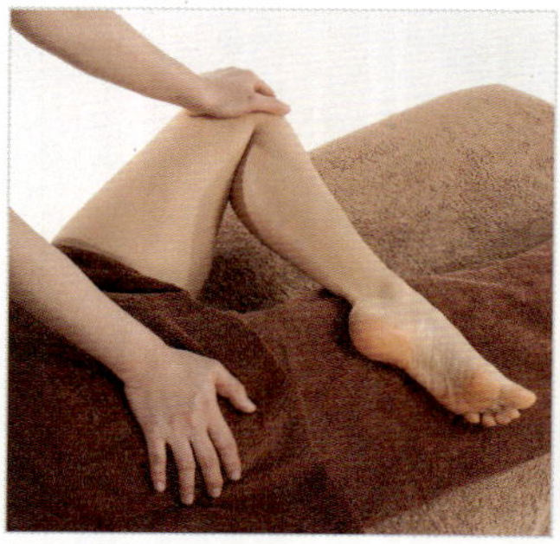
(4) 무릎과 위앞 엉덩뼈가시(ASIS) 누르기

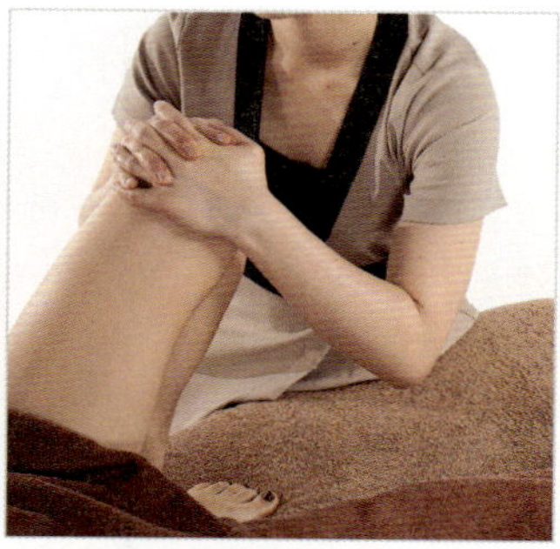
(5) 무릎 세워 당기기

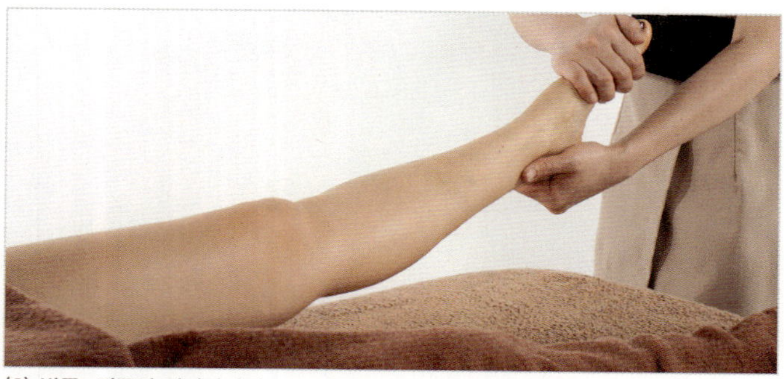
(6) 발목, 뒤꿈치 잡아당기기

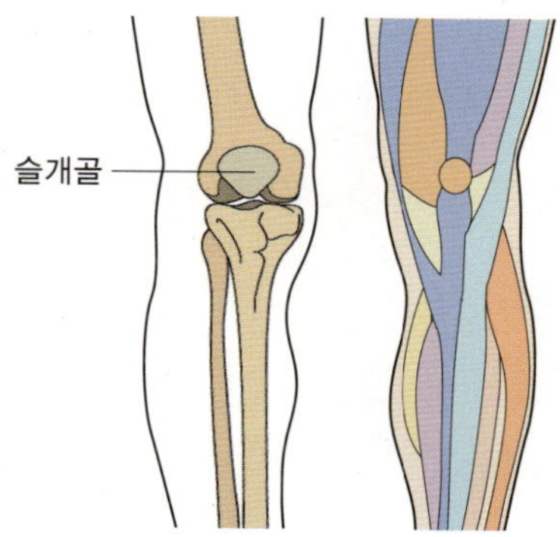

3. 복부 관리

사람의 배는 존슨 박사(samuel johnson, 1706-84)에 의해 정확히 설명되었는데, 그는 배를 젖가슴에서 허벅다리에 이르고 내장을 담고 있는 신체부위라고 정의했다. 의학용어로는 복부(abdomen)라 하고 배곧은근(복직근 rectus abdornius)과 배바깥빗근(외복사근 external oblique), 배속빗근(내복사근 internal oblique), 배가로근(복횡근 tranverse abdomius)으로 이루어져 있다. 해부학적으로 아랫배와 윗배의 구별은 없으나 대개 배꼽을 기준으로 볼 때 아랫배와 윗배로 나누며 여성의 경우 자궁까지 배의 일부로 포함한다.

복부에는 배꼽(navel/umbilicus)과 백선(linea alba)이라 부르는 한복판의 오목한 줄이 있다. 이선은 배꼽에서 수직으로 올라가 가슴의 아래쪽에 이른다. 배부위에는 약간의 성별차이(sex difference)가 있다. 여성의 배는 남성의 배보다 아래 부분이 더 둥그스름하고 길어서 뱃살이 찌면 엉덩이 쪽으로 이동하며 반면 남성은 배불뚝이가 된다. 또한 여성의 배는 남성보다 신체적인 비례로 보아 더 길고 배꼽과 생식기 사이가 좀 더 떨어져 있다. 남성과 여성들은 나이가 들어감에 따라 그들의 신체는 한층 무거워지고 배가 커진다. 배에 군살이 붙어 감에 따라 배꼽의 모습은 수직 세장형(vertical slit)에서 뚱뚱한 몸매의 배꼽인 둥그런 모양(circular shape)으로 변해간다. 지난 날에 남성 배불뚝이는 출세와 부유함을 자랑하는 상징이었고 식사를 마음껏 할 수 있는 경제적 여유를 과시하는 역할을 했다. 그러나 선진국에서는 성인병과 무절제의 상징으로 바뀌고 말았다. 복부 단련운동은 복부비만을 줄여주고 자율신경을 강화시켜 소화기능을 향상시킨다.

■ **배부분의 근육도**

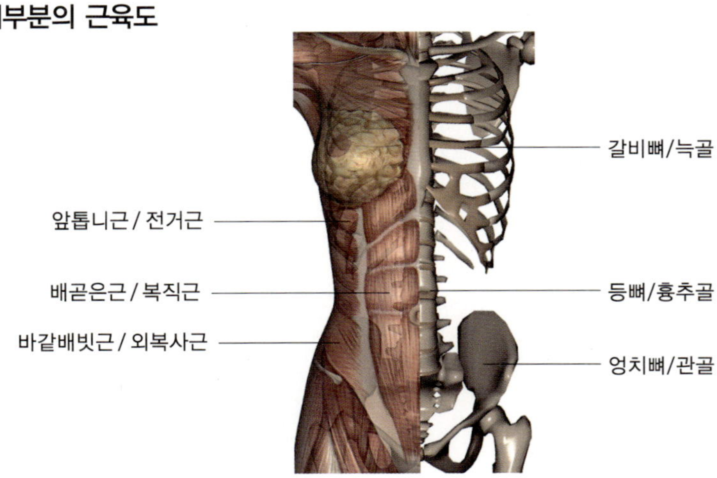

01. 배부분 에플라지

관리사는 고객의 오른 옆 방향에 선 상태에서 관리사의 양 손바닥을 고객의 막창장 쪽에 둔다. 이때 오른손바닥은 왼손바닥보다 앞쪽에 두며 손가락방향이 윗쪽 갈비뼈 쪽으로 향하게 하고 왼손바닥의 손가락 방향이 아래쪽 복부의 중앙부위로 향하게 한다. 오른손이 시계 방향으로 가고 왼손바닥이 시계 방향으로 따라가게 한다. 막창장에서 막창장까지 왼손이 돌아오면 오른손바닥을 가볍게 들어 왼손 보다 앞쪽에 두고 다시 같은 방향으로 에플라지 한다. 복부전체를 막창장(맹장)부위에서 오름주름창자(상행결장)과 가로주름창자(횡행결장), 내림주름창자(하행결장), S주름창자(S자결장)을 따라 순서대로 시계 방향으로 가볍고 깊게 압착한다.

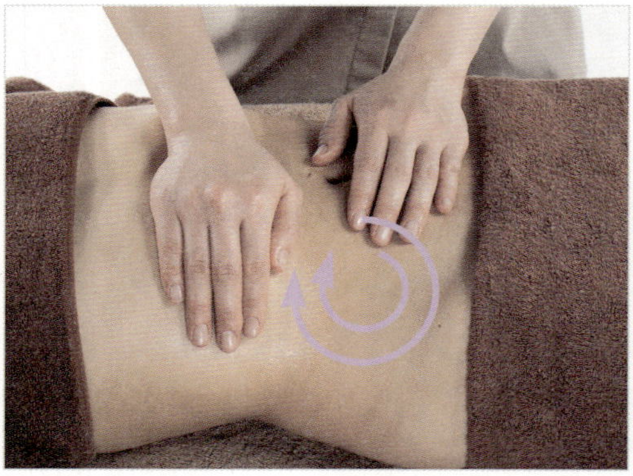
▶시작하기

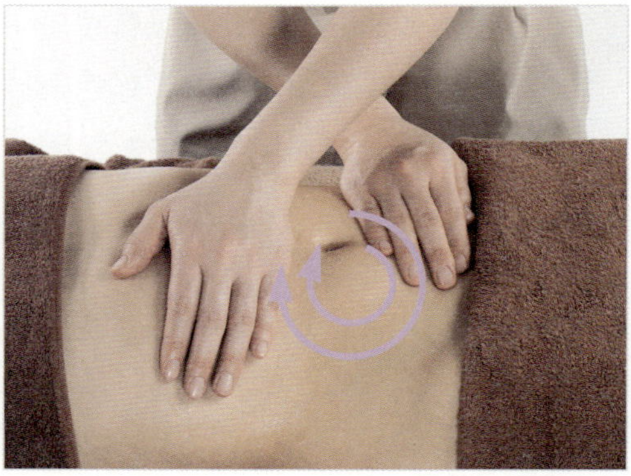
▶끝내기

02. 큰창자방향 양 손끝 깊은 에플라지

손가락 끝을 이용하여 양손을 막창장방향에 두고 기본 에플라지와 같은 방향으로 진행한다. 이 방법은 좀더 자극적이고 깊게 침투하는 느낌을 주므로 고객의 기호를 고려하여 마사지의 강약을 고려한다.

03. 큰창자방향 손끝으로 회전 마찰

관리사의 왼손은 고객의 오른손 어깨 앞쪽을 가볍게 잡고 오른 손가락 끝으로 막창장(맹장)에서 시작하여 곧창자(직장) 근처까지 시계 방향으로 가볍게 깊게 누르고 다음 작은 서클을 그리듯이 가벼운 압을 가한다. 막창장부터 곧창자부위까지 3–4㎝ 정도의 간격을 두고 손가락 마찰을 한다.

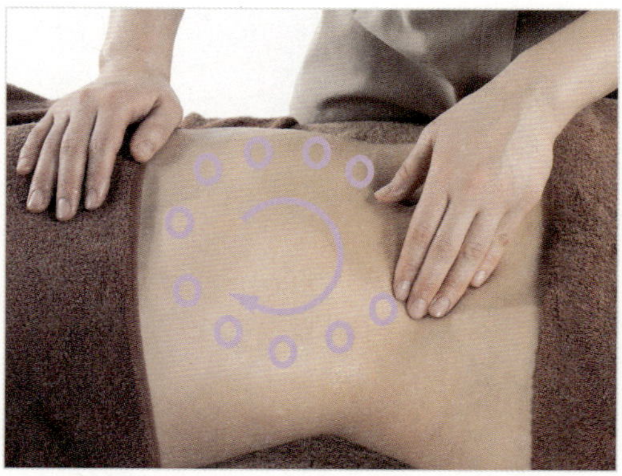
▶막창장 쪽에서 시작하기

04. 배부분 에플라지

2번과 3번이 강한 동작이므로 가볍게 에플라지를 하여 복부의 긴장을 풀게 한다.

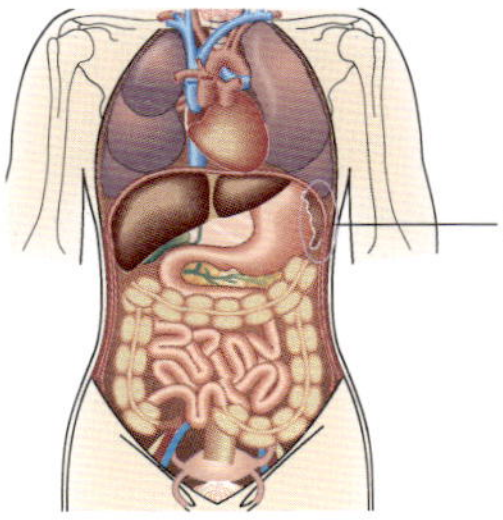

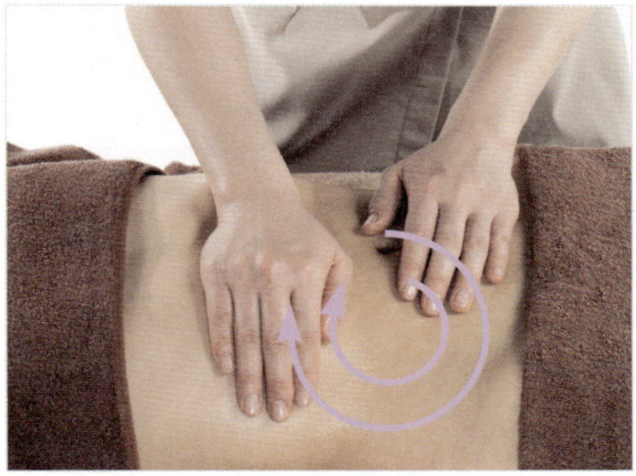

▶대장방향

05. 주름창자 양 손바닥 회전 마찰

관리사는 고객의 오른쪽에서 고객의 배를 보고 정면으로 선다. 이때 왼손바닥은 고객의 배 위쪽 왼편에 두고 오른손바닥은 고객의 막창장 쪽에 둔다. 왼손바닥은 내림주름창자(내림결장) S주름창자(S자결장)를 따라 원을 그리면서 왼손 쪽까지 오면 왼손바닥이 오른손의 길을 따라 움직인다. 왼손바닥이 제 위치로 돌아올 때는 왼쪽 낮은 쪽 옆구리를 손바닥으로 당기듯이 돌아오고 오른손이 제 위치로 돌아갈 때는 손바닥으로 밀듯이 움직인다. 이러한 동작으로 반복한다.

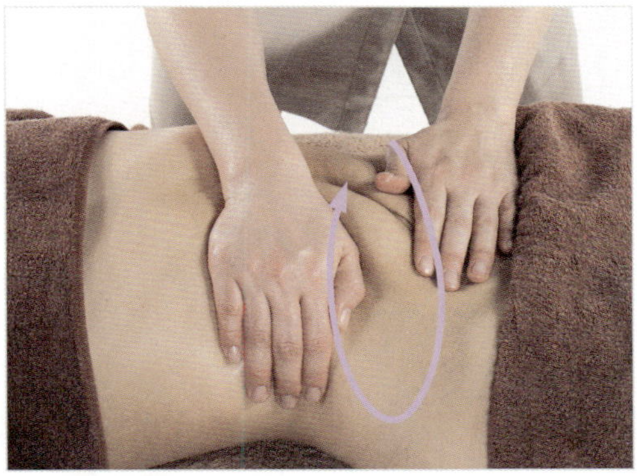

▶양손 각 방향에서 당기기

06. 배부분 바깥쪽, 중앙, 안쪽 주무르기

배꼽 주위인 소장 부위를 주무르고 관리사의 먼 쪽으로 먼저 주무른 후 다시 반대편을 주무른다. 이때 중간볼기근(중둔근)까지 주무른다.

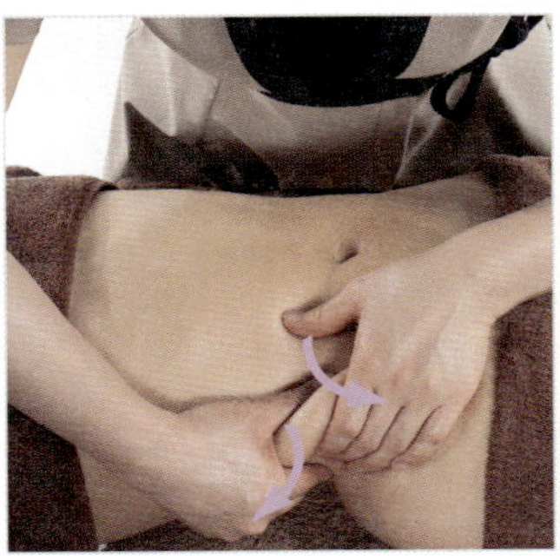

▶옆구리에서 안쪽

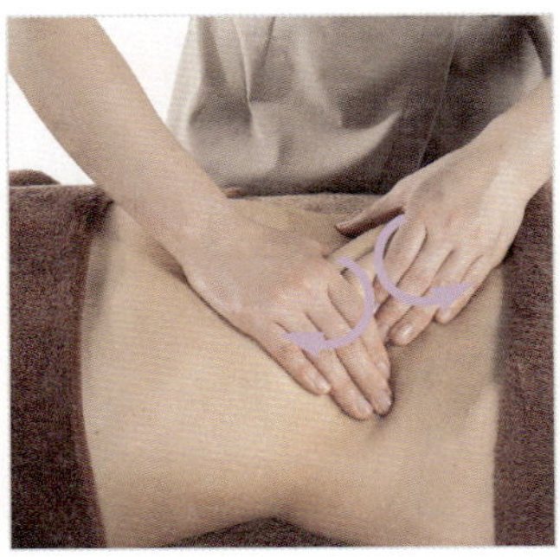

▶중간

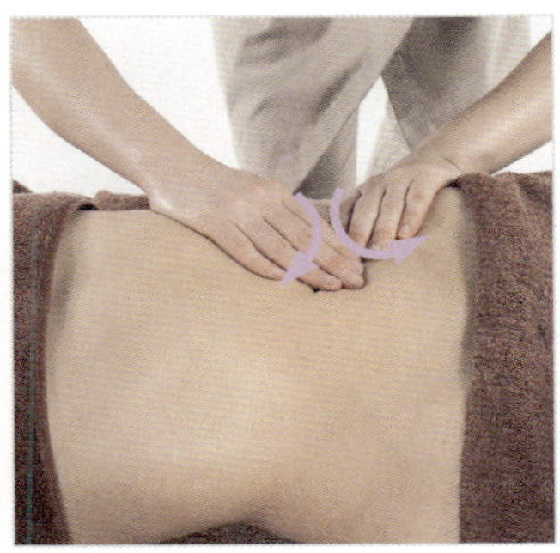

▶중간에서 옆구리쪽

07. 명치 손끝으로 흔들기

고객의 오른쪽 어깨를 관리사의 왼손으로 가볍게 누르고 관리사의 오른손 끝으로 명치에서 배꼽까지 가볍게 좌 · 우로 흔들면서 스트로킹한다. 가로주름창자(Transverse colon)을 충분히 이완시킨다.

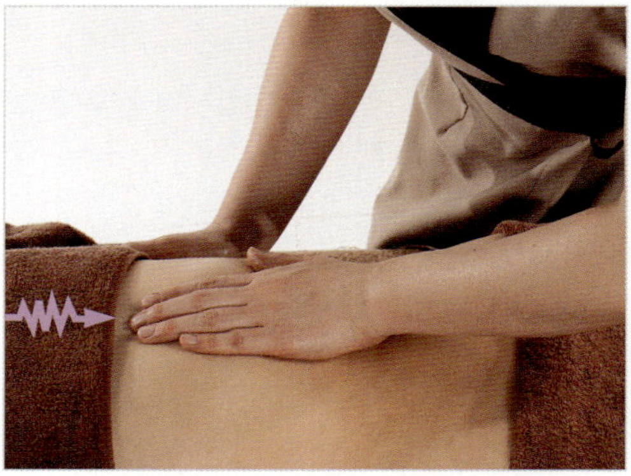

▶명치에서 배꼽까지

08. 큰창자 방향 양 손바닥으로 스트로킹

고객의 먼 쪽의 밑쪽 옆구리의 테이블 쪽에 살을 약간 든다는 느낌이 들게 양 손바닥으로 살을 들어 올린다. 오른쪽 손가락과 손바닥으로 오름주름창자(오름결장)을 따라 가로주름창자까지 스트로킹하고 왼손도 따라 움직인다. 다음 반대쪽으로 옮겨 오른손으로 가로주름창자의 끝부분과 내림주름창자(내림결장)을 서클을 그리면서 샅굴부위(서혜부) 쪽을 손끝으로 압착한다. 이때 왼손도 같은 방법으로 따라 움직인다.

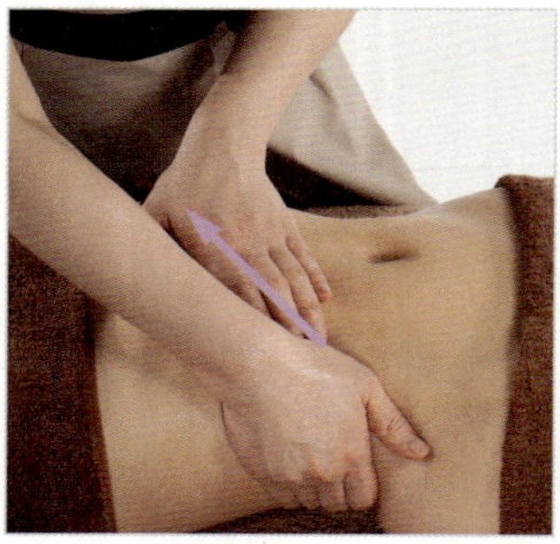

▶양손 오름주름창자 스트로킹

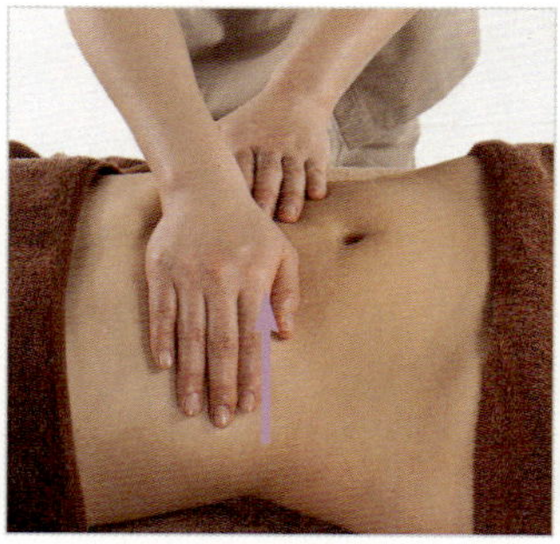

▶가로 주름창자 스트로킹

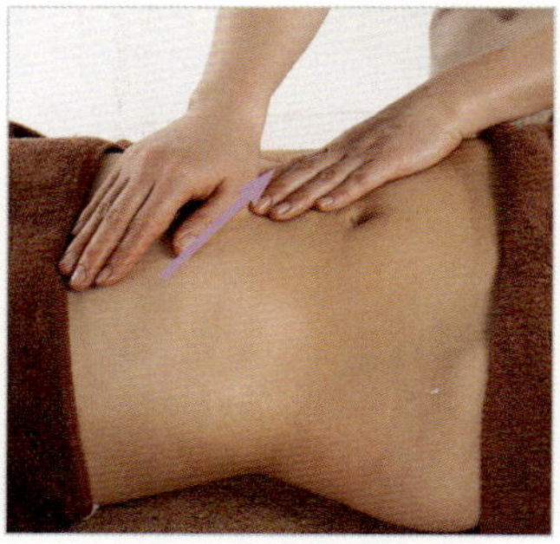

▶내림 주름창자 스트로킹(1)

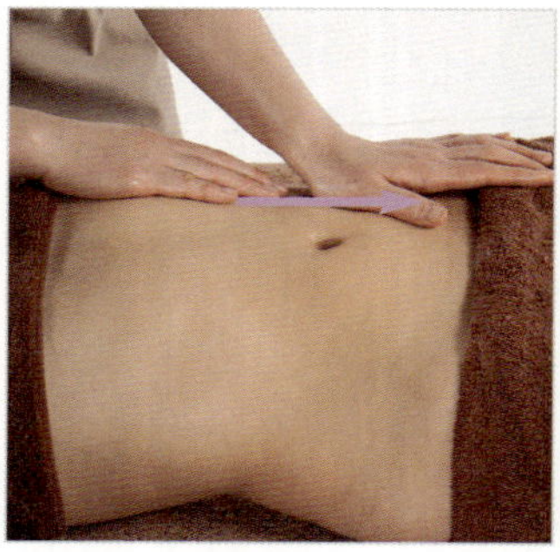

▶내림 주름창자 스트로킹(2)

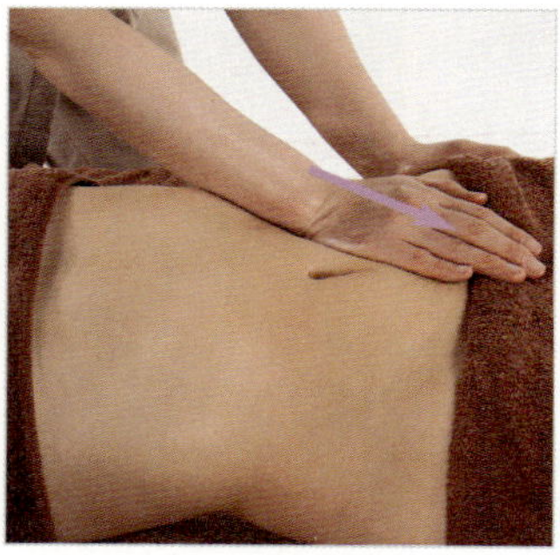

▶S주름창자 스트로킹

09. 배부분 중앙 손바닥 바이브레이션

한손을 배꼽 위쪽에 손바닥을 올린다. 이때 손가락은 좌 · 우로 되게 만든다. 배꼽위에 올린 손바닥을 손바닥이 배꼽에 닿지 않게 하여 공기를 압착할 수 있게 모양을 만든다. 좌 · 우로 바이브레이션(좌 · 우로 가볍게 흔들기)을 한다. 점차 압을 가하고 손을 들때는 순간적으로 관리사의 눈높이까지 든다.

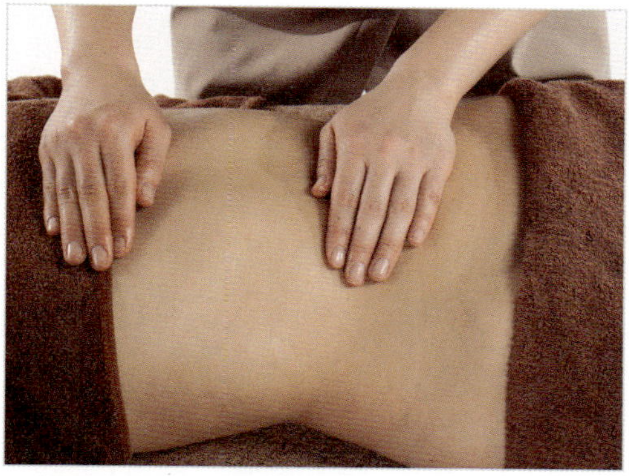

▶배꼽에 손바닥 대기

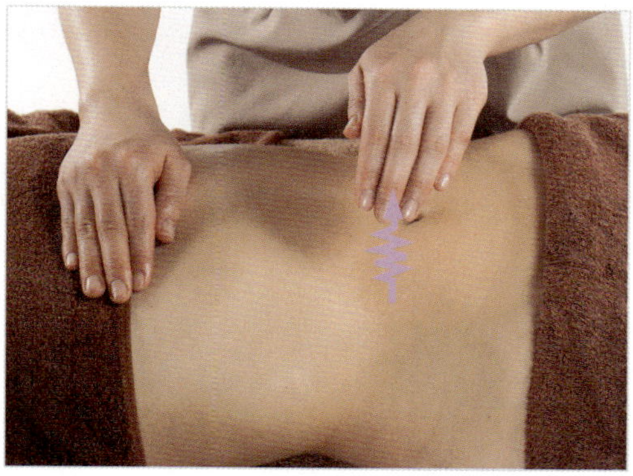

▶손 들기

10. 배부분 양손으로 꼬집어 올리기

양손의 손가락으로 빠르고 깊게 하복부를 꼬집는다.

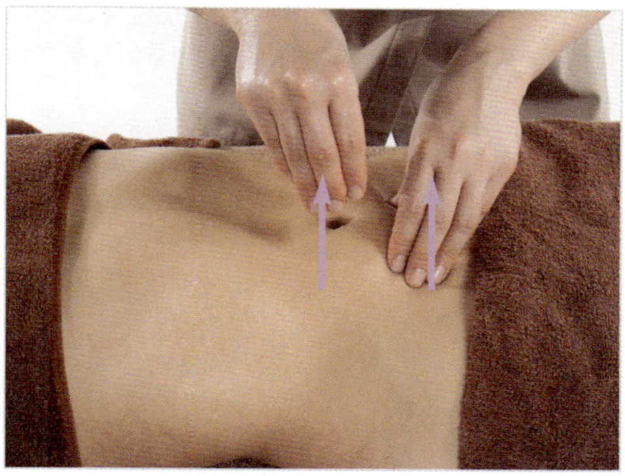

▶꼬집기

11. 횡경막 양 엄지 스트로킹

고객의 옆쪽에서 관리사의 양손으로 깊고 부드러운 양 엄지 압착으로 명치에서 등뼈 12번이 끝나는 지점까지 내려온다. 다음 양 손가락 끝으로 허리뼈(요추) 쪽을 가볍게 들어 올린다. 허리 쪽을 손가락 끝으로 당겨 허리의 깊은 근육인 허리네모근을 자극하고 배 쪽으로 올라온 다음 샅굴부위(서혜부) 쪽으로 V자 모양이 되게 허리가 가늘게 되도록 한다. 모양은 다이아몬드형을 연상한다.

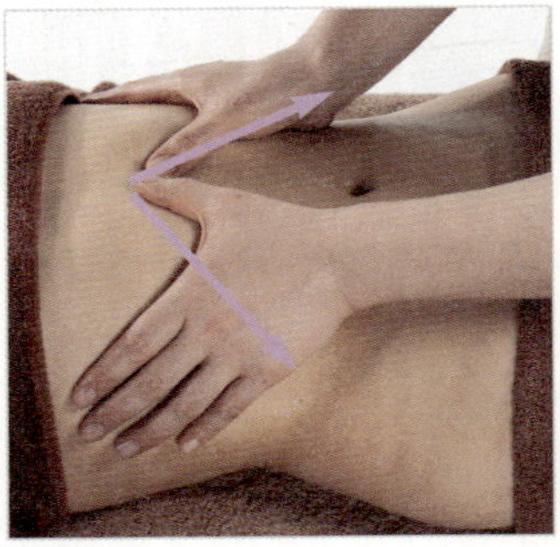

▶시작하기

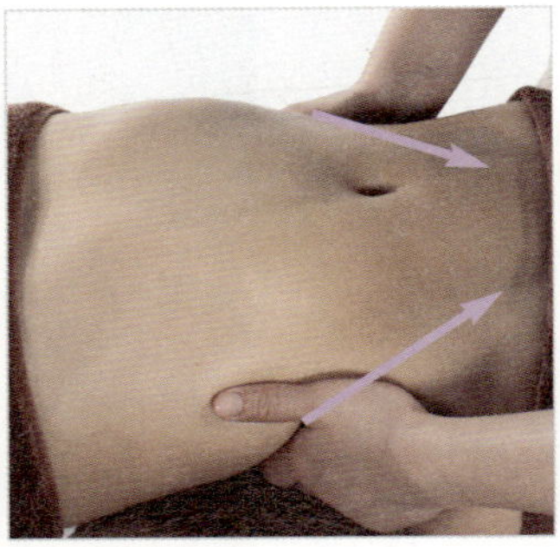

▶허리들기

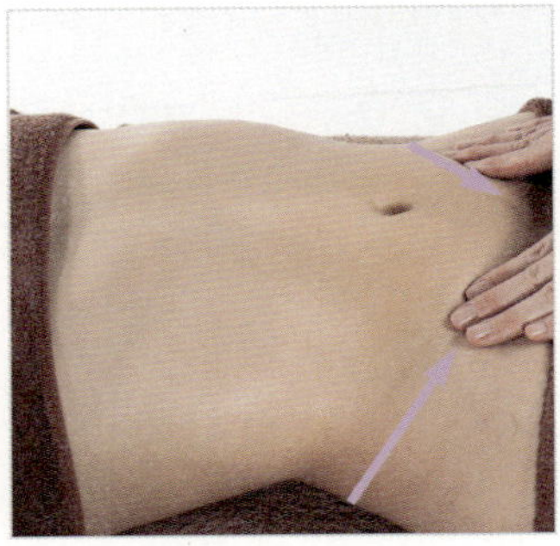

▶샅굴부위 끝내기

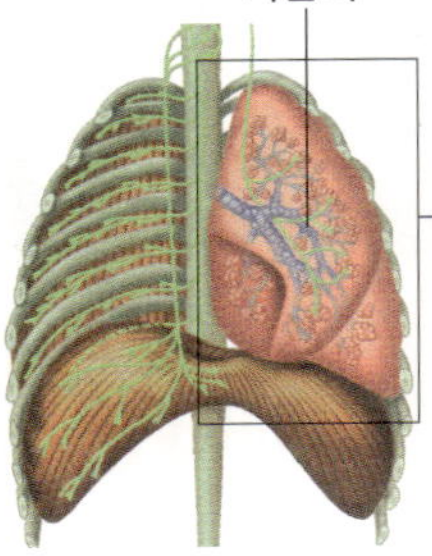

12. 배부분 에플라지

마무리 에플라지를 한다.

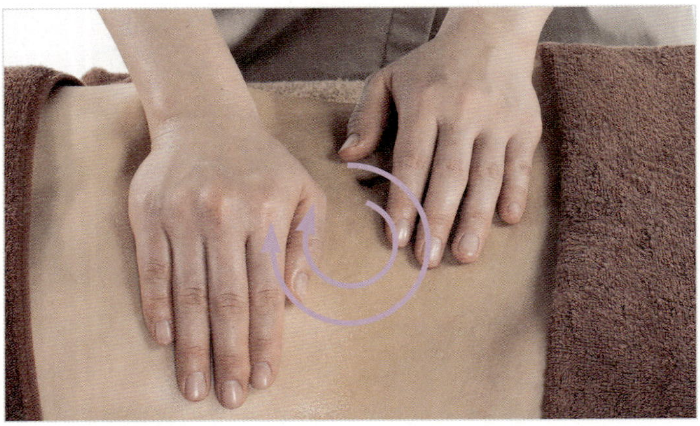

▶시계방향 에플라지

4. 가슴 관리

여성과 남성의 가슴 형태는 조금 다르다. 20세 안팎의 여성의 유방은 3분의 2가 젖샘이고 나머지는 지방이다. 살이 빠지면 가슴살이 줄어든다. 반면에 남성은 운동을 통해 잘 발달된 가슴을 만들 수 있다. 그러나 평범한 남성들은 갑자기 가슴이 커지면 고환, 간, 신장, 갑상선 등의 고장이나 호르몬분비에 이상이 생겼다고 볼 수 있으므로 진단을 받아 보는 것이 좋다.

가슴 근육에는 큰가슴근(대흉근 Pectoralis major)과 깊은 근육 층에 작은가슴근(소흉근 Pectoralis minor)이 있다. 여성의 경우 이상적인 가슴은 목 밑쪽 들어간 부위에서 젖꼭지까지 직선으로 18cm이고 젖꼭지 아랫부분은 타원형을 그리는 원추형을 이상형으로 본다. 젖꼭지간 거리는 18cm이고 자신의 허리둘레보다 20-25cm정도 더 굵고 젖꼭지가 안쪽보다 바깥쪽으로 향하는 것이 좋다. 남성의 경우 이상형은 없고 운동하여 탄탄하게 만드는 것이 최선이다.

■ **가슴의 근육도**

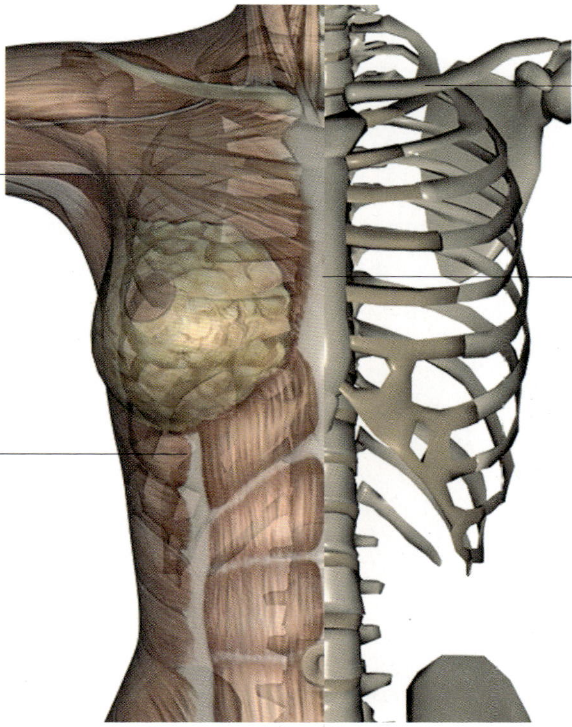

01. 가슴 전체 에플라지

명치 쪽에 관리사의 양 손바닥을 두고 가슴 중앙 복장뼈(흉골)을 따라 올라간다. 앞쪽 어깨를 따라 어깨세모근(삼각근)에서 양손바닥을 둥근 모양으로 내려가 겨드랑이에서 손바닥의 무지근(엄지의 볼록 튀어나온 부분)으로 가볍게 누르면서 가슴의 바깥쪽과 옆구리를 따라 가면서 양 가슴을 가볍게 누른다는 느낌으로 원위치로 돌아온다. 손바닥이나 손가락이 큰가슴근을 마찰해야 한다. 3–5회 반복한다.

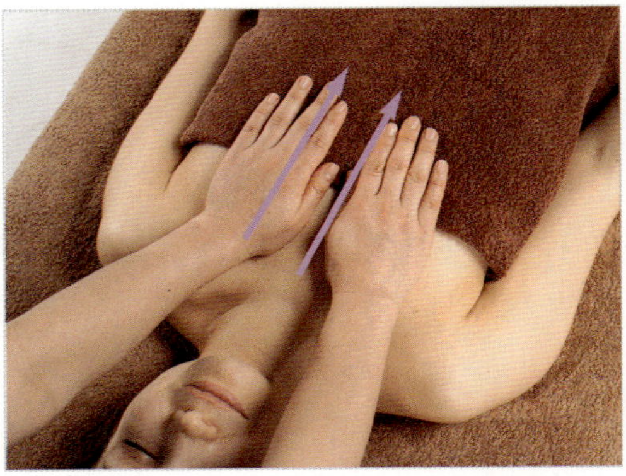

▶복장뼈 내리기

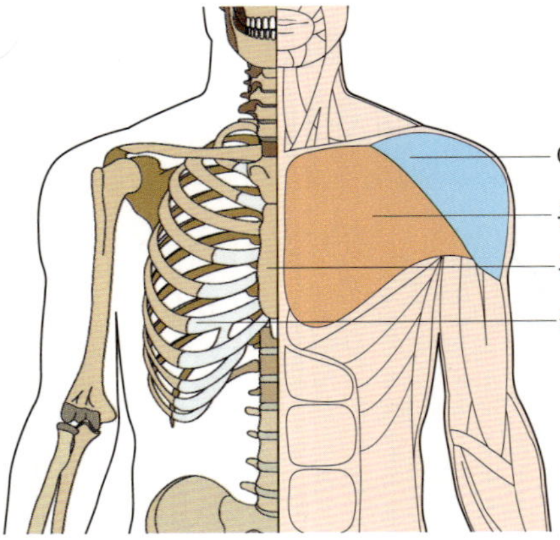

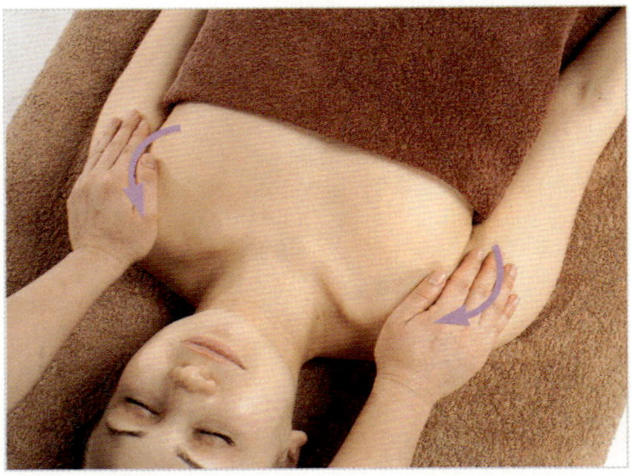

▶어깨를 통해 복장뼈로 이동

02. 큰가슴근(대흉근) 양 손가락으로 밀기

양 손가락 끝으로 복장뼈쪽에서 겨드랑이(액와) 쪽으로 민다. 관리사의 먼 쪽부터 시작하며 고객의 체격을 고려하여 실시하며 첫 번째는 빗장뼈의 아래쪽에서 겨드랑이 까지, 두 번째는 젖꼭지 바로 윗쪽에서 겨드랑이 까지 세 번째는 양 손가락이 젖꼭지의 위와 아래쪽에 두고 액와 쪽까지 네번째는 젖꼭지 아래에서 겨드랑이 쪽으로 손가락 스트로킹한다. 가슴 피부조직에 생기는 이상 정체의 해소에 도움이 된다.

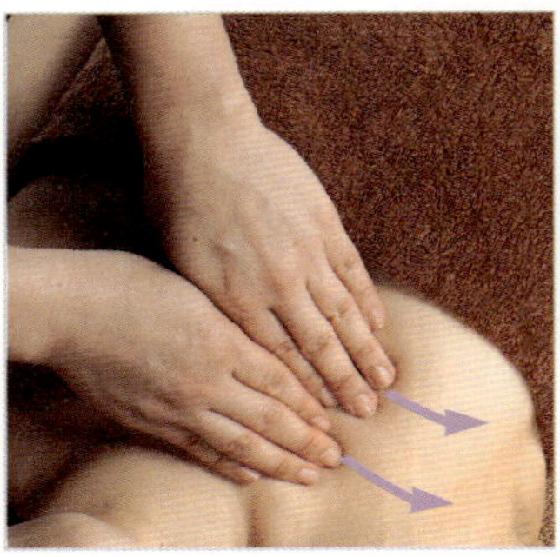

▶젖꼭지 위쪽 손가락밀기

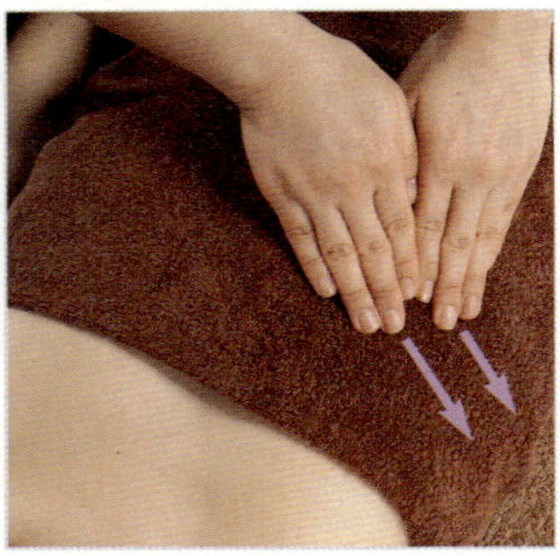

▶젖꼭지 아래쪽 손가락밀기

03. 갈비뼈(늑골) 양 손가락 밀기

젖꼭지 바로 밑에 양 손바닥을 둔다. 손가락 끝으로 갈비뼈 밑쪽으로 밀어 전거근이 이완되게 한다. 가볍고 부드럽게 실시한다. 젖꼭지 아래에서 갈비뼈 12번까지 실시한다. 호흡에 관련된 근육이므로 주의해야 한다.

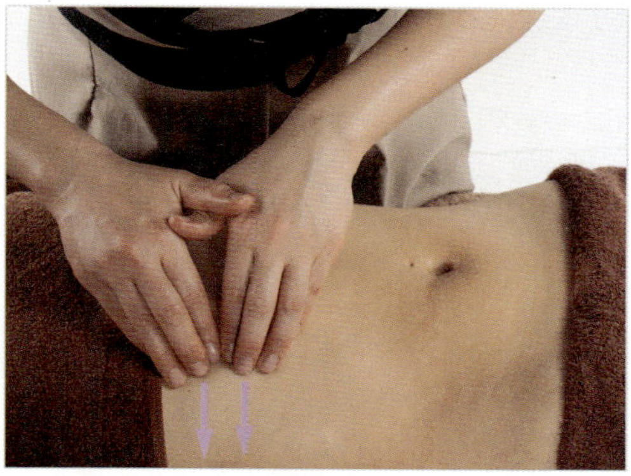

▶젖꼭지아래쪽에서 시작 (수평으로 밀기)

04. 큰가슴근(대흉근) 주무르기

관리사는 고객의 옆쪽에 서고 고객의 먼 쪽의 가슴부터 실시한다. 먼저 겨드랑이와 작은가슴근(소흉근)의 정지점인 오훼돌기 쪽에 손을 넣어 주무르고 다시 복장뼈 쪽으로 이동하고 다시 바깥 쪽으로 이동하여 삼각근을 주무른다. 다음 가슴근육의 바깥쪽을 따라 주무르면서 젖꼭지밑 쪽까지 주무르는데 젖꼭지는 터칭이 되지 않게 주의한다. 관리사는 고객의 반대쪽으로 이동하여 고객의 먼 쪽 즉, 실시하지 않은 가슴 근육을 주무른다.

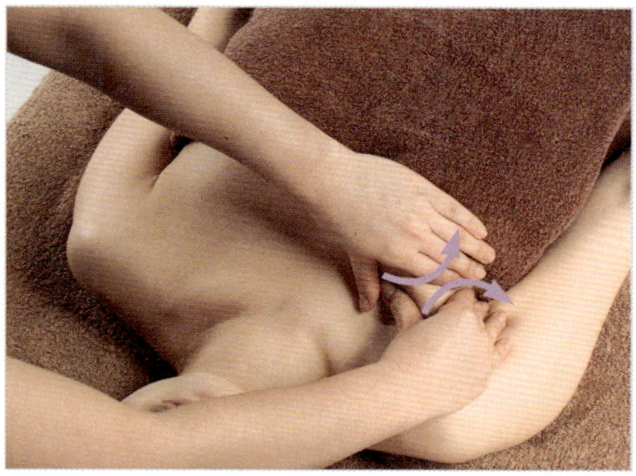

▶가슴 주무르기

05. 2~4번 반대 반복

06. 복장뼈 손바닥으로 흔들기

복장뼈의 위쪽에 손가락 끝을 대고 다른 손은 고객의 왼손 어깨 앞쪽을 가볍게 누른다. 손끝을 복장뼈 위쪽에 두어 좌 · 우로 지그재그 동작을 하면서 명치까지 내려간다.

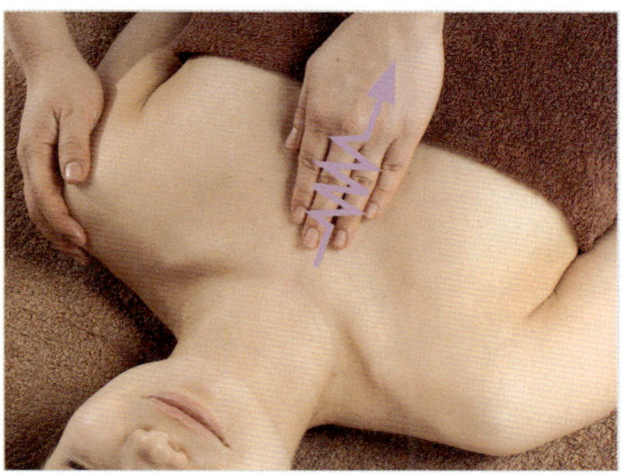

▶목뼈 6번 쪽에서 명치까지

07. 큰가슴근(대흉근) 양 자뼈면(척골면), 주먹(너클) 마찰하기

머리 방향에서 실시한다. 양손의 척골면을 고객의 복장뼈의 상부의 바깥쪽에 기도하는 모양으로 둔다. 천천히 부드럽게 자뼈(척골)면으로 마사지한다. 이때 펴지는 손바닥의 모양은 삼각형이 되게 한다.

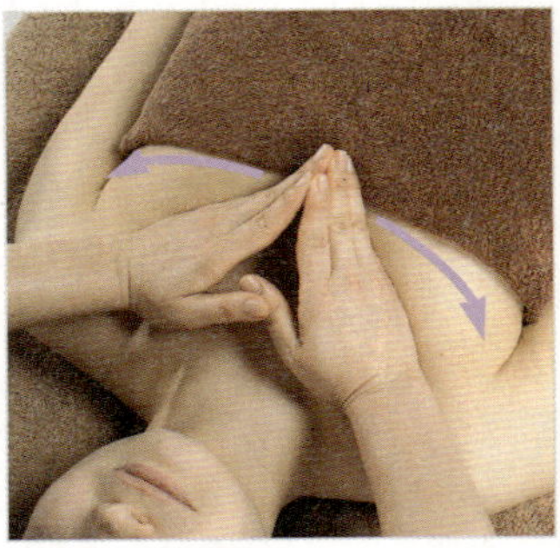
▶양 자뼈면(척골면) 시작

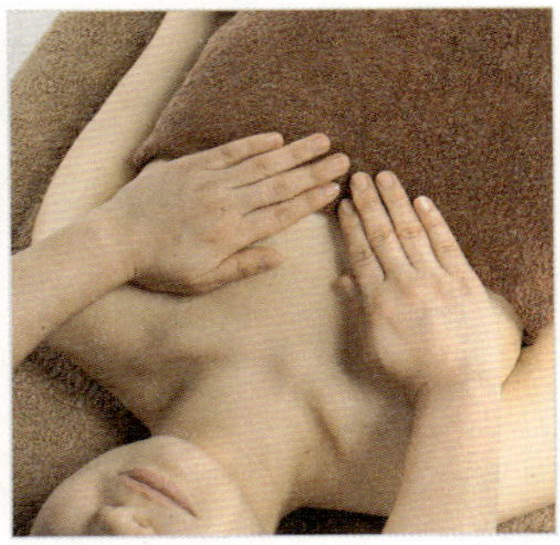
▶양 자뼈면(척골면) 끝내기

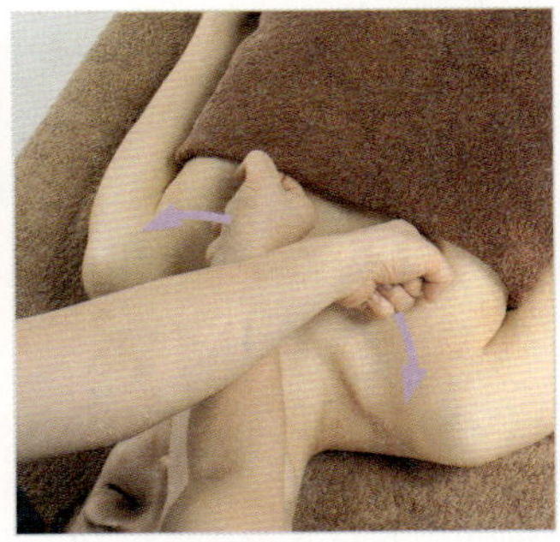
▶주먹(너클) 마찰하기

08. 작은가슴근(소흉근) 정지점 양손 깊게 마찰

머리 쪽에 서서 실시한다. 양 손바닥의 위쪽 부위를 작은가슴근(소흉근)의 부착점 부위에 둔다. 고객의 마사지 강약을 고려하여 양 손바닥으로 동시에 작고 둥근 서클을 그리며 깊은 마사지를 한다.

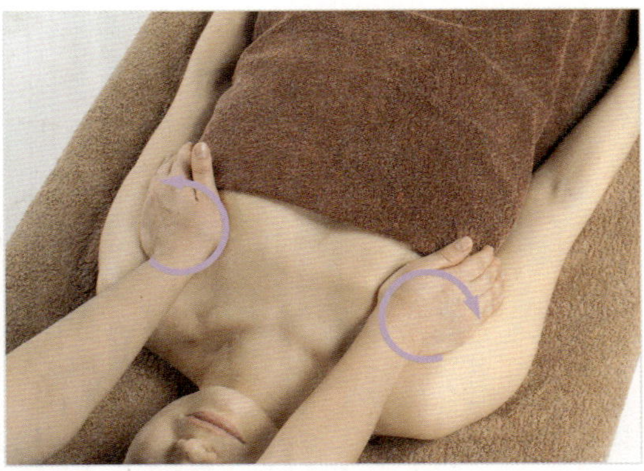
▶작은가슴근(소흉근) 양 손 압착

작은가슴근(소흉근 Pectoralis minormuscle)
갈비뼈의 3~5번 연골근처에서 시작하여 어깨뼈 부리돌기의 안쪽 가장자리와 윗면에 까지 이른다.

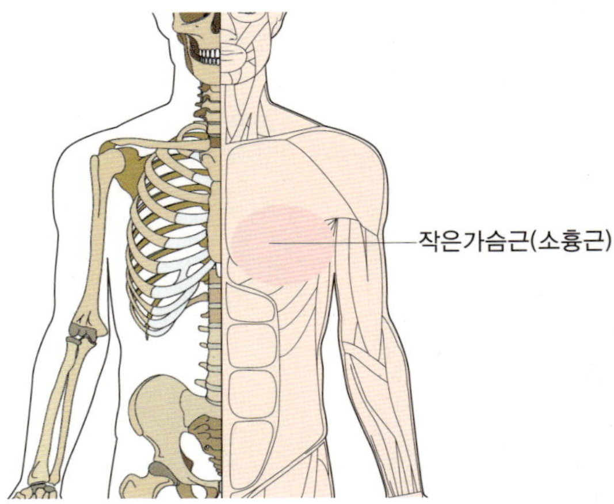

09. 가슴 전체 에플라지

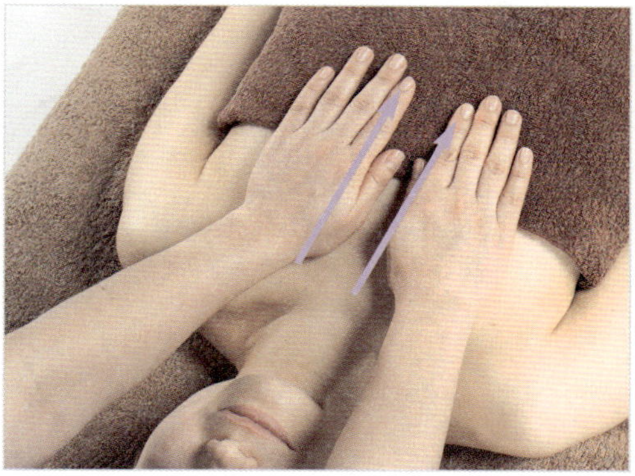
▶복장뼈 내리기

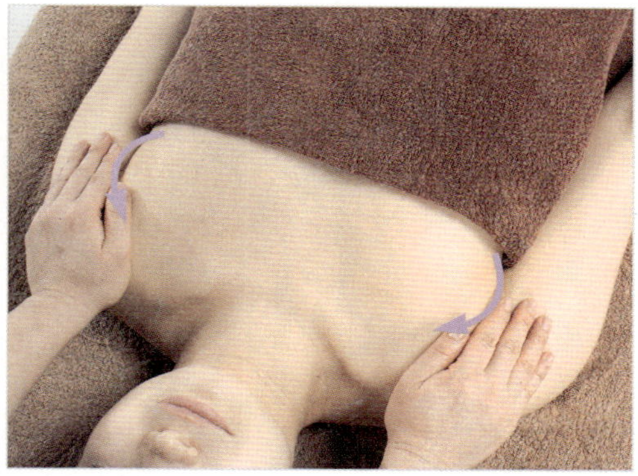
▶어깨 지나 복장뼈로 이동

10. 팔 머리 위로 스트레칭

고객의 손목 쪽의 팔목(관리사의 엄지가 안쪽으로 가게 한다)을 가볍게 당긴다. 고객의 팔꿈치가 마사지 테이블에 닿게 하여 가볍게 당긴다.

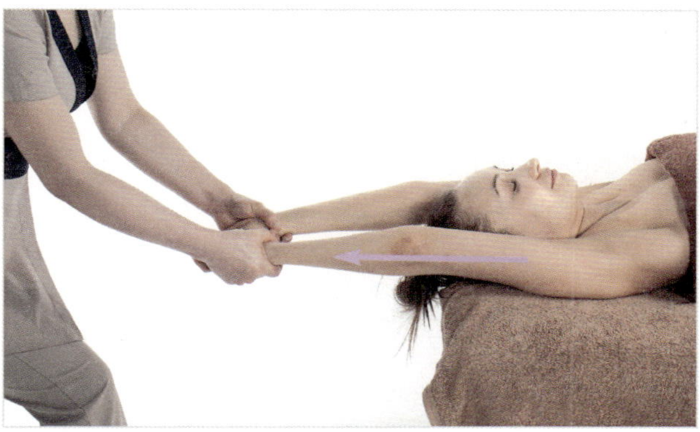
▶수평 당기기

5. 팔 관리

팔은 3개의 기다란 뼈를 바탕으로 삼고 있다. 상완의 무거운 위팔뼈(상완골 Humerus)과 아래팔에는 노뼈(요골 Radius) 및 자뼈(척골 Ulna)이 그 3가지 뼈이다. 노뼈는 좀더 튼튼하고 엄지손가락과 같은 선 위에 있고 척골은 약간 가늘고 새끼손가락과 일치되는 선상에 있다.

주요한 팔 근육의 어깨세모근(삼각근 Deltoid)은 어깨와 만나는 팔 꼭대기를 둥그스럼하게 감싸고 있고, 위팔두갈래근(상완이두근 Biceps)은 상완의 앞쪽에 불룩 솟아있는 근육이고 위팔근(상완근 Brachialis)은 두갈래근(이두근) 보다 깊은 층의 근육으로 두갈래근(이두근)보다 작다. 부리위팔근(오훼완근 Coraco-brachialis)은 이두근보다 작은 근육으로 상완의 꼭대기에 있다. 세갈래근(삼두근 Triceps)은 상완의 뒤쪽에 있는 힘 센 근육이다. 그 외 팔의 굽힘근(굴근 Flexor)과 폄근(신근 Extensor)은 손가락과 손을 펴고 굽히는 역할을 한다. 그리고 손뒤침근(회외근 Supinator)과 엎침근(회내근 Pronator)이 있다.

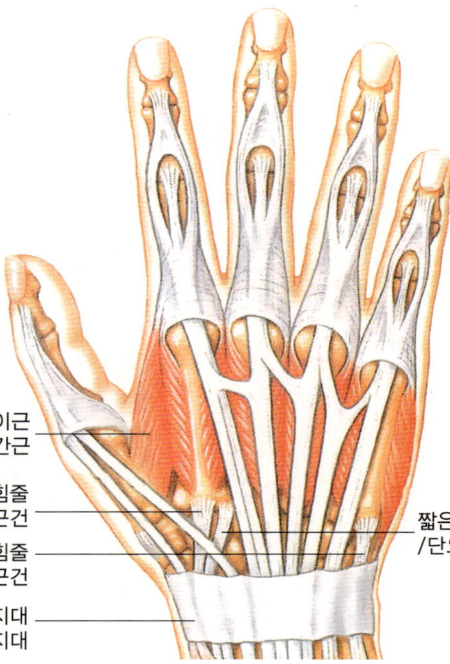

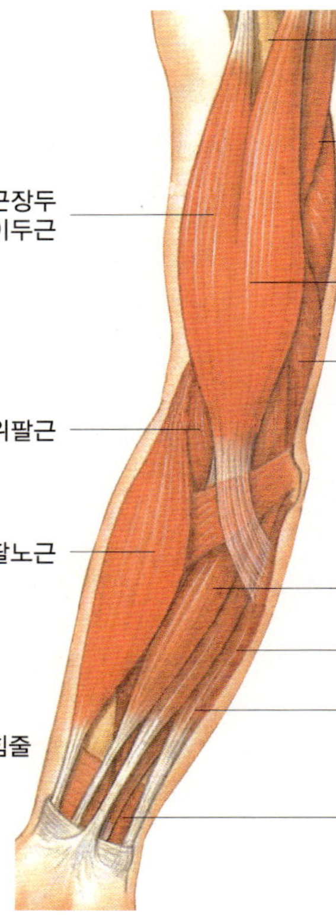

01. 팔 전체 에플라지

손목에서 양손을 모아 어깨 쪽으로 올라간 다음 한손은 손등 쪽으로 내려가고 다른 손은 손바닥 쪽으로 내려가 손목으로 돌아온다.

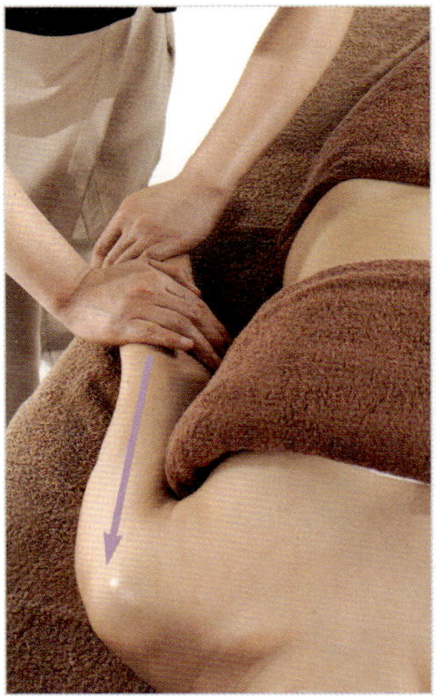

▶올라가기

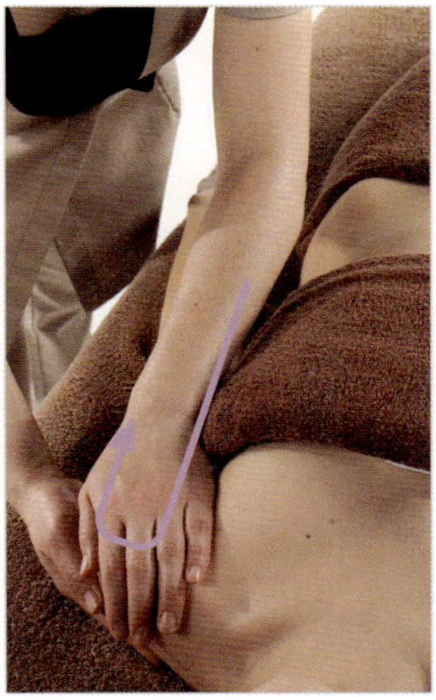

▶어깨 감싸 내려오기

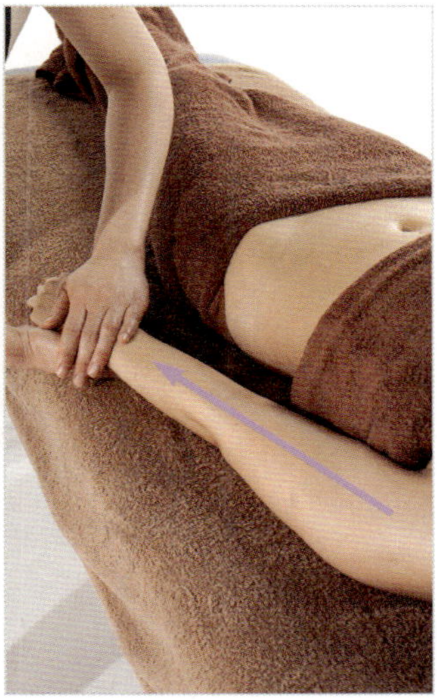

▶손목으로 돌아오기

02. 팔 바깥쪽 안쪽 손바닥 에플라지

한 손은 손목을 잡고 다른 손 손바닥으로 팔의 바깥쪽에서 어깨까지 올라가 손등 쪽의 손목으로 내려오면, 다시 손을 바꾸어 팔의 안쪽으로 올라가 손등 쪽으로 내려온다.

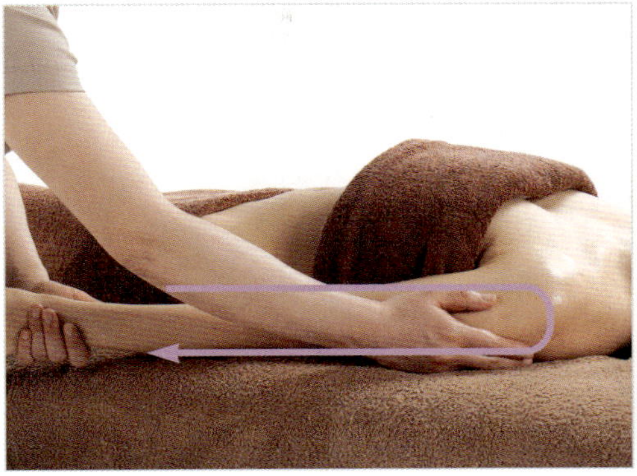

▶바깥쪽

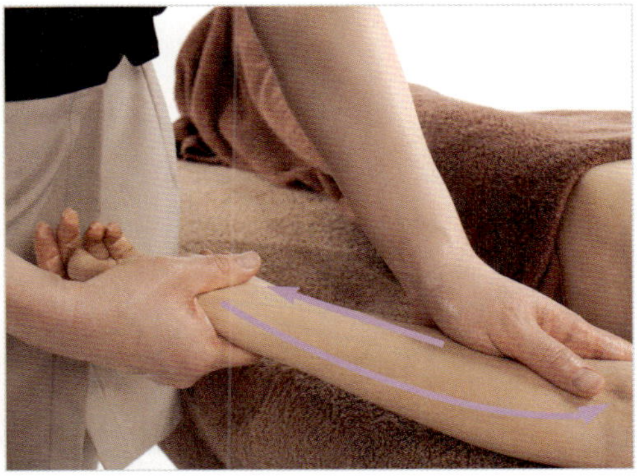

▶안쪽

03. 두갈래근(이두근), 세갈래근(삼두근) 양손으로 주무르기

관리사는 고객의 머리의 바깥쪽에 서고 고객의 팔을 90도로 굽히고 관리사의 한쪽 팔을 이용해 팔을 지지하고 다른 손은 자연스럽게 움직이게 하여 양 엄지와 손바닥으로 세갈래근(삼두근)과 두갈래근(이두근)을 주무른다.

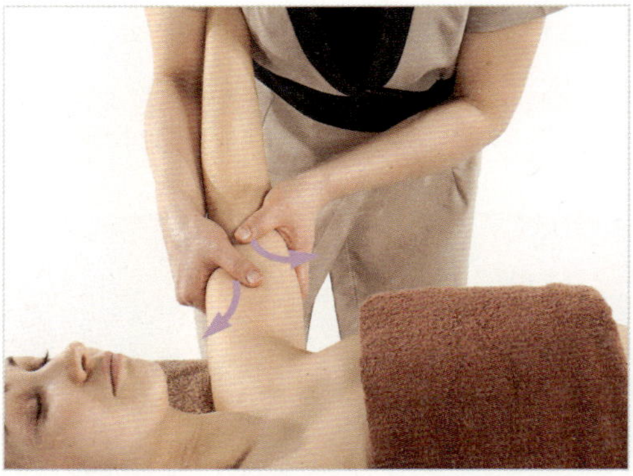
▶고객의 팔을 옆구리에 낀다.

04. 두갈래근(이두근), 세갈래근(삼두근) 양 손바닥으로 흔들기

고객의 팔목을 겨드랑이에 끼고 한 손은 고객의 두갈래근(이두근)에 두고 다른 손은 세갈래근(삼두근)에 놓는다. 양 손바닥을 좌 · 우로 빈번하게 흔들어 자극을 준다.

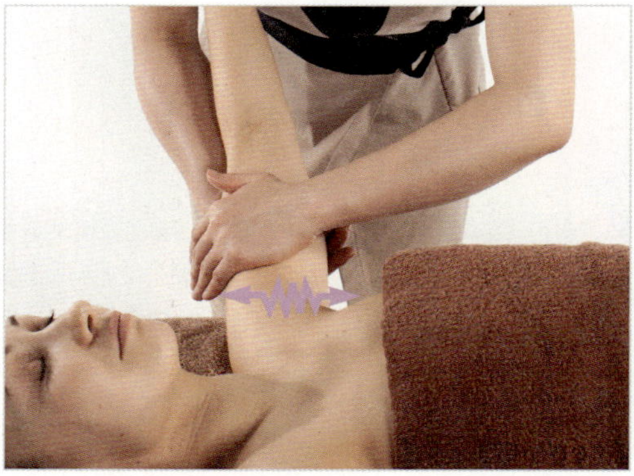
▶고객의 팔을 옆구리에 낀다

05. 팔꿈치 안쪽, 바깥쪽 손바닥 마찰

고객의 팔을 약간 구부리게 한 다음, 안쪽 위관절 융기(내측상과), 가쪽 위관절 융기(외측상과)를 중심으로 하여 팔꿈치 부위를 손바닥으로 둥글게 압착한다.

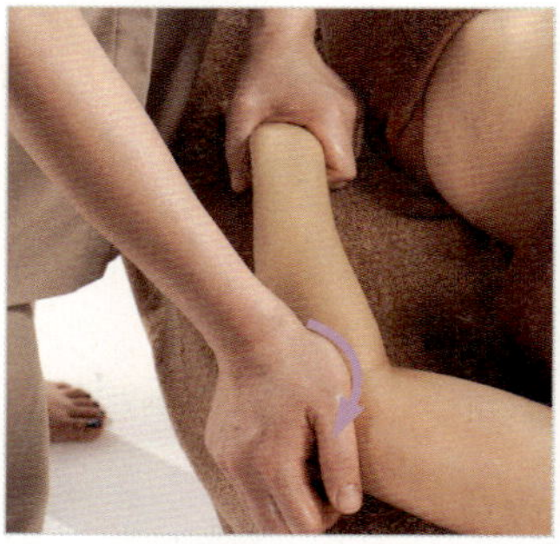
▶가쪽 위관절 융기 마사지

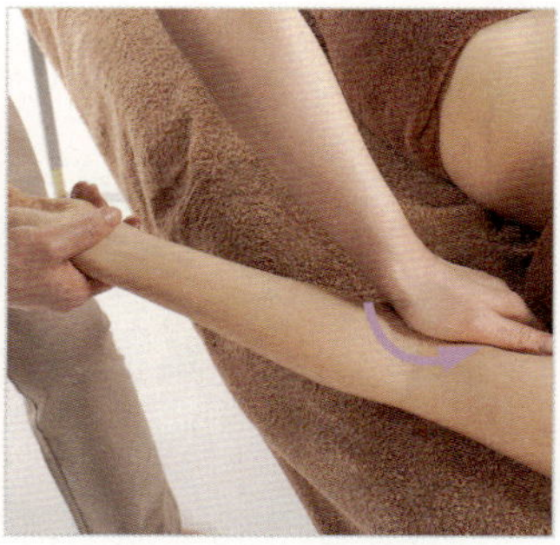
▶안쪽 위관절 융기 마사지

06. 아래팔 에플라지

팔 전체를 에플라지 한다.

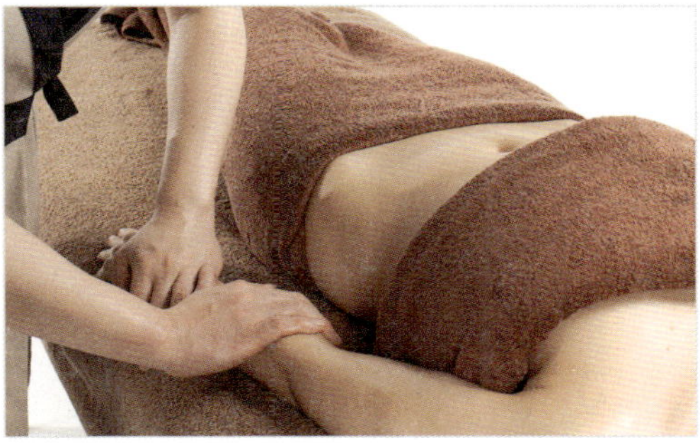

▶에플라지

07. 아래팔(바깥쪽, 안쪽) 엄지 마찰

고객의 팔꿈치를 마사지 테이블에 닿게 하여 팔을 90도 정도 굽힌다. 엄지와 손바닥으로 팔의 폄근(신전근)과 굽힘근육(굴곡근)을 주무른다.

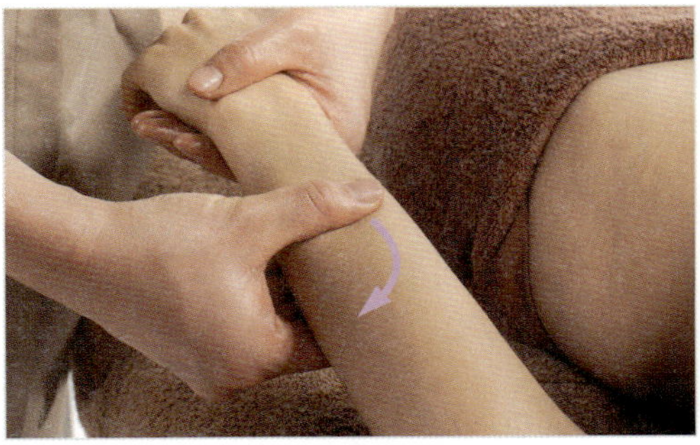

▶바깥쪽 마찰

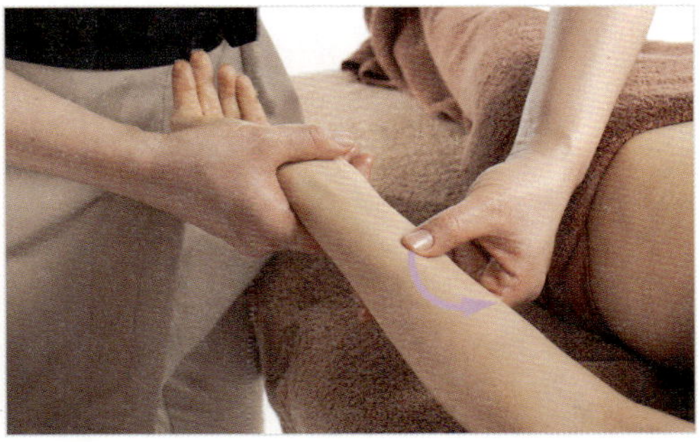

▶안쪽 마찰

08. 아래팔(바깥쪽, 안쪽) 엄지 스트로킹

아래팔의 안쪽 근육을 안쪽, 중간, 바깥쪽부위로 나누어 엄지손가락으로 손목에서 팔꿈치까지 원을 그리고 다시 그 부분을 엄지로 밀어주는 동작을 한다.

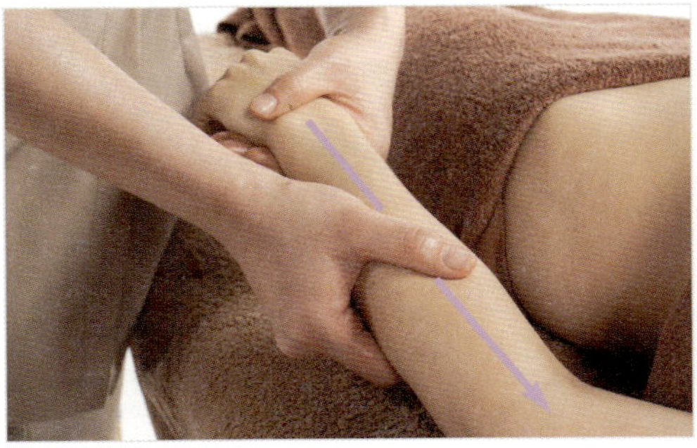

▶바깥쪽 스트로킹

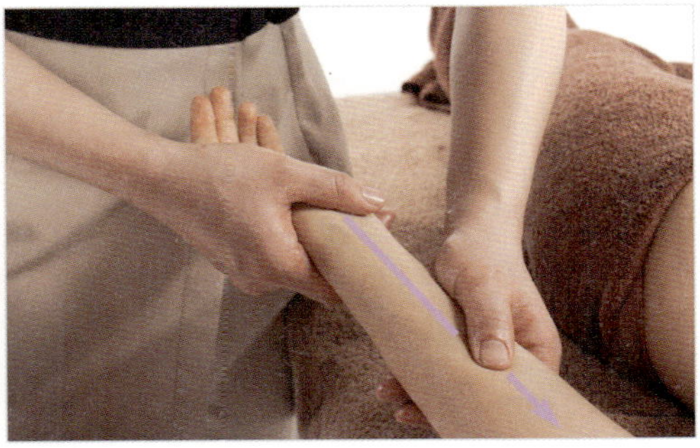

▶안쪽 스트로킹

09. 아래팔 양 손바닥으로 짜기

아래팔을 90도로 세운 후 아래팔을 빨래 짜듯이 근육을 좌 · 우로 비튼다.

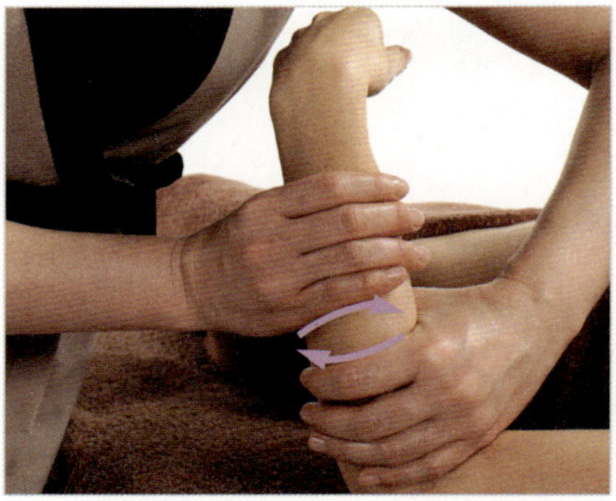

▶좌 · 우로 짜기

10. 아래팔 양 손바닥으로 흔들기

아래팔을 좌 · 우로 흔들어 준다.

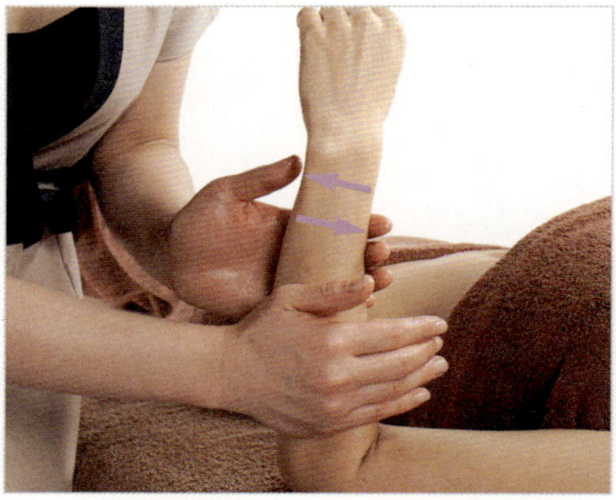

▶좌 · 우로 흔들기

6. 손 관리

01. 손목 좌 · 우 흔들기

양손의 엄지와 둘째손가락 사이에 고객의 엄지와 새끼손가락을 끼고 고객의 손을 부드럽게 좌 · 우로 흔든다.

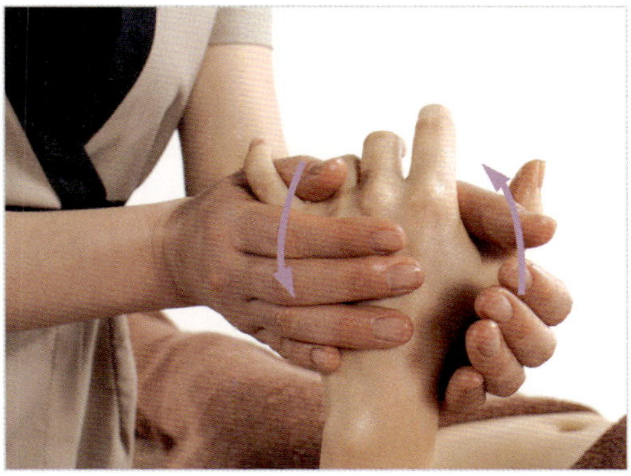

▶좌 · 우로 흔들기

02. 손목 운동

손목을 다양한 방법으로 운동한다. 폄, 굽힘, 원회전 등의 운동이 있다.

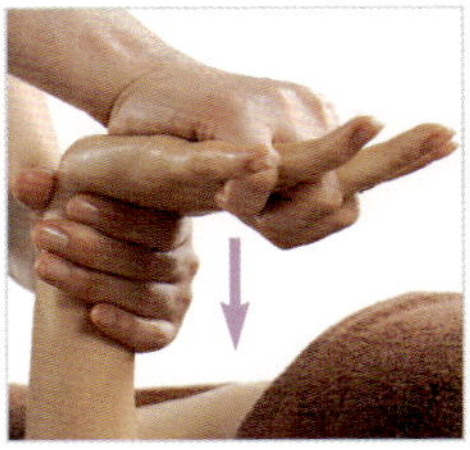

▶폄

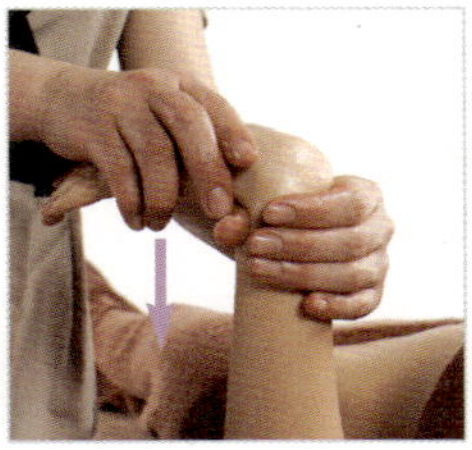

▶굽힘

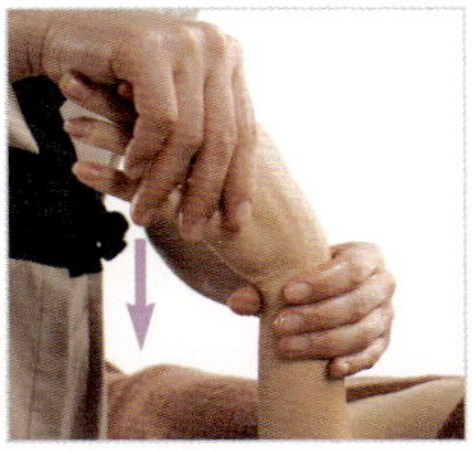

▶자뼈측 굽힘

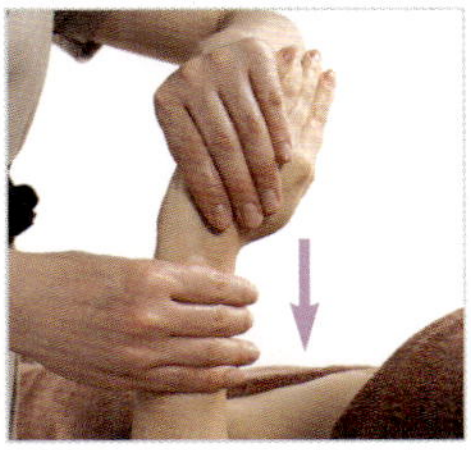

▶노뼈측 굽힘

03. 손바닥, 손등 양 엄지 마찰

고객의 새끼손가락, 엄지손가락에 관리사의 양손을 낀 후 고객의 엄지 쪽을 앞과 뒷면을 마사지한다.

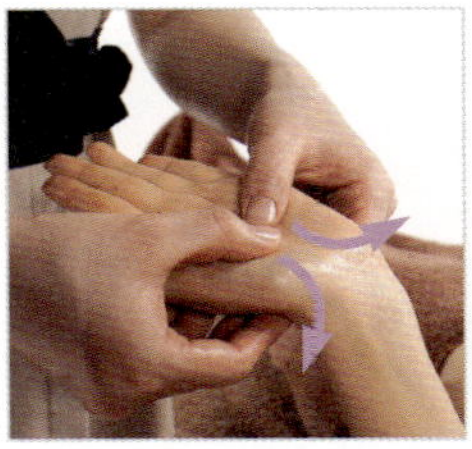

▶엄지 손바닥쪽 마사지

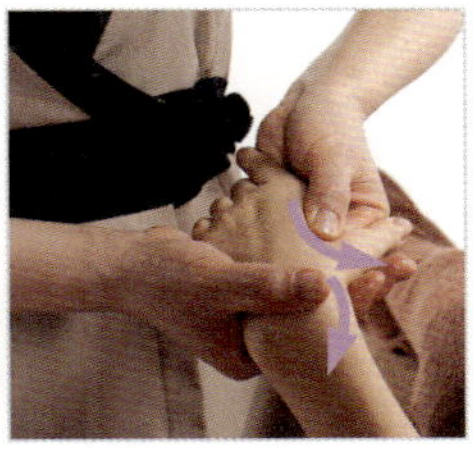

▶엄지 손등쪽 마사지

04. 손바닥 양 엄지로 자극하기

3번과 같은 방법으로 손바닥 면에 실시한다.

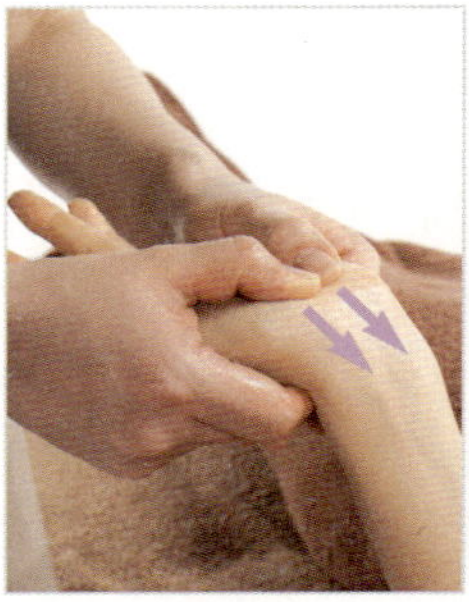

▶손바닥 수직 내려가기

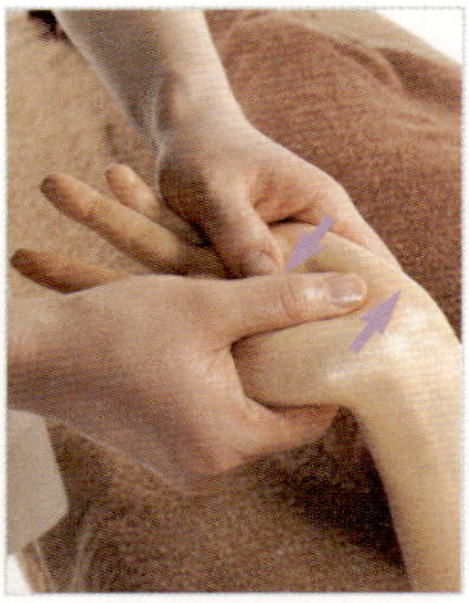

▶손바닥 수평가기

05. 손등 양 엄지로 자극하기

손등 부위를 수직 수평방향으로 마사지한다.

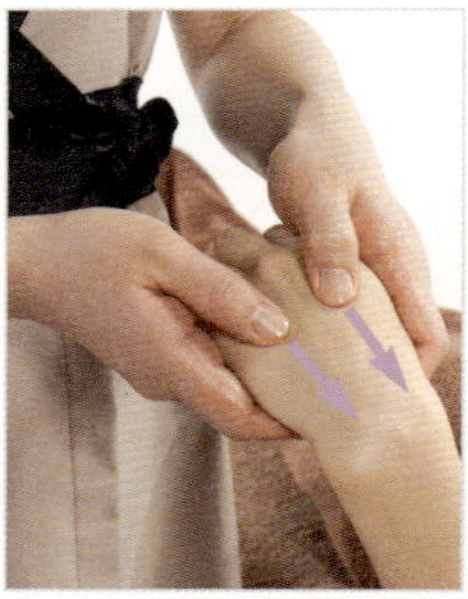

▶손등 수직 내려가기

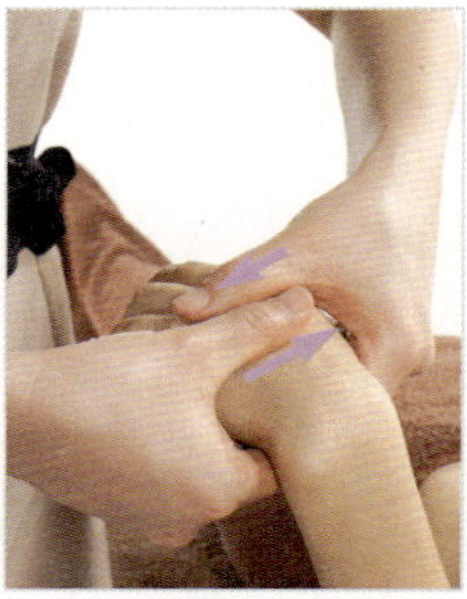

▶손등 수평가기

06. 손목 앞뒤 양 엄지로 주무르기

손목 부위의 앞과 뒷면을 양 엄지로 마사지한다.

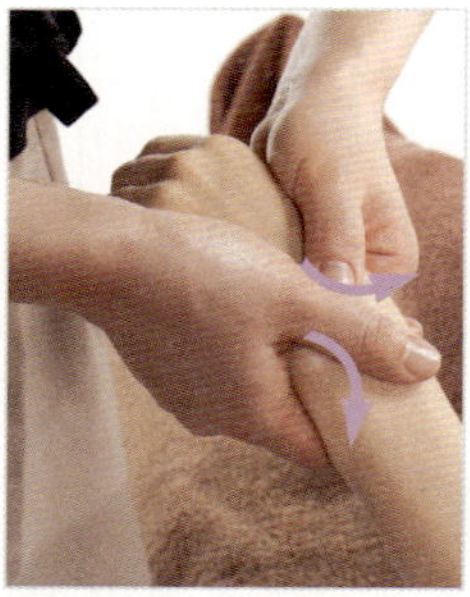

▶손등쪽 서클 그리기

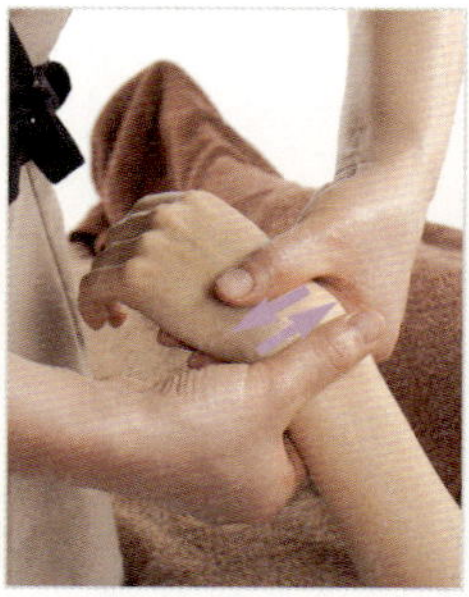

▶손등쪽 손목 수평주무르기

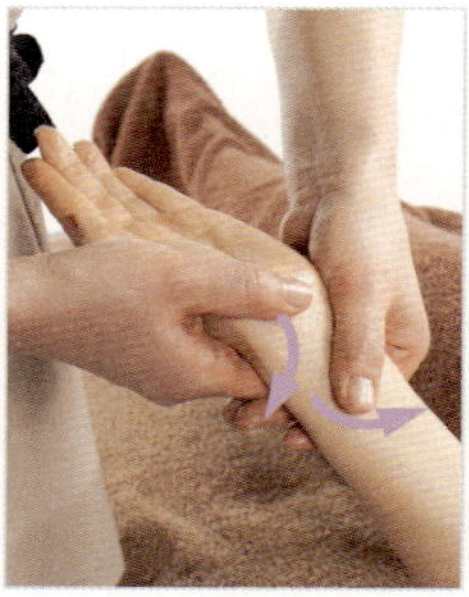

▶손바닥쪽 서클그리기

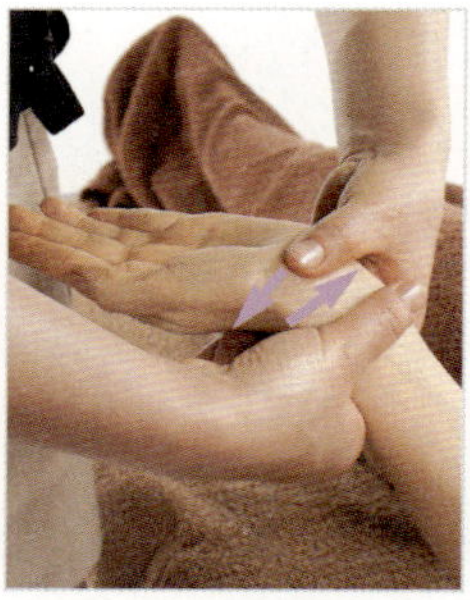

▶손바닥쪽 손목 수평주무르기

07. 팔 위 아래 당기기

고객의 바깥쪽 손목을 잡고 가볍게 당겨 팔을 늘린다.

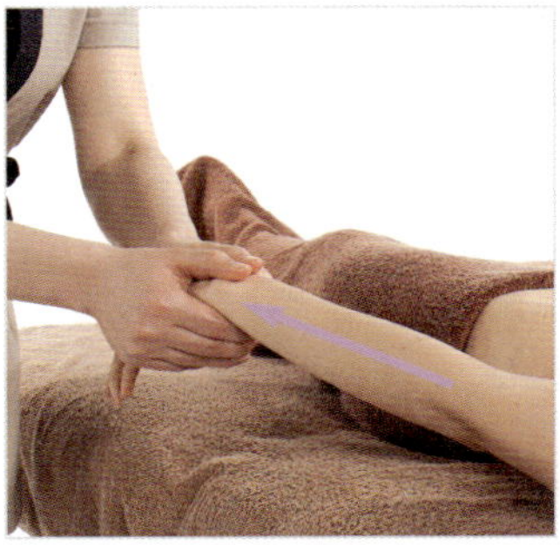

▶팔을 아래 방향에서 당기기

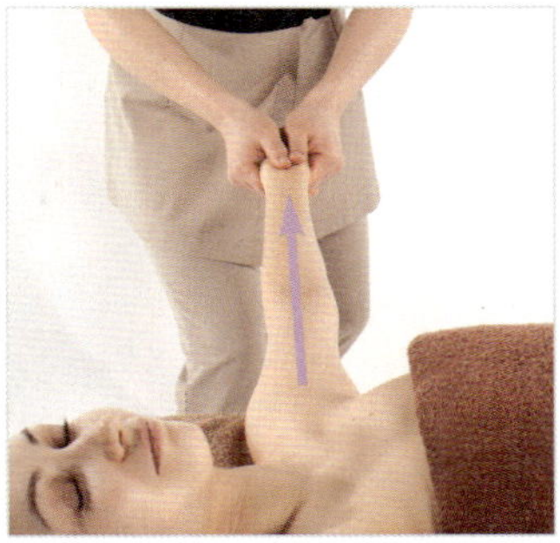

▶팔을 어깨선에서 당기기

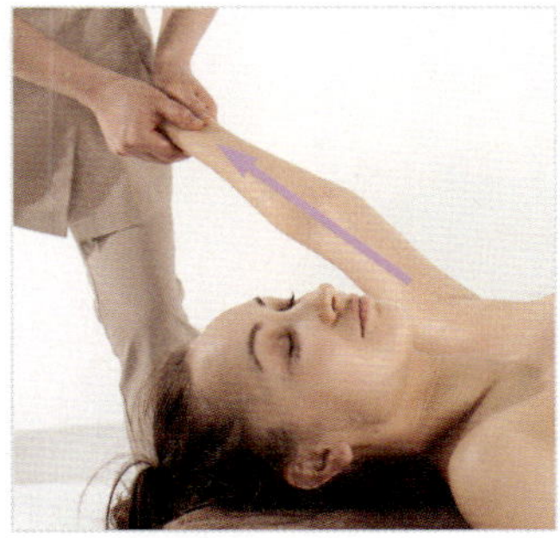

▶팔을 머리위쪽에서 당기기

08. 팔 스트레칭

고객의 가까운 팔은 고객의 앞쪽 삼각근을 가볍게 누르고 바깥쪽은 고객의 바깥쪽 손목을 잡고 가볍게 당겨 팔을 늘린다.

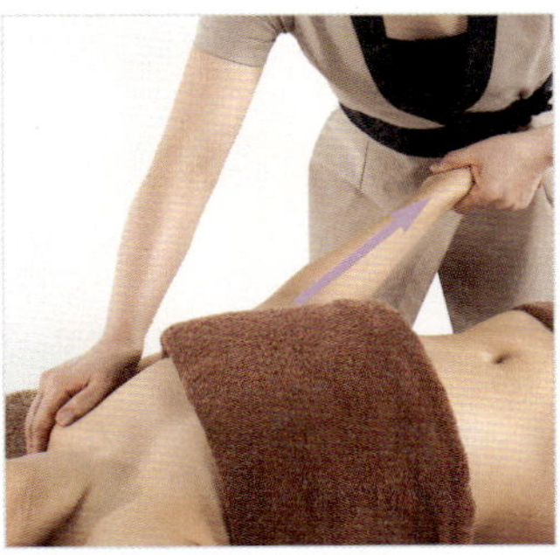

▶팔을 아래방향에서 당기기

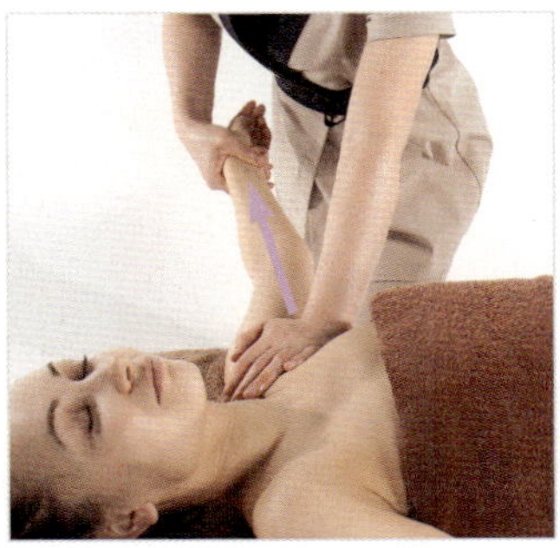

▶팔을 어깨선에서 당기기

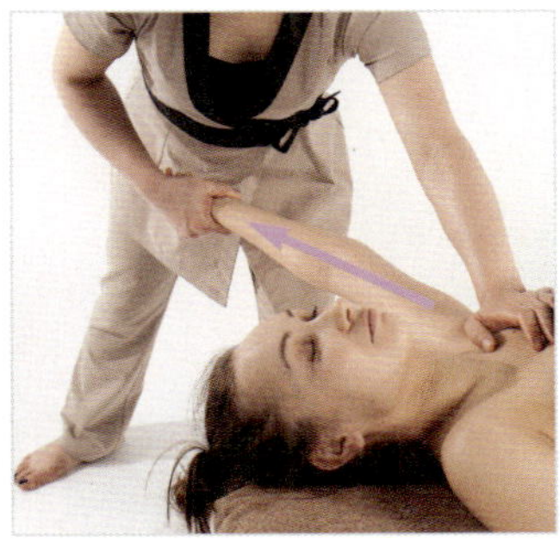

▶팔을 머리위쪽에서 당기기

09. 양 팔 스트레칭

고객의 손목 쪽의 팔목(관리사의 엄지가 안쪽으로 가게 한다)을 가볍게 당긴다. 고객의 팔꿈치가 마사지 테이블에 닿게 하여 가볍게 당긴다.

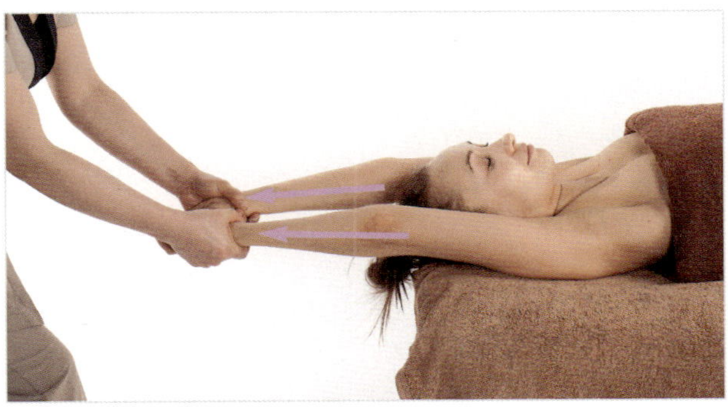

SWEDISH MASSAGE TECHNIQUE

Chapter 9 스웨디시 안면 관리

1. 목 관리
2. 얼굴 관리
3. 두피 관리

1. 목 관리

얼굴이라는 단어만큼 비속어가 많은 신체부위는 없을 것이다. 요즘은 얼굴이 잘생긴 사람을 '얼짱' 이라는 신조어도 사용한다. 해부학에서 말하는 사람의 얼굴은 두개골의 구성 면에서 말하는 것으로 흔히 얼굴이라고 하는 경우에는 이마(전두부)를 합하지만 이마는 학문적으로 머리에 속한다. 얼굴은 개인적으로나 인류학적 특징이 다양하여 인종적으로 구별되어진다. 얼굴의 입술이나 혀는 손만큼이나 신경세포의 분포가 많아 많이 사용할수록 뇌의 세포기능을 활성화한다.

■ 얼굴의 근육도

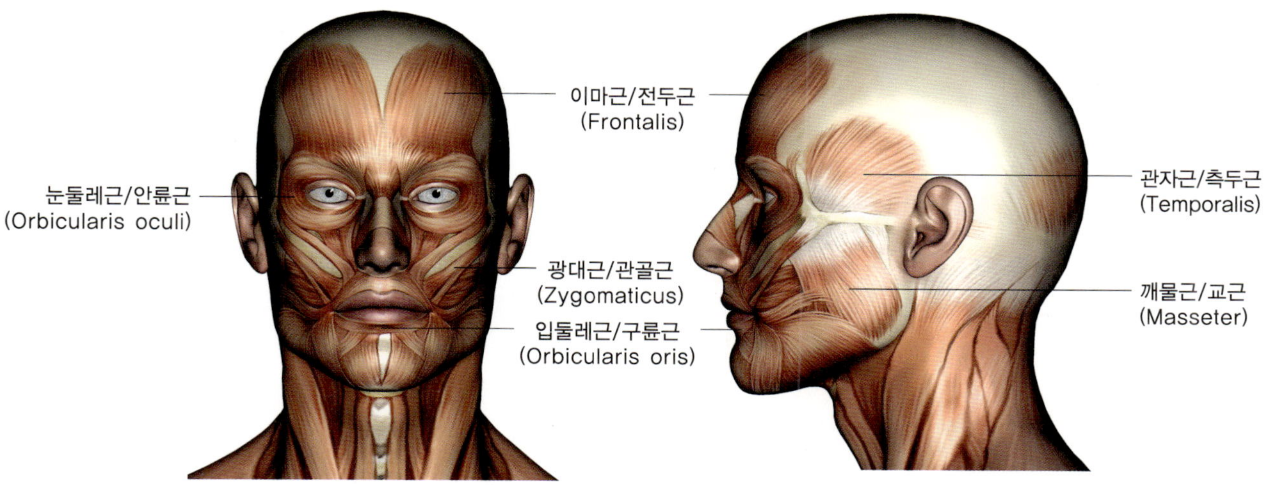

01. 목 관리 준비

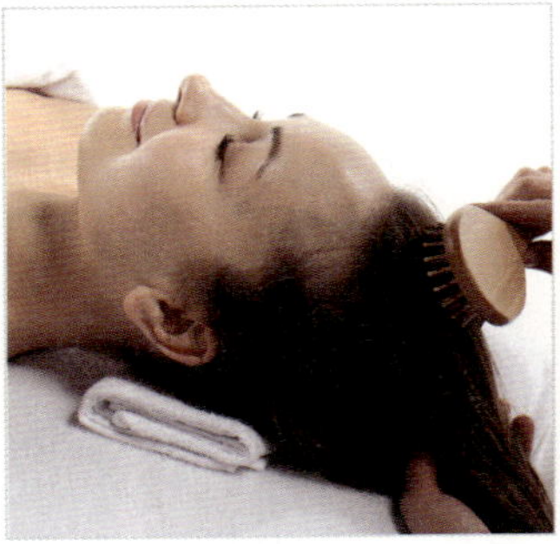

▶두피 브러쉬

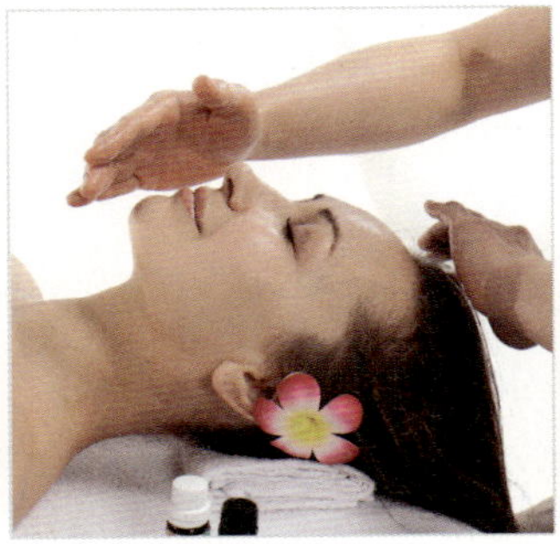

▶Aroma 호흡

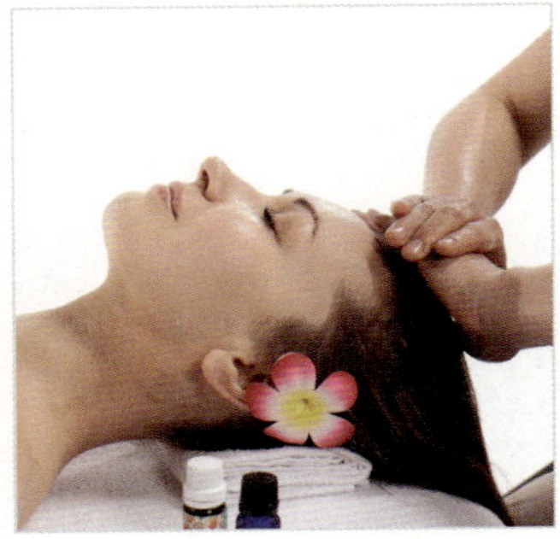

▶Aroma 터치

02. 데콜테 전체 에플라지

*데콜테(decollete) 얼굴 아래 목선부터 가슴 위 쇄골까지의 부위이다.

양 손바닥을 고객의 중 어깨세모근(삼각근)에 두고 손가락이 밑쪽으로 향하게 한다. 어깨에서 목으로 다시 유양돌기에 오면 손의 위치를 바꾸어 목을 따라 내려가 빗장뼈(쇄골)위를 지나 바깥쪽으로 손바닥을 이용하여 원을 그리듯이 스트로킹하여 제자리로 돌아간다.

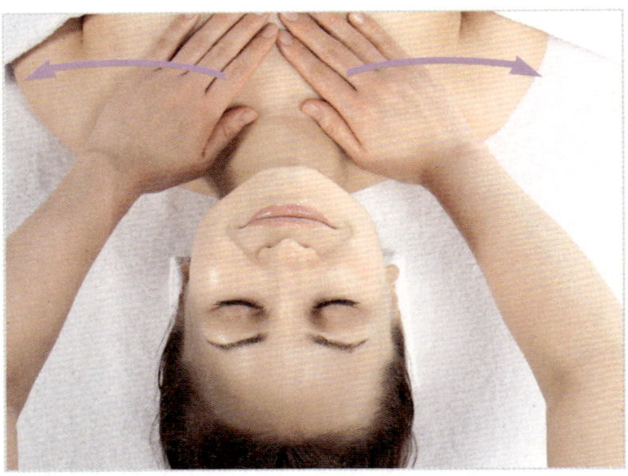

▶에플라지 시작

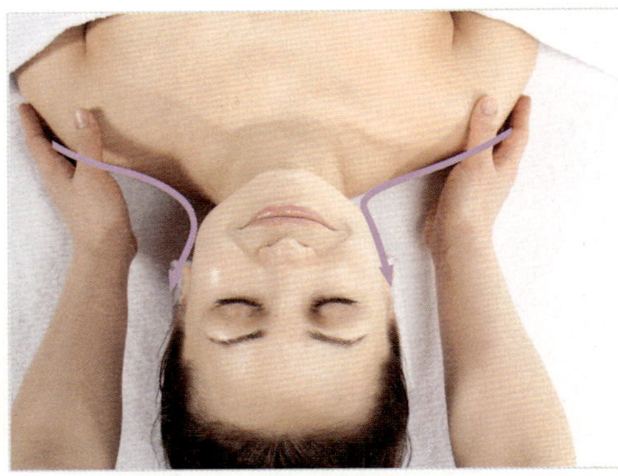

▶어깨 감싸기

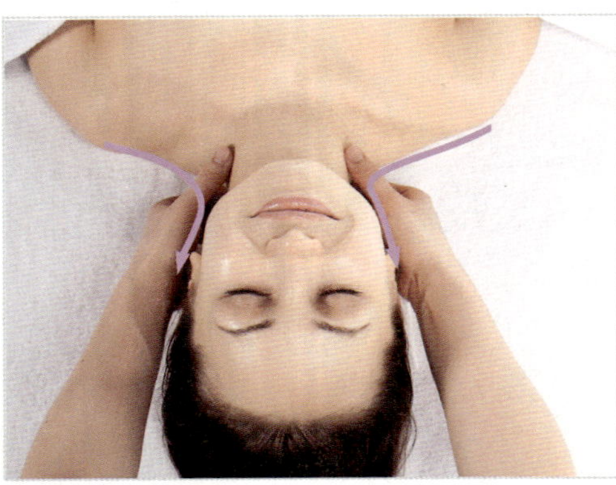

▶유양돌기까지 가기

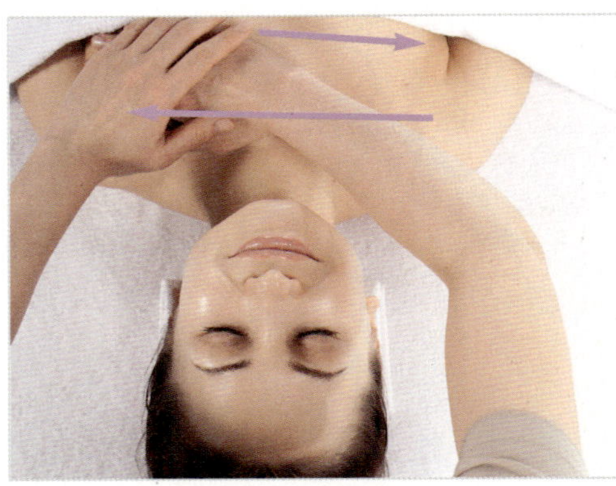

▶빗장뼈따라 데콜테 한 손씩 에플라지

03. 목 손가락 당기기

양 손가락 끝 부위를 목의 낮은 쪽에 두고 양 손가락 끝을 위 방향으로 올리면서 손가락을 후두골 쪽으로 당긴다. 이때 고객의 목을 최대한 폄이 되게 한다.

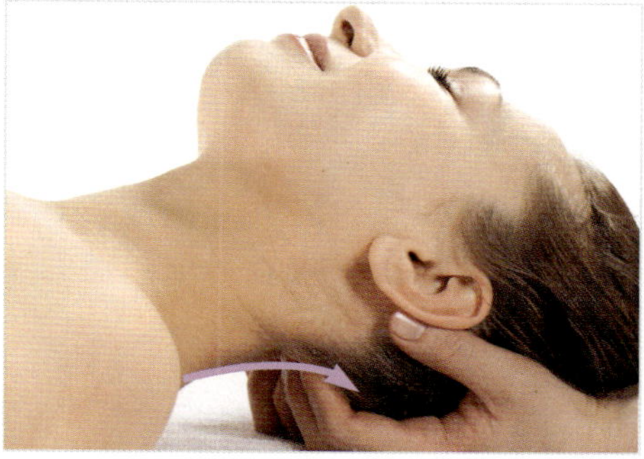

▶목 손가락 당기기

04. 상부등세모근(승모근) 스트레칭

한손은 고객의 마사지하고자 하는 부위의 관자부위(측두부)를 잡아 고객의 머리를 바깥쪽 회전시키고 다른 한손(엄지가 위쪽으로 가게 한다)으로 유양돌기에서 시작하여 견봉까지 가고, 다시 둘째손가락 면으로 뒤편의 위쪽 등세모근(승모근)을 자극하면서 시작 부위로 돌아온다.

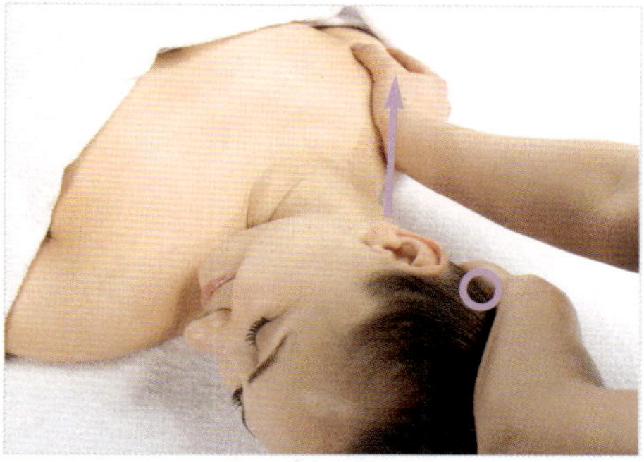

▶상부 등세모근 손바닥 스트레칭

05. 상부등세모근(승모근) 주먹 스트로킹

고객의 목을 바깥쪽으로 굽히고 한손으로 고객의 관자부위(측두부)를 가볍게 누르고 다른 손은 주먹을 이용해 유양돌기에서 어깨까지 주먹으로 스트로킹하여 시작부위로 돌아오는 왕복 마사지이다.

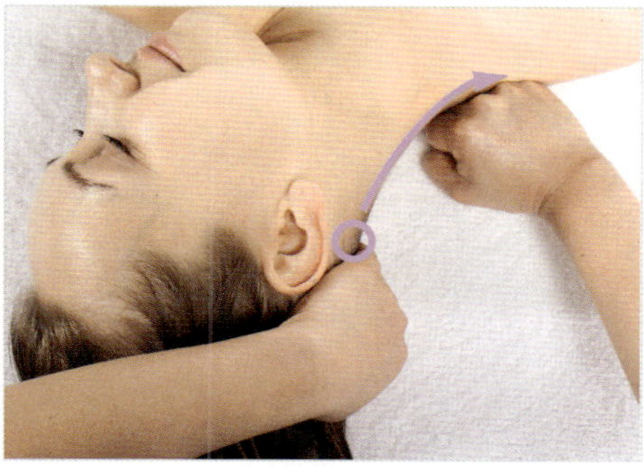

▶상부 등세모근 주먹 스트로킹

06. 목 X자 스트레칭

관리사의 한 손은 고객의 왼쪽 어깨에 손바닥으로 누르고 다른 손은 오른쪽 어깨에 손바닥으로 눌려 X자 모양이 되게 한다. 관리사는 X자 모양의 팔을 위로 들어 고객의 목이 충분히 굽힘이 되게 한다. 가슴에 턱이 닿게 한다.

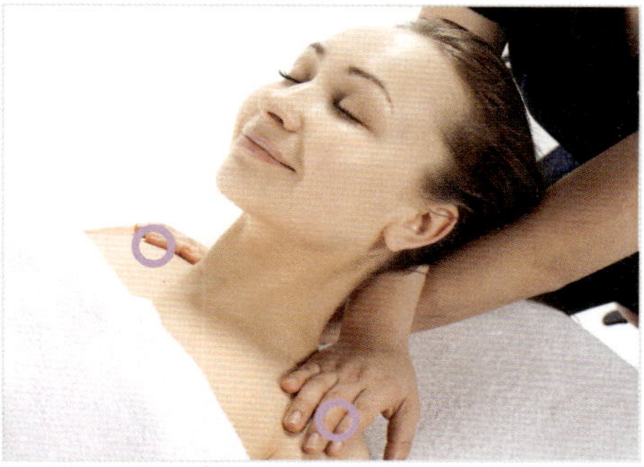

▶앞쪽으로 굽히기

2. 얼굴 관리

01. 얼굴 전체 에플라지

양손의 손가락을 목 바로 위 빗장뼈에 놓는다. 수직으로 올라와 귀 아래쪽에서 두힘살근(이복근)을 따라 입술 아래까지 몇 번 왕복한다. 손바닥으로 볼 전체를 에플라지 후 손가락 끝으로 코 주위를 따라 이마까지 올라간 다음, 귀 앞쪽, 턱으로 에플라지 한다.

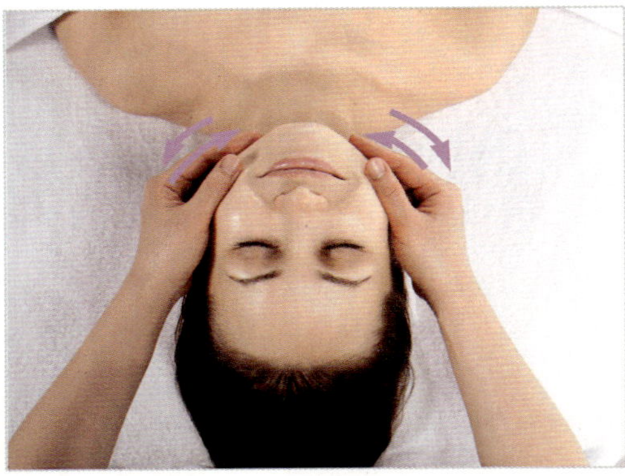

▶턱에서 귀까지 왕복

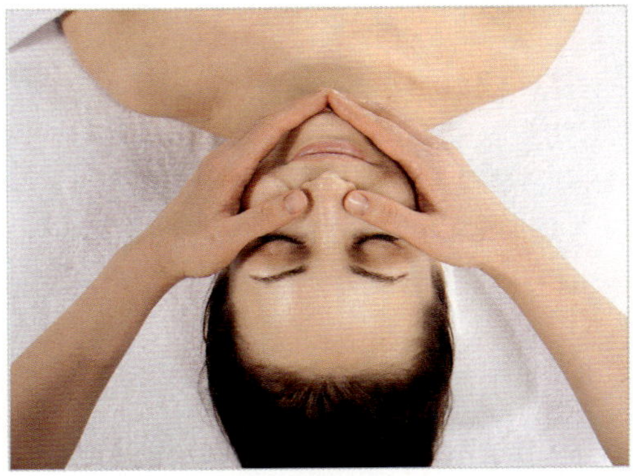

▶볼 전체 귀까지 에플라지

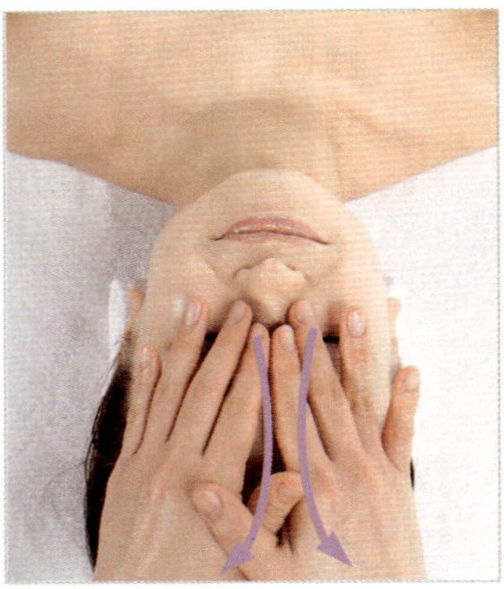

▶코따라 이마가기

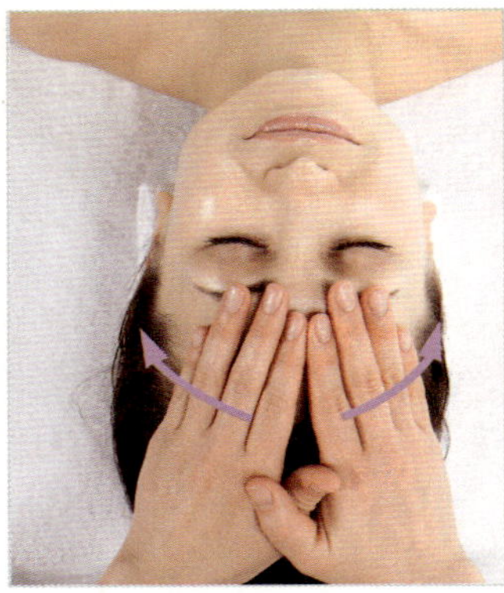

▶이마에서 관자놀이 가기

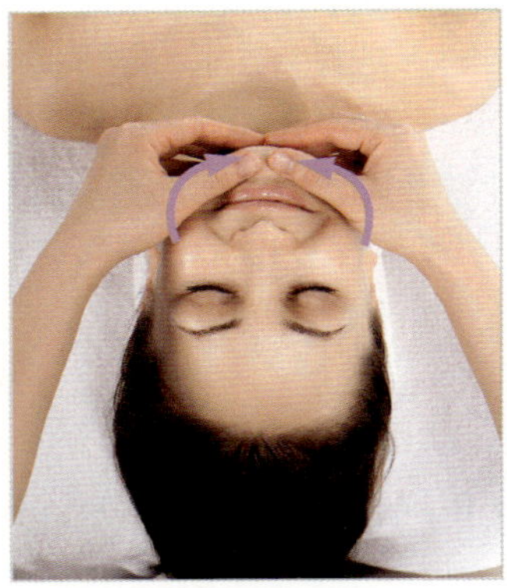

▶턱으로 내려가기

02. 이마근(전두근) 엄지 측면으로 에플라지

양 엄지를 고객의 정 중앙 이마에 두고 가볍고 부드럽게 관자놀이쪽으로 엄지 스트로킹한다.

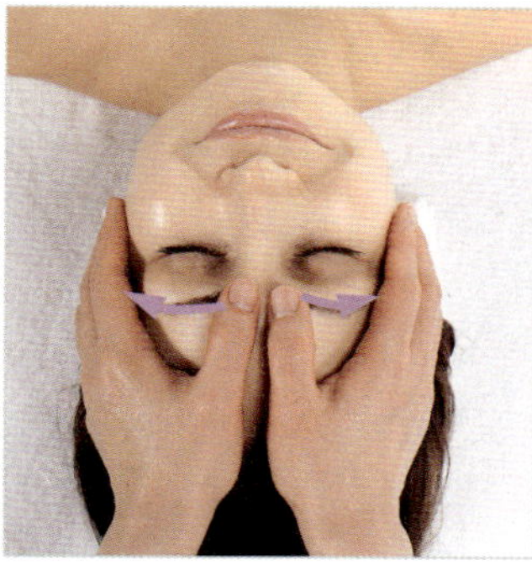
▶이마근 기식점 에플라지 시작

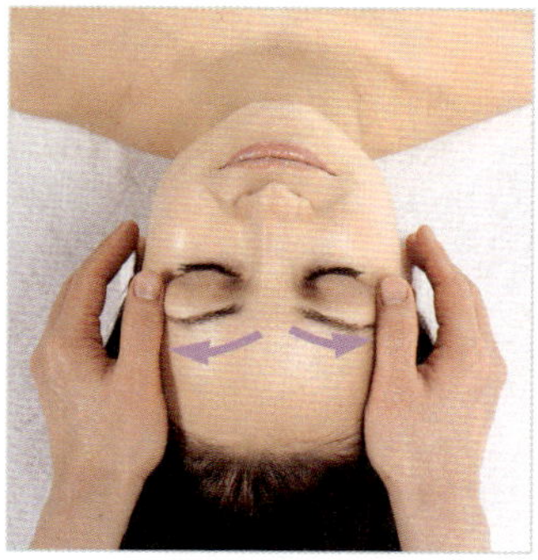
▶이마근 기식점 에플라지 끝내기

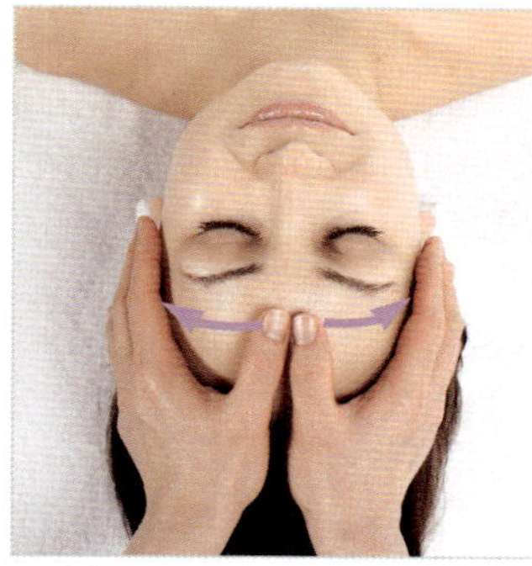
▶이마근 정중앙 에플라지

03. 눈 근육 엄지, 검지로 자극하기

양 손의 둘째손가락을 양쪽 눈 위의 부위 안쪽(눈섭주름근의 안쪽)에 두고 3부위를 손가락 끝으로 가볍게 지압한다.

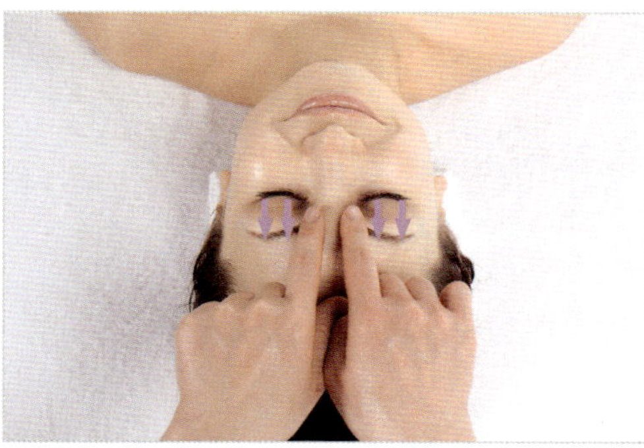
▶상부 눈근육 검지 자극

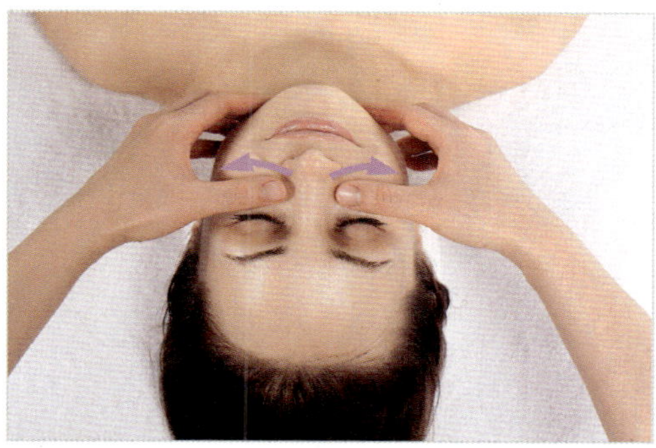
▶하부 눈근육 엄지 자극

04. 광대뼈 엄지 스트로킹

양 엄지손가락으로 코의 외측(영양)에서 귀의 바깥 귀길(외이도)까지 반달모양의 원을 그리면서 마사지한다.

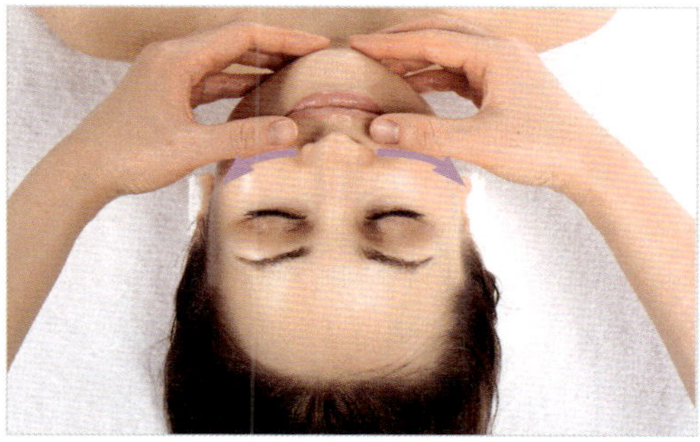

05. 아래턱(하악) 엄지 에플라지

양 엄지를 얼굴 아래쪽(하부), 턱 중앙에 두고 양 엄지로 귀의 아래 (꼭지돌기)까지 내려간다.

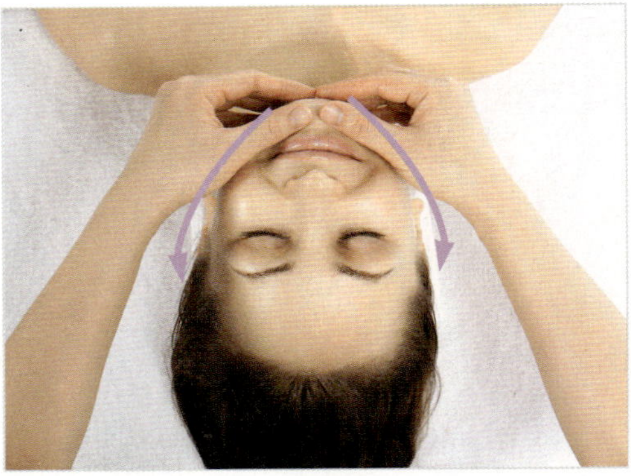

▶아래턱 엄지 에플라지

06. 이마근(전두근)기시점 검지 마찰하기

양 손가락으로 눈썹을 가볍게 당긴다.

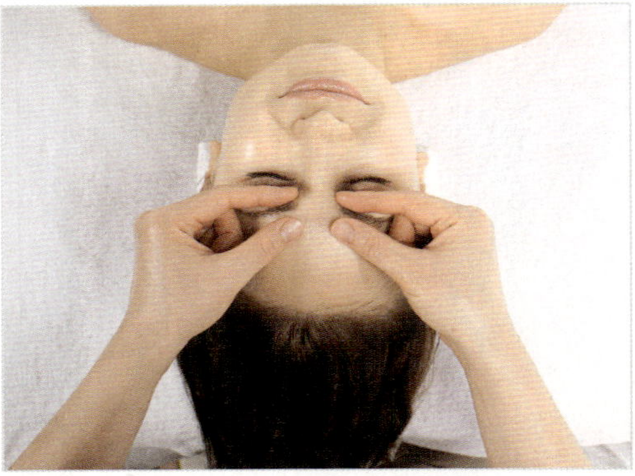

▶시작하기

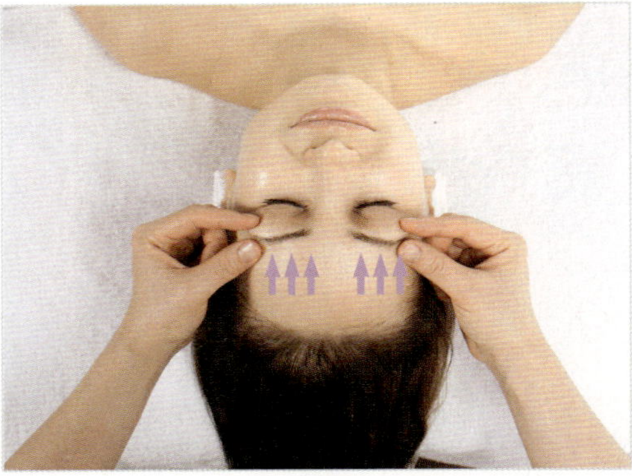

▶끝내기

07. 관자아래턱(측두하악) 관절 양 손가락 마찰하기

양 손가락 끝을 관자아래턱 관절에 두고 부드럽게 원을 그리듯이 마사지한다.

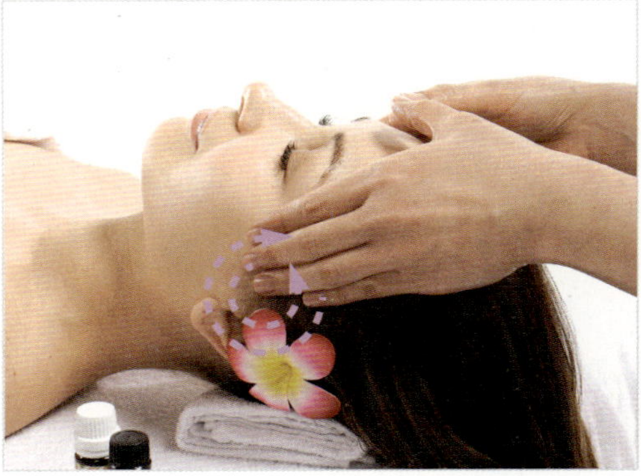

3. 두피관리

01. 두피 전체 손가락 마찰하기

손에 묻은 오일을 닦는다. 두피와 머리카락을 작은 원을 그리면서 위쪽에서 아래 방향으로 마사지한다. 이마, 관자, 뒤통수 순서대로 실시한다.

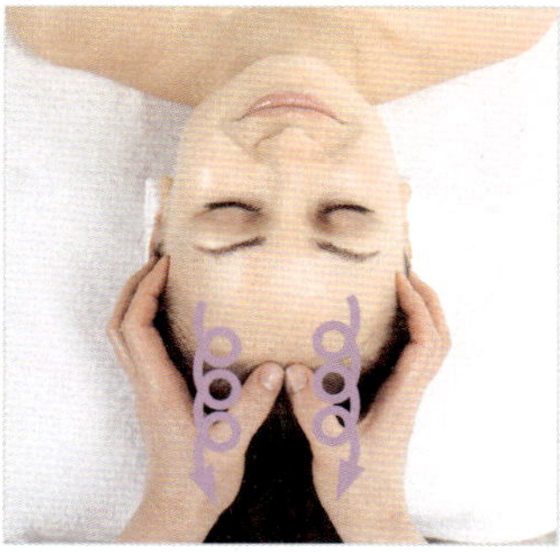
▶이마 부위(정면)

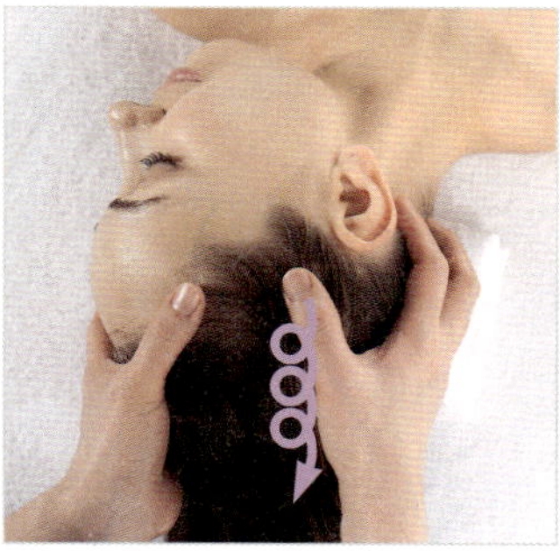
▶관자 부위 & 두통수 부위

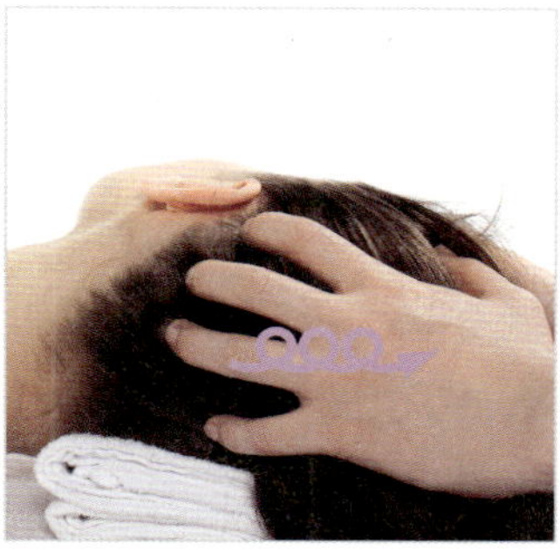
▶뒤통수 부위

02. 귀 엄지 마찰하기

귀의 전체를 앞과 뒤쪽을 엄지와 둘째손가락으로 자극하듯이 마사지한다.

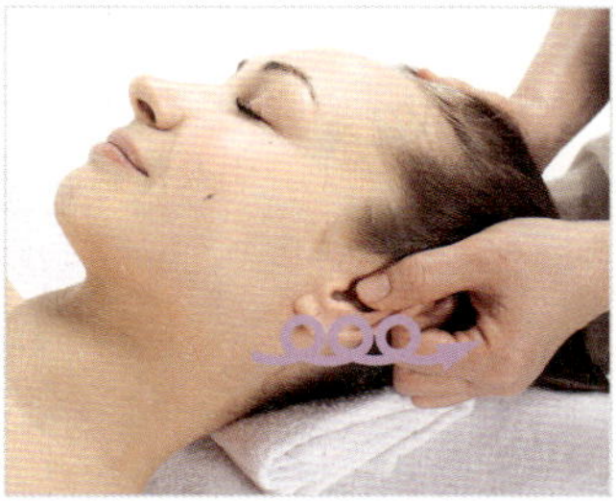
▶귀 바깥쪽 원그리기

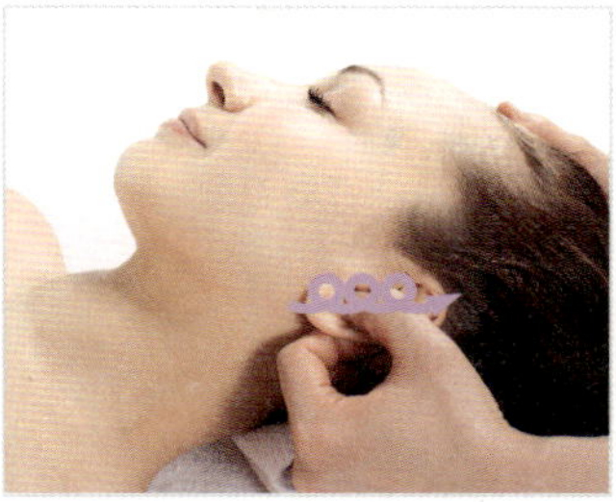
▶귀 안쪽 원그리기

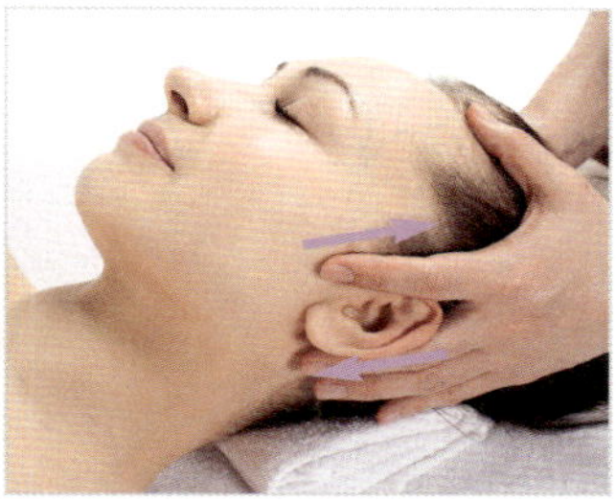
▶귀 앞뒤 마찰하기

03. 머리카락 손가락 에플라지

발끝에서 머리카락까지의 차크라를 가벼운 접촉으로 마무리한다. 관리사는 양손바닥으로 몸의 정중선을 따라 1인치 위의 차크라 흐름을 자극한다.

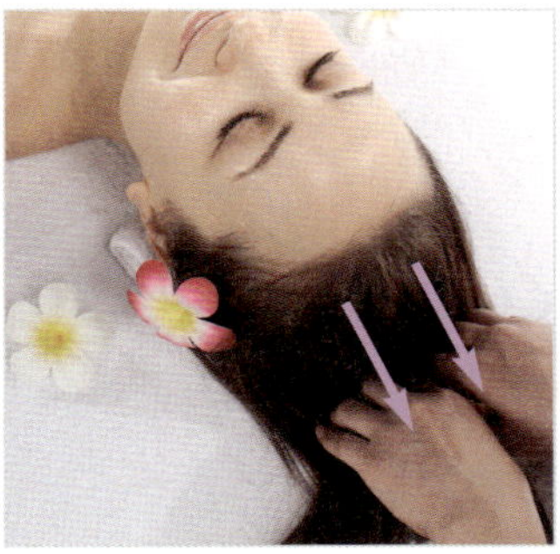
▶이마 부위

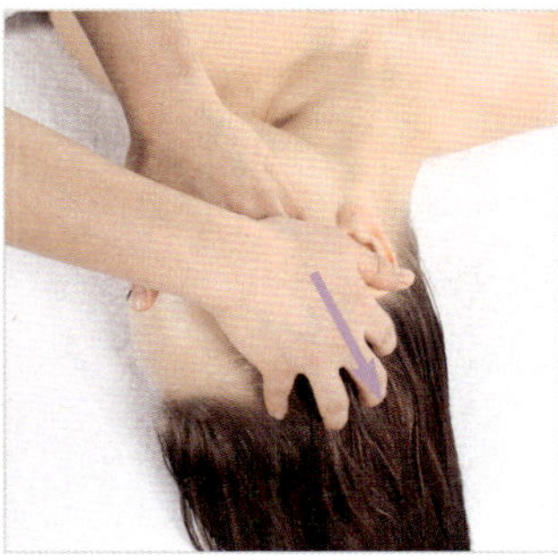
▶관자 부위

PART **3**

실전관리 및 부록

SWEDISH MASSAGE TECHNIQUE

Chapter 10 스웨디시 실전 관리

1. 고객차트

2. 테크닉

3. 평가

1. 고객차트

Swedish Massage Chart
Client consultation

이름		성별(남 여)
주소		
직업		E-Mail
전화번호	집	핸드폰
생년월일		(만 세)

Personal Details

1. 프로그램에 참여한 날짜를 써 주세요 년 월 일
2. 질병 또는 수술을 하셨습니까? 예( ) 아니오
3. 알레르기가 있으십니까? 있으시면 어떠한 종류입니까? 예( ) 아니오
4. 생리는 최근 언제였습니까?
5. 결혼하셨습니까?(Yes / No) / 자녀는 몇 명입니까? ( )
6. 아래는 병원 의사의 허락이 있거나 본인, 보호자의 승락서가 있어야만 마사지 할 수 있는 질병, 질환 리스트 입니다. 잘 읽어 보시고 해당 사항이 있다면 표시해 주십시오.

저혈압(Hypotension)		고혈압(Hypertension)	
고지혈증(hyperlipidemia)		심장질환(Heart condition)	
골다공증(Osteoporosis)		폐경(Menopause)	
알레르기(Allergie)		관절염(Arthritis)	
정맥염(Phlebitis)		우울증(Depression)	
당뇨(Diabetes)		운동신경계질환(Motorneuron disease)	
신장질환(Kidney problem)		신경통(Trapped/Pinched nerve/Sciatica)	

7. 자신의 스트레스, 수면, 통증 정도 레벨을 숫자로 표시한다면?(1: 가장 약함, 10은 가장 높음)	
스트레스 강도	1. 2. 3. 4. 5. 6. 7. 8. 9. 10
수면장애 정도	1. 2. 3. 4. 5. 6. 7. 8. 9. 10

8. 아래 사항은 마사지할 때 참고하면 좋은 내용입니다. 도움이 될 수 있도록 노력하겠습니다. 아래 항목을 보시고 해당사항에 표시해 주십시오.

등 허리(Back Aches)		목 &어깨 통증(Head & Shoulder pain)	
변비(Constipation)		부종, 수종(Medical oedema)	
뻗뻗한 관절(Stiff joints)		편두통(Migraine)	
두통(Headaches)		긴장(Tension)	
불면증(sleepness)		스트레스(Stress)	
헛배부름(Bloating)		다리가 피로함 또는 저림(Tired legs)	
손발 차가움(Cold hands and feet)		피하지방, 비만(Cellulite, Obesity)	
목 아픔(Sore throats)		생리전통, 생리통(P.M.T)	
월경불순(Irregular periods)			

9. 위의 모든 내용은 트리트먼트 진행을 위해 필요한 질문사항이며 고객님의 신상정보에 관한 기밀성을 보장합니다. 단, 질 좋은 트리트먼트를 위해 상급자와 상의할 경우, 또는 응급상황 발생시에는 상급자 또는 의사의 진료를 요청하게 될 경우에는 고객님의 신상정보를 상급자 또는 의사에게 알려 줘야 할 의무가 제게 있음을 이해해 주시기 바랍니다.

10. 협조해 주셔서감사합니다. 위 내용이 사실이고 트리트먼트에 동의하신다면 아래에 사인을 해주시기 바랍니다.

날짜(Date):

고객의 사인(signature of client):

2. 테크닉

1) Ritual Touch

고객들은 관리시에 복식호흡을 해야 한다. 이는 휴식을 돕고 더 많은 산소를 몸에 공급하기 때문이다. 올바르고 편안한 호흡을 통해 즐거운 트리트먼트 시간이 될 수 있도록 유도하고 호흡은 고객의 호흡에 맞춘다.

(1) 웰컴 터치 5분

순서	동작	적용 방법	횟수
01	흉부호흡	코로 깊게 들이마시고 입으로 내쉰다.	3회
02	목뼈, 등뼈 터치	양손을 목뼈와 견갑골사이(능형근)를 터치한다.	1회
03	등뼈, 엉치뼈 터치	양손을 한 손씩 목뼈에서 마름근으로 마름근에서 엉치뼈로 이동하여 터치한다.	1회
04	스트레칭	좌 어깨뼈, 우 엉덩뼈 위에 올려 놓은 상태에서 대각선으로 이완한다.	1회
05	스트레칭	반대편 동일	1회
06	상부등세모근, 가시위근 쓸어주기	상부등세모근, 가시위근 양 손바닥 전체를 이용하여 쓸어준다.	3회
07	몸 전체 중앙 쓸어주기	손바닥 전체를 이용하여 척추세움근 상단에서부터 발바닥까지 몸전체 중앙을 쓸어준다.	1회
08	발바닥 3부위 지압	수근을 이용하여 발바닥을 3등분하여 지압한다 .	1회
09	몸 전체 측면 쓸어주기	손바닥 전체를 이용하여 복숭아뼈부터 팔까지 몸 전체 측면을 쓸어준다.	1회
10	팔 쓸어주기	손바닥 전체를 이용하여 팔전체를 쓸어준다.	1회
11	손바닥 3부위 지압	수근을 이용하여 손바닥을 3등분하여 지압한다.	1회

(2) 마무리 터치 5분

순서	동작	적용 방법	횟수
01	발 스트레칭	등쪽굽힘, 발바닥굽힘, 외전, 내전	1회
02	경부스트레칭	한손은 머리에 한손은 견봉 위에 두고 스트레칭한다.	1회
03	두피 지압	두피 전체를 가볍게 지압한다.	1회
04	상완 스트레칭	고객의 팔을 만세 동작 한 뒤 천천히 시술자의 몸쪽으로 당겨 스트레칭 한다.	2회
05	액와펌핑	가볍게 수근을 이용하여 액와펌핑한다.	1회
06	경부 스트레칭	후두부 아래에 넣고 경부를 상, 하로 스트레칭한다.	1회
07	고객 일으키기	척추세움근을 한 손씩 받치며 일으킨다.	1회

(3) 부분 리추얼 터치 5분

순서	동작	적용 방법	횟수
		등	
01	흉부 호흡	코로 깊게 들이마시고 입으로 내쉰다.	3회
02	스트레칭	좌 어깨뼈, 우 엉덩뼈 위에 올려 놓은 상태에서 대각선으로 이완한다.	1회
03	스트레칭	반대편 동일	1회
04	상부등세모근, 가시위근 쓸어주기	상부등세모근, 가시위근 양 손바닥 전체를 이용하여 쓸어준다.	1회
05	척추세움근 쓸어주기	손바닥 전체를 이용하여 척추세움근상단부터 엉치뼈까지 끌어준다.	1회
06	중간볼기근 지압	수근을 이용하여 중간볼기근 지압한다.	3회

순서	동작	적용 방법	횟수
		다리	
01	스트레칭	한 손은 궁둥뼈 한손은 아킬레스건 부위에 두고 스트레칭 한다.	3회
02	다리 전체 지압	수근을 이용하여 대퇴부터 하퇴까지 지압한다.	1회
03	발바닥 3부위 지압	수근을 이용하여 발바닥을 3등분하여 지압한다.	1회
04	다리 전체 쓸어주기	수근을 이용하여 다리 전체 쓸어준다.	1회

순서	동작	적용 방법	횟수
		복부	
01	흉부호흡	코로 깊게 들이마시고 입으로 내쉰다.	3회
02	시계방향 터치	시계방향으로 원을 그리듯이 돌려준다.	3회

순서	동작	적용 방법	횟수
		팔	
01	스트레칭	한손은 견봉, 한손은 손목을 잡고 스트레칭한다.	2회
02	팔 전체 지압	수근을 이용하여 상완근부터 손목까지 지압한다.	2회
03	팔전체쓸어주기	손바닥 전체를 이용하여 상완부터 손목까지 쓸어준다.	2회

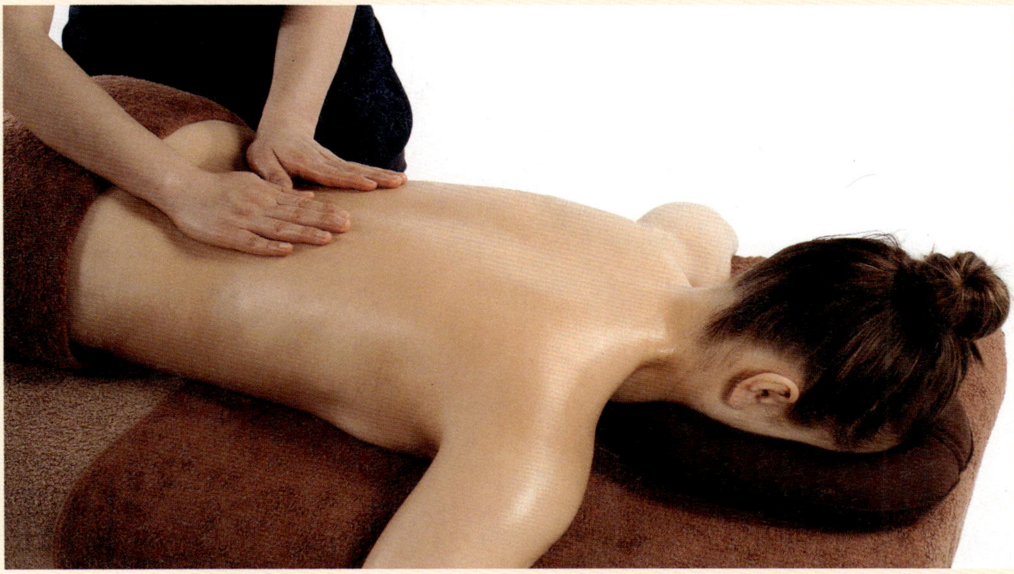

3. 스웨디시 전체 테크닉

(1) 스웨디시 마사지 뒷면 관리

(2) 스웨디시 마사지 앞면 관리

(3) 스웨디시 마사지 안면 관리

■스웨디시 마사지 뒷면 관리 전체순서

① 등 관리 → ② 엉덩이 관리 → ③ 다리 뒷면 관리 → ④ 발바닥 관리

1. 등 관리 Back Massage

01	오일 바르기와 일직선 에플라지 →
02	등 전체 에플라지 →
03	목 양손으로 주무르기 →
04	목 근육 양 손가락 당겨 올리기 →
05	상부등세모근 양손으로 주무르기 →
06	좌 · 우 상부등세모근 양손으로 주무르기 →
07	등 전체 양 손바닥 엇갈려 당기기 →
08	어깨뼈근육군(S.I.T) 손바닥과 아래팔로 밀고 당기기 →
09	마름모근 한 손바닥으로 8자 그리기 →
10	어깨뼈 안쪽면 깊게 문지르기 →
11	8 ~10번 반대쪽 반복 →
12	등 전체 아랫방향 에플라지 →
13	상부등세모근 양 손바닥으로 깊게 마찰 →
14	어깨뼈근육군(S.I.T) 끝점 양 손바닥으로 깊게 마찰 →
15	어깨뼈근육군 양 손바닥으로 스트로킹 →
16	척추세움근 양 엄지 스트로킹 →
17	척추세움근 신경절 양 엄지 깊게 누르기 →
18	등 전체 에플라지 →
19	콩팥 방향 가볍게 에플라지 →
20	등 측면 손바닥 스트로킹 →
21	척추세움근 양 손끝으로 스트로킹 →
22	옆구리 양손으로 주무르기 →
23	옆구리 양손으로 당겨 올리기 →
24	등 전체 양손으로 짜기 →
25	20-24번 반대 쪽 반복 →
26	경타법 →
27	허리네모근 양 손바닥으로 마찰 →
28	등 전체 양 손바닥 8자 에플라지 →
29	등 전체 양 아래팔로 늘리기 →
30	등-엉덩이 전체 에플라지

2. 엉덩이 관리

01 엉덩이 전체 에플라지 → 02 중간볼기근 양 손바닥으로 깊게 마찰 → 03 한쪽 엉덩이 양손으로 주무르기 →

04 엉덩이라인 양 엄지손가락 튕기기(Flicking) → 05 경타법(Tapotment) → 06 엉덩이 전체 에플라지 →

07 2-6번 반대 반복 → 08 엉치뼈부위 양 엄지 깊게 누르기 → 09 엉덩이 전체 에플라지

3. 다리 뒷면 관리 윗부분(상부)다리 뒷면 관리

01 다리 전체에 오일 바르기 → 02 다리 전체 에플리지 → 03 다리 전체 손바닥 긴 스트로킹 →

04 다리 자뼈면 빈번한 스토로킹 → 05 뒤넙다리근 다리자뼈면 빈번한 스토로킹 → 06 뒤넙다리근 양 엄지 깊게 마찰 →

07 뒤넙다리근 양 엄지 스트로킹 → 08 뒤넙다리근 안쪽, 중앙, 바깥쪽 주무르기 → 09 뒤넙다리근 바이브레이션 →

10 경타법 → 11 오금부위 양 엄지 마찰 → 12 하부 다리 에플라지 →

13 장딴지근(비복근) 양 엄지 스트로킹 → 14 가자미근 양 엄지 스트로킹 → 15 종아리 주무르기 →

16 경타법 → 17 다리 전체 자뼈면 빈번하게 올리기 → 18 다리 전체 에플라지

4. 발바닥 관리

01 아킬레스건 마찰 → 02 발뒤꿈치 3면 써클 → 03 발바닥 힘줄 너클링 →

04 발가락 마디 마디 엄지 마찰 → 05 발가락 잡아당기기 & 원회전 → 06 발바닥 양 엄지 깊게 스트로킹 →

07 발등 손바닥 마찰하기 → 08 등쪽 굴곡과 발바닥 굴곡 → 09 발목 원회전 →

10 다리 에플라지

■스웨디시 마사지 앞면 관리 전체순서

① 발등 관리 → ② 다리 앞면 관리 → ③ 배부분 관리

→ ④ 가슴 관리 → ⑤ 팔 관리 → ⑥ 손 관리

5. 발등 관리

01 다리 전체 에플라지 → 02 발등 발바닥 양 손바닥으로 동시 마찰 → 03 발목 좌 · 우 양손으로 흔들기 →

04 발등 발바닥 양 엄지 동시 당기기 → 05 발등 양 엄지 스트로킹 → 06 발목 3부위 자극하기 →

07 발등 양 손가락으로 드레나지 → 08 발등 바깥쪽 안쪽 발등 손바닥으로 마찰 → 09 발바닥 너클링 →

10 등쪽굽힘, 족척굽힘 스트레칭

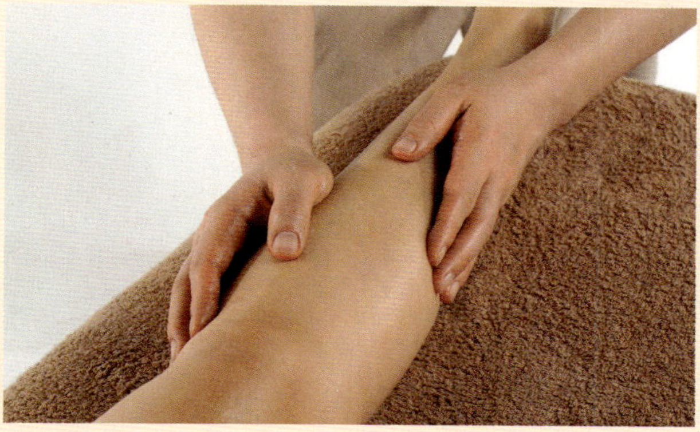

6. 다리 앞면 관리

01 다리 전체 에플라지 → 02 앞정강근 양 엄지 스트로킹 → 03 앞정강근 측면으로 양 엄지 스트로킹 →

04 앞정강근 손바닥 스트로킹 → 05 하부 다리 전체 양 손바닥 써클 → 06 하부 다리 에플라지 →

07 종아리 전체 양 손바닥 마찰 → 08 장딴지근 양 손가락 끝으로 깊게 스트로킹 → 09 넙치근 아래팔로 깊게 마찰 →

10 종아리 전체 손바닥 번갈아 마찰 → 11 무릎 양 엄지 써클 → 12 상부 다리 에플라지 →

13 상부 다리 양 손바닥 깊게 써클 → 14 넙다리네모근 양 엄지 스트로킹 → 15 상부 다리 주무르기 →

16 경타법 → 17 상부 다리 양 손바닥으로 엇갈려 짜기 → 18 다리 전체 에플라지 →

19 엉덩이관절 스트레칭

7. 복부 관리

01 배부분 에플라지 → 02 큰창자방향 양 손끝 깊은 에플라지 → 03 큰창자방향 손끝으로 회전마찰 →

04 배부분 에플라지 → 05 주름창자 양 손바닥 회전 마찰 → 06 배부분 바깥쪽, 중앙, 안쪽 주무르기 →

07 명치 손 끝으로 흔들기 → 08 큰창자 방향 양 손바닥으로 스트로킹 → 09 배부분 중앙 손바닥 바이브레이션 →

10 배부분 양손으로 꼬집어 올리기 → 11 횡경막 양 엄지 스트로킹 → 12 배부분 에플라지

8. 가슴 관리

01 가슴 전체 에플라지 → 02 큰가슴근 양손가락으로 밀기 → 03 갈비뼈 양손가락 밀기 →

04 큰가슴근 주무르기 → 05 2-4번 반대 반복 → 06 복장뼈 손바닥으로 흔들기 →

07 큰가슴근 양 자뼈면, 주먹 마찰하기 → 08 작은가슴근 정지점 양손 깊게 마찰 → 09 가슴 전체 에플라지 →

10 팔 머리 위로 스트레칭

9. 팔 관리

01 팔 전체 에플라지 → 02 팔 바깥쪽 안쪽 손바닥 에플라지 → 03 두갈래근, 세갈래근 양손으로 주무르기 →

04 두갈래근, 세갈래근 양손바닥으로 흔들기 → 05 팔꿈치 안쪽, 바깥쪽 손바닥 마찰 → 06 아래팔 에플라지 →

07 아래팔(바깥쪽, 안쪽) 엄지 마찰 → 08 아래팔(바깥쪽, 안쪽) 엄지 스트로킹 → 09 아래팔 양 손바닥으로 짜기 →

10 아래팔 양 손바닥으로 흔들기

10. 손 관리

01 손목 좌 · 우 흔들기 → 02 손목 운동 → 03 손바닥, 손등 양 엄지 마찰 →

04 손바닥 양 엄지로 자극하기 → 05 손등 양 엄지로 자극하기 → 06 손목 앞뒤 양 엄지로 주무르기 →

07 팔 위 아래 당기기 → 08 팔 스트레칭 → 09 양 팔 스트레칭

■스웨디시 마사지 안면 관리 전체순서

① 목 관리 → ② 얼굴 관리 → ③ 두피 관리

11. 목 관리

01 목관리 준비	→	02 데콜테 전체 에플라지	→	03 목 손가락 당기기	→
04 상부등세모근 스트레칭	→	05 상부등세모근 주먹 스트로킹	→	06 목 X자 스트레칭	→

12. 얼굴 관리

01 얼굴 전체 에플라지	→	02 이마근 엄지 측면으로 에플라지	→	03 눈 근육 엄지, 검지로 자극하기	→
04 광대뼈 엄지 스트로킹	→	05 아래턱 엄지 에플라지	→	06 이마근기시점 검지 마찰하기	→
07 관자아래턱 관절 양 손가락 마찰하기					

13. 두피 관리

01 두피 전체 손가락 마찰하기	→	02 귀 엄지 마찰하기	→	03 머리카락 손가락 에플라지

4. 평가

1) 평가지

<table>
<tr><th rowspan="2">구분</th><th rowspan="2" colspan="2">평가항목</th><th colspan="5">확인</th></tr>
<tr><th colspan="4">채점</th><th>참고사항</th></tr>
<tr><td rowspan="3">관리사 Check</td><td colspan="2">신발(양말 착용여부)</td><td>3</td><td>2</td><td>1</td><td>0</td><td></td></tr>
<tr><td colspan="2">머리 망 착용여부</td><td>3</td><td>2</td><td>1</td><td>0</td><td></td></tr>
<tr><td colspan="2">손톱 상태</td><td>3</td><td>2</td><td>1</td><td>0</td><td></td></tr>
<tr><td rowspan="3">준비사항</td><td colspan="2">베드 높이가 관리사에게 적당한가?</td><td>3</td><td>2</td><td>1</td><td>0</td><td></td></tr>
<tr><td colspan="2">베드 세팅이 올바로 되어 있는가?</td><td>3</td><td>2</td><td>1</td><td>0</td><td></td></tr>
<tr><td colspan="2">고객 탈의실 안내 신발 정리, 타월 정리</td><td>3</td><td>2</td><td>1</td><td>0</td><td></td></tr>
<tr><td rowspan="3">관리 시 Ment
(관리시 매너)</td><td colspan="2">타월오픈, 오일도포 멘트</td><td>3</td><td>2</td><td>1</td><td>0</td><td></td></tr>
<tr><td colspan="2">관리 중압 체크 멘트, 불편한 점 체크 멘트</td><td>3</td><td>2</td><td>1</td><td>0</td><td></td></tr>
<tr><td colspan="2">자세 변경시 멘트</td><td>3</td><td>2</td><td>1</td><td>0</td><td></td></tr>
<tr><td rowspan="3">기본동작</td><td rowspan="3">Effleurage
Petrissage
Friction
Tapotment
Vibration
Stretching
Pressure</td><td>테크닉의 정확성</td><td>10</td><td>8</td><td>5</td><td>3</td><td></td></tr>
<tr><td>속도</td><td>10</td><td>8</td><td>5</td><td>3</td><td></td></tr>
<tr><td>밀착감 정도</td><td>10</td><td>8</td><td>5</td><td>3</td><td></td></tr>
<tr><td rowspan="3">자세</td><td colspan="2">기본자세</td><td>10</td><td>8</td><td>5</td><td>3</td><td></td></tr>
<tr><td colspan="2">기마자세</td><td>10</td><td>8</td><td>5</td><td>3</td><td></td></tr>
<tr><td colspan="2">고객의 머리 위 자세</td><td>5</td><td>4</td><td>3</td><td>2</td><td></td></tr>
<tr><td rowspan="2">근육군의 이해</td><td colspan="2">상체근육군, 하체근육군</td><td>5</td><td>4</td><td>3</td><td>2</td><td></td></tr>
<tr><td colspan="2">엉덩이, 다리 근육군</td><td>5</td><td>4</td><td>3</td><td>2</td><td></td></tr>
<tr><td rowspan="2">마무리</td><td colspan="2">온습포를 가지러 갈 때 타월을 덮고 가는가?</td><td>5</td><td>4</td><td>3</td><td>2</td><td></td></tr>
<tr><td colspan="2">마무리 인사 및 정리</td><td>3</td><td>2</td><td>1</td><td>0</td><td></td></tr>
</table>

2) 고객 만족 설문지

구분	평가내용	평가
관리전	1. 탈의실 안내와 고객 가운 전달시 부족한 점은 없으셨습니까?	A.좋다 B.보통 C.나쁘다
	2. 관리 전 베드 세팅은 어떠하셨습니까?	A.좋다 B.보통 C.나쁘다
	3. 고객님과 첫 대면시 관리사의 표정은 어떠하였습니까?	A.좋다 B.보통 C.나쁘다
	4. 차를 대접하는 태도와 차의 온도는 어떠하였습니까?	A.좋다 B.보통 C.나쁘다
	5. 고객카드 작성 시 관리사는 정중하고 전문가적인 태도를 보여주었습니까?	A.좋다 B.보통 C.나쁘다
관리 중	1. 관리 시작 전에 멘트를 하였습니까?	A.좋다 B.보통 C.나쁘다
	2. 온습포 사용 시 멘트를 하였습니까?	A.좋다 B.보통 C.나쁘다
	3. 불편하신 부분을 물어보고 해결하였습니까?	A.좋다 B.보통 C.나쁘다
	4. 관리 시 압에 대한 강약의 체크가 이루어 졌습니까?	A.좋다 B.보통 C.나쁘다
관리 후	1. 관리 후 오일의 잔여물이 남아 있었습니까?	A.좋다 B.보통 C.나쁘다
	2. 관리 후 홈 케어에 대한 상담이 이루어졌습니까?	A.좋다 B.보통 C.나쁘다
	3. 관리 후 차를 대접하는 태도와 차의 온도는 어떠하였습니까?	A.좋다 B.보통 C.나쁘다
	4. 마지막까지 관리사의 매너는 어떠하였습니까?	A.좋다 B.보통 C.나쁘다
설문에 응해 주셔서 감사합니다~ 마지막으로 더욱더 발전하는 테라피스트가 되기 위해서 고객님의 소중한 의견을 적어주시면 감사하겠습니다~		
고객의견		

인덱스

INDEX

참고문헌

한글 INDEX

ㄹ

ㅁ

ㅂ

ㅇ

ㅈ

영문 INDEX

A

B

C

D

참고문헌

– 권오길, 인체기행, 지성사, 3판, 2001

– 데즈먼드 모리스, 바디 워칭, 범양사 출판부, 1978

– 리메디얼 마사지, 한국전통연구회편, 예림, 2004

– 뮐러 볼파르트, 나에게 맞는 운동과 건강관리, 예신, 2002

– 비주얼 인체해부학, 김용수외, 대경북스, 2004

– 샤샤킴외, 피부미용사, 박문각, 2012

– 이성주, 몸 지키는 몸 이야기, 바다 출판사, 2001

– 이정숙, 스웨디시마사지 기법을 응용한 기초전신관리, 예림, 2013

– 인체해부학(Ⅰ), 박경한외, 서울의학사, 2006

– 지제근 의학용어사전, 지제근, 아카데미아, 2006

– 하루야마 시게오, 뇌내혁명, 사람과 책, 1996

– 하버드 의과대학, 하버드 메디칼 스쿨 가정의학가이드, 동아일보사, 2002

– 한국 해부생리 교수 협의회, 생리학, 정담, 2000

– 향기치료의 기적, 조성준, 우석, 2000

– Inge Dougans, complete, Illustrated guide to reflexology, thorsons, 2001

– James Mally, Swedish massage, Abundant Health Resources, 2001

– Kurt Schnaubelt, Advanced Aromatherapy, Healing Art press, 1998

– Jack H. Wilmore, David C. Costill. Physiology of Sports and Exercise, Haum Kinetics Publisbers. Inc, 2001

– Melcash, Sports Remedial Massage therapy, Eburypress, 1996

– Donna Aston, Body Business, viking, 2001

– Frunk D. Posato, Fitness For Wellness, West, 1994

- Gunther Wittlinger and Hildegard Wittlinger, textbook of Dr. Vodder' s manual Lymph Drainge, Karl Hangvenag, Heideberg, 1998
- Gerard J. Tortora, Sandra Reynolds Grabowski, Principles Of Anatomy & Physiology, Harpercollins College Publishers, 1993
- Janet G. Travell, David Simons, Myofascial Pain & Dysfunction the Trigger point Manual, Lippincott Willams & Wilkins, 1983
- Joan Johnson, The healing Art of Sports Massage. Rodale Press Inc. 1995
- The Human Body Atlas Global Book Publishing, 2002
- Thomas w. Myers, Anatomy Trains, churchill livingstone, 2001
- Philip E. Greenman, Principles of Manual Medicine, Philip E. Greenman, 1996
- Fraucine St. George, The muscle Fitness Book, simon & Schuster, 1995
- Kat Laughlin, Over Come & back pain, Body Press, 1995
- Robert Tisserrand, The Art of Aromatherapy, Daniel, 1997
- Valerie Ann Worwood, Aromatherapy for Beauty Therapist, Thomson learning, 2001
- Salvatore Bataglia, The Complete Guide to Aromathreapy, The Perfect portion(Aust) Pty LTD, 1995
- Staney Hoppenfeid, Physical Examination of the Spine and Exremities, Appleton & lange, 1976
- Lauriann Greene, Save your hands injury prevention for massage therapist, Gilded Age Press, 1995
- Robert L. Swezey, Essential Therapies for joint, soft and Diskorders, Hanely & Belfus. Inc, 998
- Massage Magazine, 1995–2004
- Aromatherpy today, 1995–2004

스웨디시 마사지 Swedish Massage

2013년 03월 2일 초판 인쇄

2013년 03월 5일 초판 발행

저 자 김샤샤, 김선옥, 양희정, 이인희, 최희정, 홍인선

발행인 석종환

발행처 도서출판 예림

편 집 안다혜

서울특별시 광진구 광장동 184-11번지 한강빌딩 207호

Tel: 02) 921-6045~6 Fax: 02) 921-4524

E-mail: yaelim21c@hanmail.net

http://www.yelimbook.com

등록번호 제 1-2685호

ISBN 978-89-6475-053-7

정가 20,000원

dish Massage Swedish Massage Swedish Massage Swedish Massage Swedish Massage Swedish Massage Swed
sage Swedish Massage Swedish Massage Swedish Massage Swedish Massage Swedish Massa
dish Massage Swedish Massage Swedish Massage Swedish Massage Swedish Massage Swedish Massage Swedi
sage Swedish Massage Swedish Massage Swedish Massage Swedish Massage Swedish Massa
dish Massage Swedish Massage Swedish Massage Swedish Massage Swedish Massage Swedish Massage Swedi
sage Swedish Massage Swedish Massage Swedish Massage Swedish Massage Swedish Massa
dish Massage Swedish Massage Swedish Massage Swedish Massage Swedish Massage Swedish Massage Swedi
sage Swedish Massage Swedish Massage Swedish Massage Swedish Massage Swedish Massa
dish Massage Swedish Massage Swedish Massage Swedish Massage Swedish Massage Swedish Massage Swedi
sage Swedish Massage Swedish Massage Swedish Massage Swedish Massage Swedish Massa
dish Massage Swedish Massage Swedish Massage Swedish Massage Swedish Massage Swedish Massage Swedi
sage Swedish Massage Swedish Massage Swedish Massage Swedish Massage Swedish Massa
dish Massage Swedish Massage Swedish Massage Swedish Massage Swedish Massage Swedish Massage Swedi
sage Swedish Massage Swedish Massage Swedish Massage Swedish Massage Swedish Massa
dish Massage Swedish Massage Swedish Massage Swedish Massage Swedish Massage Swedish Massage Swedi
sage Swedish Massage Swedish Massage Swedish Massage Swedish Massage Swedish Massa
dish Massage Swedish Massage Swedish Massage Swedish Massage Swedish MassageSwedi
sage Swedish Massage Swedish Massage Swedish Massage Swedish Massage Swedish Massa
dish Massage Swedish Massage Swedish Massage Swedish Massage Swedish Massage Swedish Massage Swedi
sage Swedish Massage Swedish Massage Swedish Massage Swedish Massage Swedish Massa
dish Massage Swedish Massage Swedish Massage Swedish Massage Swedish Massage Swedish Massage Swedi
sage Swedish Massage Swedish Massage Swedish Massage Swedish Massage Swedish Massa
dish Massage Swedish Massage Swedish Massage Swedish Massage Swedish Massage Swedish Massage Swedi
sage Swedish Massage Swedish Massage Swedish Massage Swedish Massage Swedish Massa
dish Massage Swedish Massage Swedish Massage Swedish Massage Swedish Massage Swedish Massage Swedi

edish Massage Swedish Massage Swedish Massage Swedish Massage Swedish Massage Swe
ssage Swedish Massage Swedish Massage Swedish Massage Swedish Massage Swedish Mas
edish Massage Swedish Massage Swedish Massage Swedish Massage Swedish Massage Swe
ssage Swedish Massage Swedish Massage Swedish Massage Swedish Massage Swedish Mas
edish Massage Swedish Massage Swedish Massage Swedish Massage Swedish Massage Swe
ssage Swedish Massage Swedish Massage Swedish Massage Swedish Massage Swedish Mas
edish Massage Swedish Massage Swedish Massage Swedish Massage Swedish Massage Swe
ssage Swedish Massage Swedish Massage Swedish Massage Swedish Massage Swedish Mas
edish Massage Swedish Massage Swedish Massage Swedish Massage Swedish Massage Swe
ssage Swedish Massage Swedish Massage Swedish Massage Swedish Massage Swedish Mas
edish Massage Swedish Massage Swedish Massage Swedish Massage Swedish Massage Swe
ssage Swedish Massage Swedish Massage Swedish Massage Swedish Massage Swedish Mas
edish Massage Swedish Massage Swedish Massage Swedish Massage Swedish Massage Swe
ssage Swedish Massage Swedish Massage Swedish Massage Swedish Massage Swedish Mas
edish Massage Swedish Massage Swedish Massage Swedish Massage Swedish Massage Swe
ssage Swedish Massage Swedish Massage Swedish Massage Swedish Massage Swedish Mas
edish Massage Swedish Massage Swedish Massage Swedish Massage Swedish MassageSwe
ssage Swedish Massage Swedish Massage Swedish Massage Swedish Massage Swedish Mas
edish Massage Swedish Massage Swedish Massage Swedish Massage Swedish Massage Swe
ssage Swedish Massage Swedish Massage Swedish Massage Swedish Massage Swedish Mas
edish Massage Swedish Massage Swedish Massage Swedish Massage Swedish Massage Swe
ssage Swedish Massage Swedish Massage Swedish Massage Swedish Massage Swedish Mas
edish Massage Swedish Massage Swedish Massage Swedish Massage Swedish Massage Swe
ssage Swedish Massage Swedish Massage Swedish Massage Swedish Massage Swedish Mas
edish Massage Swedish Massage Swedish Massage Swedish Massage Swedish Massage Swe